第一届全国名中医陈慧侬教授

全国名中医卵巢储备功能减退临证治验荟萃

李卫红　余丽梅　李　婧　主编

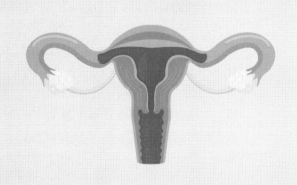

广西科学技术出版社

图书在版编目（CIP）数据

全国名中医卵巢储备功能减退临证治验荟萃 / 李卫红，余丽梅，李婧主编 . —南宁：广西科学技术出版社，2024.5

ISBN 978-7-5551-2137-4

Ⅰ . ①全… Ⅱ . ①李… ②余… ③李… Ⅲ . ①卵巢疾病—功能性疾病—中医临床—经验—中国—现代 Ⅳ . ① R271.1

中国国家版本馆 CIP 数据核字（2024）第 094279 号

QUANGUO MINGZHONGYI LUANCHAO CHUBEI GONGNENG JIANTUI LINZHENG ZHIYAN HUICUI

全国名中医卵巢储备功能减退临证治验荟萃
李卫红　余丽梅　李　婧　主编

责任编辑：吴桐林　　　　　　　　　装帧设计：梁　良
责任校对：吴书丽　　　　　　　　　责任印制：韦文印

出 版 人：梁　志　　　　　　　　　出版发行：广西科学技术出版社
社　　　址：广西南宁市东葛路 66 号　邮政编码：530023
网　　　址：http://www.gxkjs.com

印　　　刷：广西壮族自治区地质印刷厂
开　　　本：787 mm×1092 mm　　1/16
字　　　数：368 千字　　　　　　　印　　　张：21
版　　　次：2024 年 5 月第 1 版　　印　　　次：2024 年 5 月第 1 次印刷
书　　　号：ISBN 978-7-5551-2137-4
定　　　价：128.00 元

编　委　会

内容摘要

卵巢储备功能减退（diminished ovarian reserve，DOR）是卵巢内卵母细胞数量减少和（或）质量下降，导致卵巢功能不足的现象，以生育力降低、月经紊乱、性激素缺乏或波动的相关症状为临床表现，是妇科疑难病。随着三孩生育政策的实施，有生育需求的高龄女性的比例将会进一步提高，同时我国生育能力下降的卵巢储备功能减退患者的助孕需求将明显增加。中医药在卵巢储备功能减退的研究和治疗中具有独特的优势和特色。首届全国名中医陈慧侬教授，在运用中医药治疗卵巢储备功能减退方面积累了丰富的临床经验，疗效显著。本书在归纳中医药治疗卵巢储备功能减退的基础上，挖掘和提炼陈慧侬治疗卵巢储备功能减退的用药特点，系统梳理陈慧侬治疗卵巢储备功能减退的临证思路和十法十方及其临床应用，总结陈慧侬治疗卵巢储备功能减退的临床经验以及核心思想，通过临证荟萃可清晰体会陈慧侬的临床思维，并从中学习治疗卵巢储备功能减退的思路、方法和具体的用药经验，对中医药治疗卵巢储备功能减退，具有重要的参考和指导意义。

本书中关于临床实践经验的总结，既有诊病思路、组方配药，又有临证医案总结、跟师医案以及按语分析，切合临床，便于读者领悟辨病诊疗过程和用药特点，适合中医药及中西医结合临床、教学、科研工作者参考和借鉴。希望本书的出版，可以帮助提高中医药治疗卵巢储备功能减退的临床效果，为广大卵巢储备功能减退患者带来福音。

目　录

上　篇

学术经验

第一章　卵巢储备功能减退的研究进展

第一节　现代医学对卵巢储备功能减退的认识

一、卵巢储备功能减退概述

随着晚婚、晚育女性人群的不断增加，2016 年，中国高龄妊娠女性人口占比已升高至 31%，提示高龄女性生育需求的增加。尤其自 2021 年 5 月 31 日起，我国开始实施三孩生育政策，有生育需求的高龄女性比例将会进一步提高。然而，随着年龄的增长，女性生育能力逐渐下降，这是一种正常的生理现象，与卵母细胞的数量和质量下降有关，称为卵巢储备功能减退（diminished ovarian reserve，DOR）。显然，我国生育能力下降的卵巢储备功能减退患者的助孕需求将明显增加。

（一）卵巢储备功能减退定义

卵巢储备功能减退是卵巢内卵母细胞数量减少和（或）质量下降，导致卵巢功能不足，引起生育能力下降，同时伴有抗米勒管激素（AMH）水平降低、窦卵泡数（AFC）减少、基础卵泡刺激素（bFSH）水平升高的一种现象。卵巢储备功能减退分为与高龄相关的生理性卵巢储备功能减退和与年龄不相符的病理性卵巢储备功能减退两类。

世界上有约 10% 的女性可能会受各种因素影响出现卵巢储备功能过早减退，40 岁以上的女性群体中卵巢储备功能减退的发病率可能超过 50%。由于卵巢储备功能减退定义不统一，人群中的卵巢储备功能减退患病率为 10%～35%。目前卵巢储备功能检测方法还不够精确，加上卵巢储备功能减退的隐匿性、渐变性，常导致患者因不孕症就诊时，通过检查才发现卵巢储备功能减退，诊断被延迟，错过最佳治疗时间，实际上卵巢储备功能减退的患病率可能更高。

国内外对于卵巢储备功能减退的治疗尚未达成共识。目前的治疗方法大多由医生根据临床经验，对有生育需求的患者，采用积极试孕或直接应用辅助生殖技术（ART）进行助孕治疗，在治疗周期中应用不同的控制性促排卵（COS）方案以及预处理药物（辅酶 Q10、脱氢表雄酮、生长激素、中医药等），但这些方法的治疗效果尚无定论，患者受孕率一般不足 40%。

（二）卵巢储备功能减退相关的其他概念

（1）早发性卵巢功能不全（premature ovarian insufficiency，POI）。指女性在 40 岁以前出现月经异常（闭经或月经稀发时间＞4 个月）、卵泡刺激素（FSH）＞25 IU/L（连续 2 次，测定间隔超过 4 周）、雌激素水平波动性下降。尽管早发性卵巢功能不全和卵巢储备功能减退存在一些共同的风险因素，但是目前并没有强有力的证据表明卵巢储备功能减退是早发性卵巢功能不全的前兆，而且两者有不同的治疗需求。

（2）卵巢功能早衰（premature ovarian failure，POF）。指女性 40 岁以前出现闭经、促性腺激素（Gn）水平升高（FSH＞40 IU/L）和雌激素水平降低，并伴有不同程度的围绝经期症状，是早发性卵巢功能不全的终末阶段。早发性卵巢功能不全 / 卵巢功能早衰的诊断标准较严格，存在年龄的限制，而卵巢储备功能减退是根据异常的卵巢储备功能参数进行诊断，无年龄限制，如年龄＞40 岁的女性可能被诊断为卵巢储备功能减退，但不会被诊断为早发性卵巢功能不全 / 卵巢功能早衰。

（3）卵巢低反应（poor ovarian response，POR）。特指接受体外受精 - 胚胎移植（IVF-ET）的人群中卵巢对 Gn 刺激反应不良的病理状态，主要表现为卵巢刺激周期发育卵泡少、血雌激素峰值低、Gn 用量多、周期取消率高、获卵数少、临床妊娠率低。对于卵巢低反应的诊断以往多参考博洛尼亚标准，只要满足以下 3 个特征中的 2 个即可诊断为卵巢低反应：①女性年龄≥40 岁或有其他卵巢低反应的风险因素（特纳综合征、卵巢手术史、癌症治疗史等）；②前次体外受精（IVF）周期卵巢反应低下，即接受常规促排卵方案后，获卵数≤3 枚；③卵巢储备功能检测异常，即双侧卵巢 AFC＜7 个或 AMH＜1.1 ng/mL。2016 年在博洛尼亚标准基础上进一步提出了一种新的以患者治疗预后为导向、基于个体化卵母细胞数量的卵巢低反应管理策略，即波塞冬（POSEIDON）分组，以 35 岁为分界，参照前次促排周期患者的卵巢反应，将卵巢低反应分为卵巢对外源性 Gn 反应异常导致的预期外卵巢低反应（1 组、2 组）与卵巢储备功能减退导致的卵巢低反应（3 组、4 组），其中 4 组约占 55%，3 组约占 10%。

二、可能导致卵巢储备功能减退的危险因素

目前关于卵巢储备功能减退的病因尚不甚明确，可能导致该病的危险因素主要包括以下几个方面。

（1）年龄。年龄是卵巢储备功能减退重要的相关因素。随着年龄的增加，卵巢的储备功能逐渐减退，当女性接近围绝经期时，将达到卵巢储备功能减退的诊断标准，即生理性卵巢储备功能减退。

（2）遗传因素。遗传因素是病理性卵巢储备功能减退的重要原因，常伴有家族遗传倾向，尤其是性染色体异常的家族遗传，如脆性 X 综合征家族史。研究发现，基因多态性（如 GDF9 基因和 FSHR 基因等）、基因突变（FMR1 基因）、表观遗传因素和染色体易位均可能参与病理性卵巢储备功能减退的发生发展。

（3）医源性因素。包括生殖系统手术史、放化疗病史等。

（4）自身免疫因素。自身免疫性疾病、自身抗体异常、细胞免疫失衡等均可导致卵巢损伤。

（5）感染因素。细菌和病毒感染可能引起卵巢炎，导致卵泡数量和（或）质量下降，发生卵巢储备功能减退。

（6）环境因素。环境污染、毒物接触、电力及电磁辐射、吸烟均会损害卵巢功能。

（7）社会心理因素。这是引起卵巢储备功能减退的重要因素。现代社会生活节奏加快，压力增加，生育期女性长期处于紧张焦虑状态，可能影响卵巢功能，导致卵巢储备功能减退。

三、卵巢储备功能减退的临床表现

卵巢储备功能减退患者可能有以下 1 种或多种表现。

（1）生育力降低。主要表现为不孕、受孕困难、易早期流产、反复流产、对 Gn 反应性不良、反复胚胎种植失败等。在卵巢储备功能减退初期，仍然存在自然排卵，但患者每月妊娠率由正常女性的 20% ～ 25% 下降为 5% ～ 10%，而且容易发生自然流产和胎儿染色体畸变。

（2）月经紊乱。卵巢储备功能减退通常有规律的月经，但也可表现为各种月经紊乱，包括月经稀发或频发、经期延长或缩短、闭经、经量时多时少等。

（3）性激素缺乏或波动的相关症状。表现程度不一，与更年期症状类似，

但一般较轻或不明显。

四、卵巢储备功能减退诊断

卵巢储备功能减退的诊断依赖于对卵巢储备功能的评价，但目前尚无理想的单一检测指标。2022 年《卵巢储备功能减退临床诊治专家共识》推荐使用 AMH、AFC、bFSH 并结合年龄因素，对卵巢储备功能进行综合评估。

（1）AMH。AMH < 1.1 ng/mL 提示卵巢储备功能减退（推荐等级Ⅰ B）。

AMH 由卵巢内窦前卵泡和小窦卵泡的颗粒细胞分泌，从胎儿时期开始分泌，18 岁时达到峰值，随后分泌量逐渐下降，直至 50 岁左右停止分泌。AMH 可抑制原始卵泡的募集，准确反映窦卵泡池的大小；AMH 水平在月经不同时间段的波动较小，任意时间都可检测；AMH 水平与年龄、FSH 水平、AFC 有很强的相关性，因此被认为是目前反映卵巢储备功能最可靠的指标之一。

临床实践中应用 AMH 水平评估卵巢储备功能时，还要综合考虑可能影响 AMH 水平的因素，包括生理、病理、医源性因素、生活方式等，如多囊卵巢综合征（PCOS）患者 AMH 水平偏高，而先天性下丘脑垂体性闭经、口服避孕药或二甲双胍、吸烟史等会导致 AMH 水平偏低。

（2）AFC。双侧卵巢 AFC < 7 个，提示卵巢储备功能减退（推荐等级Ⅰ B）。

AFC 指月经周期第二至第四天的双侧卵巢的卵泡（直径 2 ~ 10 mm）数，与年龄、bFSH 水平呈负相关，是反映卵巢储备功能的另一个较为可靠的指标，具有检测方便、结果即时、成本低等优点。但 AFC 的检测依赖操作者的技术与经验，受人为因素影响较大。

（3）bFSH 和基础雌二醇（bE_2）。连续 2 个月经周期的 bFSH ≥ 10 IU/L 提示卵巢储备功能减退（推荐等级Ⅰ B）。bE_2 虽不单独作为反映卵巢储备功能的指标，但可有助于解释 bFSH 进而筛查卵巢储备功能减退（推荐等级Ⅱ B）。

bFSH 水平和 bE_2 水平指自然月经周期第二至第四天的血清测定结果，推荐同时测定用于评估卵巢储备功能。bFSH 的变异性较大，且 bFSH 单一指标的灵敏度和特异度均较低。卵巢储备功能减退情况下，bE_2 水平降低，但是 bFSH 水平升高可刺激颗粒细胞分泌雌二醇（E_2），导致 bE_2 水平短暂性升高。$bE_2 > 80$ pg/mL（293.8 pmol/L）者妊娠率较低。但 bE_2 水平容易受到卵巢囊肿、基础药物等的影响，波动性大，需注意鉴别。

（4）年龄。35岁以上的女性如果积极试孕超过6个月仍未成功妊娠的，需要进行卵巢储备功能评估检测（推荐等级ⅡB）。

年龄是评估卵巢储备功能的重要直观指标，成年女性卵巢储备功能随年龄增加而自然减退。当女性年龄≥35岁时，其不孕症和自然流产风险显著增加，卵泡数量、卵泡对Gn的反应能力、妊娠率和活产率显著下降，但个体之间差异很大。

五、卵巢储备功能减退治疗

鼓励女性适龄婚育，在最佳生育年龄妊娠、完成生育目标。对于卵巢储备功能减退低风险的未婚未孕育龄期女性，并不推荐常规评估卵巢储备功能，以避免造成医疗资源浪费及让患者产生恐慌心理。有高龄、遗传、医源性等卵巢储备功能减退高风险因素的女性，推荐评估卵巢储备功能，有条件的考虑卵巢生育力保存。已经诊断卵巢储备功能减退的已婚避孕中的女性，通过科普宣传、鼓励解除避孕，根据年龄积极试孕3～6个月，仍未怀孕的，按不孕症处理。有生育要求、明确诊断卵巢储备功能减退相关不孕的女性，可以考虑下面的治疗方法。

（一）一般保健指导（推荐等级ⅡB）

（1）健康的生活方式。规律作息，管理情绪，保持开朗、乐观、积极的心态；适当锻炼，避免熬夜、久坐等；避免生殖毒性物质的接触，如吸烟等；健康合理饮食、粗细搭配，适当补充钙剂及维生素D等。

（2）控制体质量。女性体重超重或肥胖以及体重过轻与生育力的降低有关。

（3）心理疏导。缓解患者的心理压力，告知卵巢储备功能减退患者尤其是年轻患者，仍有排卵、自然妊娠的机会。对患有焦虑、抑郁等精神障碍的患者进行心理咨询指导、治疗及社会功能的康复训练。

（4）避孕及性健康指导。对暂时无生育需求的患者需进行避孕及性健康指导，避免人工流产。和谐的性生活有利于保持患者身心健康，增进夫妻感情，促进家庭和谐。

（二）促排卵及ART治疗

推荐采用COS，即通过使用氯米芬、来曲唑、Gn等药物刺激，改善卵子数量和质量，治疗后所获优势卵泡数量增加，妊娠率显著升高。符合IVF-ET

指征者积极考虑实施 IVF-ET 助孕。

（1）温和刺激方案。温和刺激方案的妊娠率和常规刺激方案的相似，但是温和刺激方案成本较低，所以推荐温和刺激方案作为卵巢储备功能减退患者主要的刺激方案（推荐等级 I B）。

在联合使用促性腺激素释放激素拮抗剂（GnRH-ant）的治疗周期中，以较低剂量和（或）较短持续时间使用 Gn 的方案称为温和刺激方案，期望获卵数为 3 ～ 5 枚。温和刺激方案中 Gn（如 FSH）每天最大剂量为 150 U，以区分于常规刺激方案。与常规刺激方案相比，接受温和刺激方案的卵巢储备功能减退患者卵巢刺激周期缩短、Gn 累积用量减少。

温和刺激方案也可以使用低剂量 Gn 联合氯米芬或来曲唑进行。在使用来曲唑或氯米芬的温和刺激方案中联用生长激素（growth hormone，GH），可以增加获卵数，改善受精率和优胚率。

（2）常规刺激方案。针对波塞冬分组中的 3 组、4 组卵巢储备功能减退患者，推荐使用常规刺激方案进行助孕治疗，其中 3 组使用 300 U FSH、4 组使用 300 U FSH+150 U 黄体生成素（LH），治疗中可联合 GH 2 IU/d 进行连续 3 个月的预处理（推荐等级 I B）。

使用外源性 Gn 诱导多个卵母细胞发育的 COS 方案包括 3 种，分别是促性腺激素释放激素激动剂（GnRH-a）长方案、GnRH-a 短方案和 GnRH-ant 方案。这 3 种常规刺激方案对卵巢储备功能减退的临床疗效没有明显区别。有研究发现，当 FSH 剂量超过 300 U 时，在活产率方面没有患者获益。另外，对 36 ～ 39 岁的卵巢储备功能减退患者，在 COS 方案中补充重组 LH（rLH）可以明显改善胚胎植入率。除上述 3 种方案外，为了在有限的时间范围内最大限度地利用卵巢储备，可在同一卵巢周期中的卵泡期和黄体期进行双重刺激（DuoStim）。二次取卵（DuoStim-IVF）在 > 35 岁的卵巢储备功能减退患者中具有很明显的优势，但未来需要更多的研究提供充分的证据。

（3）（改良的）自然周期方案。至少 2 个刺激周期胚胎质量差、bFSH > 15 IU/L、月经极其不规律以及卵巢功能濒临衰竭状态、希望避免再次药物刺激卵巢的患者可以尝试选用自然周期或改良的自然周期方案，但是疗效有限（推荐等级 II B）。

根据月经周期的长短，在月经周期的第六至第八天开始监测卵泡发育，监测过程中随时关注生殖激素 LH、E_2、孕酮（P）等的变化，特别是 E_2 的变化，以此决定扳机时机。改良的自然周期方案中，为促使卵泡生长和防止卵泡提前破裂而加用 Gn 或 GnRH-ant。美国生殖医学会声明接受自然周期方案和常规刺激方案的卵巢储备功能减退女性的临床妊娠率没有显著差异，但是改良的自然周期方案在活产率方面的优势存在争议。

（三）COS 反应差（卵巢低反应）、IVF-ET 反复移植失败，考虑是卵巢储备功能减退引起的，推荐药物预处理

（1）GH。对于有生育需求的卵巢储备功能减退、胚胎质量低下、薄型子宫内膜以及反复种植失败的患者，在 ART 过程中推荐提前添加 GH 2 IU/d，连续 3 个月进行预处理治疗，以增强患者卵巢功能，提高卵巢反应性，改善卵母细胞质量，增加子宫内膜厚度及提高子宫内膜容受性，进而改善妊娠结局（推荐等级 I B）。

GH 可刺激颗粒细胞的增殖分化，提高血清和卵泡液中 E_2 水平，也可以增加卵巢基质动脉血流，改善卵巢内营养状态，进而增强卵巢功能；GH 也可以增强卵母细胞线粒体功能及通过胰岛素样生长因子（IGF-1）调控卵母细胞的发育与成熟，从而提高卵母细胞质量，建议在促排卵周期之前 3 个月开始使用 GH，即 GH 从窦前卵泡开始调控卵泡发育，直至卵泡发育成熟；GH 还可通过促进子宫内膜增殖与分化、子宫内膜下血管增殖及增加子宫内膜容受性相关因子（如血管内皮生长因子 VEGF、整合素 β3 和 IGF-1 等）的表达，改善子宫内膜厚度及容受性。有临床研究证明 GH 可改善反复种植失败、薄型子宫内膜、接受冻胚移植患者的子宫内膜，GH 在卵巢储备功能减退 / 卵巢低反应 / 高龄女性患者中可增加获卵数，提高优质胚胎率及临床妊娠率，降低 Gn 需求量和流产率。

（2）脱氢表雄酮（DHEA）及辅酶 Q10。DHEA 及辅酶 Q10 可能改善卵巢储备功能减退患者卵巢的反应性，提高卵子或胚胎质量，增加获卵数，提高临床妊娠率，但证据尚不充分（推荐等级 II C）。

DHEA 是合成性激素的前体，具有弱雄激素活性，可在外周靶组织中转化成更具活性的雄激素或雌激素。DHEA 的水平与年龄呈负相关，DHEA 可以改善类固醇激素合成，对卵泡的生长发育和卵母细胞的质量具有积极作用；DHEA 还可以提高 IGF-1 水平，增强 Gn 的作用，促进卵泡生长。有研究表明，DHEA 预处理可以增加卵巢储备功能减退 / 卵巢低反应患者的获卵数，提高妊娠率和活产率，但研究未能证明 DHEA 治疗使卵巢储备功能减退 / 卵巢低反应患者明显获益。

辅酶 Q10 是脂溶性抗氧化剂，可以减少细胞凋亡。卵巢衰老的可能假设之一是氧化应激增加导致 DNA 链断裂。有数据表明，卵泡液中的辅酶 Q10 浓度与胚胎质量和妊娠率呈正相关。在接受 IVF 治疗的女性中使用辅酶 Q10 组较使用安慰剂组减少非整倍体，增加妊娠率。对卵巢储备功能减退年轻患者（年龄＜ 35 岁），辅酶 Q10 具有一定的临床疗效，但仍需要大样本试验确认用药的时机、时长和剂量。此外，辅酶 Q10 对≥ 35 岁的卵巢储备功能减退患者的疗效暂无报道。

（四）性激素治疗

卵巢储备功能减退患者如出现月经紊乱或性激素缺乏相关症状，需进行性激素治疗（hormone therapy，HT），但是需要综合考虑卵巢储备功能减退患者的年龄、症状和既往病史、禁忌证、慎用证等。接受该疗法的卵巢储备功能减退患者在治疗期间应定期进行随诊（推荐等级ⅡB）。

HT 可模拟人体正常生理周期，提高卵巢储备功能减退患者生活质量，其禁忌证和慎用证参考《中国绝经管理与绝经激素治疗指南（2018）》。临床上推荐使用天然雌孕激素序贯疗法，使用天然雌激素和孕激素（包括地屈孕酮）过程中不影响妊娠，不会对胚胎产生不良影响，并且有助于胚胎着床。常用药物有戊酸雌二醇加天然孕酮、雌二醇片 / 雌二醇地屈孕酮片等，但对改善生育力的效果不明显。

（五）其他治疗

原始卵泡体外激活技术和骨髓源干细胞输注等对卵巢储备功能减退患者具有治疗潜力，可能有助于促进卵巢再生和卵泡发育，但目前循证证据不足（推荐等级ⅡC）。

（1）原始卵泡体外激活（in vitro activation of primordial follicles，IVA）技术。有研究报道了免药物 IVA 技术的应用，体现出 IVA 技术对卵巢储备功能减退患者的治疗潜力。

（2）骨髓源干细胞（bone marrow-derived stem cells，BMDSC）疗法。临床试验结果发现，自体 BMDSC 卵巢移植可以使部分早发性卵巢功能不全患者成功妊娠；自体干细胞卵巢移植可以显著改善卵巢储备功能减退患者的卵巢功能，但是胚胎的整倍体率比较低，需要谨慎使用。

（3）基因治疗。携带卵巢储备功能减退高危风险基因的人群，如有家族史，应尽早进行基因检测。如发现携带相关基因缺陷但尚未发病者，推荐其尽快生育或冷冻卵母细胞以保护生育功能。

（4）富血小板血浆（platelet-rich plasma，PRP）卵巢注射。PRP卵巢注射尚未经过严格的临床试验，没有确凿证据表明其对卵巢储备功能减退患者的卵巢功能具有明确的疗效。

第二节　卵巢储备功能减退的中医药治疗进展

卵巢储备功能减退在临床上是妇科的常见病、多发病，常表现为经量减少、月经稀发逐渐闭经，甚至不孕，对育龄期女性的生理健康和心理健康都造成了严重影响，本节主要收集并整理近年来中医药治疗卵巢储备功能减退的文献，为临床诊疗提供一定的参考依据。

卵巢储备功能是指卵巢结构中皮质区卵泡生长、发育、形成可受精的卵母细胞的能力，与卵巢对 Gn 的反应性有关，是反映女性的生育潜能及内分泌功能的重要指标。卵巢储备功能减退主要指卵巢产卵能力减弱、卵泡数量减少、卵泡质量下降，影响生育能力。临床表现为经量减少、月经稀发逐渐闭经，甚至不孕，且可逐渐发展为卵巢功能早衰，出现围绝经期症状如潮热、汗出、烦躁、焦虑、抑郁等，对患者的身心健康、生活及家庭造成严重影响。有研究发现，卵巢储备功能减退在女性中的发病率高达 10%。有研究发现，其发病率呈现逐年上升和年轻化的发展趋势，对患者的身心健康及生活造成严重影响。因此，改善女性卵巢储备功能，改善性激素缺乏所表现的症状，提高其生育潜能，是治疗妇科月经失调及不孕症的关键。

目前，西医治疗方法较为局限，临床多以对症治疗、缓解临床症状为主，多采用激素替代疗法（hormone replacement therapy，HRT），补充体内不足的激素水平，人工干预以维持正常月经周期与排卵。对于有生育需求的卵巢储备功能减退患者，采取促排卵治疗与 ART 相结合的方法，虽有一定疗效，但均有其局限性。如目前比较常用的 ART，其妊娠率仅 2% ~ 4%，且费用较高，还可能出现卵巢过度刺激综合征（OHSS）、卵巢反应差（卵泡 < 3 个）、腹腔出血、盆腔脓肿或脓毒症等并发症，让大部分患者不能接受。

"卵巢储备功能减退"作为现代医学病名，在中华民族传统医学中并未出现，但根据卵巢储备功能减退的主要临床症状，本病多见于"月经过少"并"月经先期"及"月经先后无定期"进一步发展为"不孕症""月经后期""闭经""绝经前后诸证"等范畴。根据症状表现，发现其与历代古籍中所记载的"血枯"也很相似。如《景岳全书·妇人规》："凡妇女病损，至旬月半载之后，则未有不闭经者。正因阴竭，所以血枯，枯之为义，无血而然……既无非血枯经闭之候。"基于中医理论，从整体角度认识卵巢储备功能减退，进行辨证论治，往往能取得良好的治疗效果。现将当今中医对卵巢储备功能减退的主要认识和治疗方法综述如下。

一、中医病因

1. 内伤情志

明代薛己曰："妇人性情执著，不能宽解。"女子受到强烈、突然的精神刺激，或长期忧愁思虑、恼怒怨恨，可导致七情太过，脏腑功能失调，脏腑气机升降失常，气血紊乱，影响冲任，胞宫失养，进而出现经量少、月经后期、闭经甚至不孕等。

2. 生活因素

房劳多产、饮食不节、劳逸失常、跌扑及手术等可耗气伤血，损伤冲任、胞宫，或耗精伤肾，最终导致肾－天癸－冲任－胞宫生殖轴功能失常。有研究发现吸烟或被动吸烟、不良的生活作息习惯等也是导致卵巢储备功能减退的危险因素。夜间阴盛而阳入于内，若入夜而不寐，阴不敛阳，阴火内扰，灼烧阴津，致肾阴亏虚；肾中阴阳为人体阴阳之本，耗伤少阴阴精，则水不济火，虚火内扰，两者互为因果，加剧肾精亏损，以致经源匮乏甚至干涸，促使月经后期或经量减少、闭经。如《医学正传·妇人科》曾提出："月经全借肾水施化，肾水既乏，则经血日以干涸。"

3. 体质因素

先天禀赋不足，肾精亏虚，天癸生化乏源，难以维持正常生殖功能，或年未老体先衰；或素性抑郁者，易受七情内伤，而致肝郁、脾虚影响冲任。

二、中医病机

（一）古代医家对卵巢储备功能减退的认识

1. 肾虚为发病之根本

《黄帝内经·素问·六节藏象论》曰："肾者，主蛰，封藏之本，精之处也。"肾主封藏，为藏精之脏，先天生殖之精与后天水谷之精皆藏于肾，故肾为先天之本。《黄帝内经·素问·上古天真论》曰："女子七岁肾气盛，齿更发长。二七而天癸至，任脉通，太冲脉盛，月事以时下，故有子。三七肾气平均，故真牙生而长极。四七筋骨坚，发长极，身体盛壮。五七阳明脉衰，面始焦，发始堕。六七三阳脉衰于上，面皆焦，发始白。七七任脉虚，太冲脉衰少，天癸竭，地道不通，故形坏而无子也。"这是论述肾为女性生殖功能之本最经典的古籍段落。肾之阴阳失调、冲任之脉虚损，可导致肾－天癸－冲任－胞宫生殖轴功能紊乱，进而致月经失调、闭经、孕育障碍。《傅青主女科·调经》亦云"经本于肾""经水出诸肾""经原非血也，乃天一之水，出自肾中"。《医学正传·妇人科》也提出："月经全借肾水施化，肾水既乏，则经血日以干涸。"《景岳全书·妇人规》谓："肾气日消，轻则或早或迟，重则渐成枯闭。"可见，肾虚、肾精不足是女性月经失调、不孕症及经水早断的主要病机。

2. 与肝相关

《临证指南医案》曰"女子以肝为先天"。"乙癸同源"，肝血不足，消耗肾中精气以充其精血，影响肾精的充足，乃至肝肾两虚，冲任失养，经水乏源，经量减少，女性生殖时限缩短。《医宗金鉴·妇科心法要诀》中云："妇人从人不专主，病多忧忿郁伤情，血之行止与顺逆，皆由一气率而行。"《万氏妇人科·调经章》曰："女子之性，执拗偏急，忿怒妒忌，以伤肝气，肝为血海，冲任之系。冲任失守，血气妄行也。"《叶天士女科诊治秘方·卷一》也记载："性躁多怒，而过期经行。"长期忧愁思虑，恼怒怨恨，肝失疏泄，肝气郁结不得宣达，致血行不畅，干扰肾－天癸－冲任－胞宫生殖轴的功能，致使冲任失调，血海满溢失司，月经周期失调，从而促进本病的发生。

3. 与脾相关

《女科经纶》云："妇人经水与乳，俱由脾胃所生。"《兰室秘藏》载："妇人脾胃久虚，或形羸，气血俱衰，而致经水断绝不行。"张景岳在《景岳全书·妇人规》中指出："故治妇人之病，当以经血为先……盖其病之肇端……必归脾肾。"脾主运化，为气血生化之源、后天之本。先天之精需要后天水谷之精的不断充养，在后天之精的滋养下化为生殖之精以繁衍生命。《万氏女科》载："妇人经候不调有三：一曰脾虚，二曰冲任损伤，三曰脂痰凝塞……故脾胃虚弱，饮食减少，气日渐耗，血日渐少。斯有血枯、血闭及血少色淡，过期始行，数月一行之病。"

4.与心有关

《黄帝内经·素问·评热病论》云："月事不来者，胞脉闭也。胞脉者，属心而络于胞中，今气上迫肺，心气不得下通，故月事不来也。"《傅青主女科》曰："胞胎上系于心包，下系于命门。"《济阴纲目》也提到："盖忧愁思虑则伤心，而血逆竭，神色先散，月水先闭。"《女科经纶》云："人有隐情曲意，难以舒其衷，则气郁而不畅，不畅则心气不开，脾气不化，水谷日少，不能变化气血，以入二阳之血海。血海无余，所以不月也。"《傅青主女科》云："有年未至七七而经水先断者，人以为血枯经闭也，谁知是心肝脾之气郁乎！"

（二）当代医家对卵巢储备功能减退的认识

现代医家以前人理论为基础，根据临床观察提出了各自关于卵巢储备功能减退病机的认识。曾倩认为卵巢储备功能减退发病以肾虚为本，主要表现为肾的阴阳平衡失调，偏重于肾阴精不足，气血亏虚；同时可伴有肝失条达，气血郁滞；或脾失健运，化源不足，在治疗上以经方左归饮为主方，随症加减，以达到滋肾补肾、养肝健脾之功。陈慧侬认为，女性一生以阴为用，卵之生及胎之育，阴精为重要的物质基础，当肾精匮乏，天癸不充，冲任气血亏虚，继而胞宫、胞脉失养，则出现血枯经闭之象。故陈慧侬认为卵巢储备功能减退的病机是肾水早竭，同时要重视肾气渐衰、精血不足引起的瘀血。血瘀病理本于肾虚，而心失其制，肝失所养，是血瘀产生的继发性因素，因此出现的顽固性症状如头痛、心悸、失眠、肌肤麻木、情志异常等，使得病情变化多端、错综复杂。在治疗上自拟育阴养卵方以滋养肾阴，清泻相火，同时兼顾调肝养肝、益气健脾、滋肾养心、养血活血等方面。尤昭玲认为肾精亏虚是该病的根本病机，肾阴、肾阳亏虚亦可导致肾 - 天癸 - 冲任 - 胞宫生殖轴功能紊乱，进而出现卵巢储备功能减退。陈旦平认为本病首当责之于肾虚，血瘀为持续存在的病理状态，心、肝、脾功能失调是本病的促动因素。韩冰认为卵巢储备功能减退的主要病因病机为肾虚、肝郁、血瘀，在治疗上应采用补肾疏肝化瘀之法，以达到滋补肝肾、平衡阴阳、疏达肝气、调理气血的目的。

三、中医学对卵巢储备功能减退的治疗

（一）辨证论治

1. 滋肾补肾

卵巢储备功能减退的发病根本在于肾，滋肾补肾法为治疗卵巢储备功能减退最重要的方法。罗元恺、张玉珍认为治疗卵巢储备功能减退的精髓在于滋阴补肾养血，并在临床中运用滋肾育胎丸治疗该病，获得良好效果。陆海美运用滋阴补肾的育阴养卵方治疗 30 例肾阴虚证的卵巢储备功能减退患者，有效率达 86.67%，妊娠率为 32.15%，且临床症状得到良好的改善。付继锋运用调经膏滋治疗卵巢储备功能减退患者，有效率达 88.10%，妊娠率为 20.95%。

2. 肝肾同治

肾藏精，主生殖；肝藏血，体阴而用阳，肝肾同源，肝肾阴阳相互滋养，肝主疏泄，肾司闭藏，开合有度，方能维持月经正常来潮及妊娠进行。李淑萍认为补肾疏肝法治疗卵巢储备功能减退效果显著，运用滋肾疏肝汤治疗 35 例卵巢储备功能减退患者，总有效率达 85.7%，疗效获肯定且远期疗效良好。姚巍使用"滋肾养肝法"中药，发现其可改善卵巢储备功能减退患者月经周期紊乱、经量少和腰酸等症状，降低 FSH 水平和 FSH/LH 的值且无明显副作用。郭志强根据女子生理病理特点、"经水出诸肾""女子以肝为先天"等理论及多年临床经验，提出治疗卵巢储备功能减退不孕患者应以滋肾养肝为法，并按月经不同时期阴阳气血的消长规律分期加减治疗，疗效显著。

3. 补肾健脾

《景岳全书·经不调》曰："故调经之要，贵在补脾胃以资血之源，养肾气以安血之室。"武权生认为治疗卵巢储备功能减退当从脾肾论治，补益疏导同用，并提出"补肾健脾，强调气血"之治法，临床效果良好。张越对 30 例卵巢储备功能减退患者治以补肾健脾，具体方药为生地黄 10 g、熟地黄 10 g、山药 10 g、山茱萸 10 g、丹参 10 g、茯苓 10 g、泽泻 10 g、炙知母 10 g、川黄柏 10 g、炒白术 10 g、炒党参 15 g、淫羊藿 10 g、鹿角片 10 g（先煎）。治疗周期为 12 周，3 个月后接受 IVF-ET 周期，经治疗后患者的 FSH、E_2、LH 的水平均较前下降，基础窦卵泡数（bAFC）较前增加，胚胎种植率 23.33%，临床妊

娠率 26.67%，中医证候改善总有效率 93.33%。

4. 调补心肾

卫爱武认为该病病机为肾精亏虚、心血不足，治疗应注重调理气血，平衡阴阳，运用滋肾养血汤治疗该病，临证加减，取得良好疗效。夏桂成提出卵巢功能早衰的主要治法为"交济心肾，以调心为主"。吕晶武运用滋肾清心法立方治疗 32 例卵巢储备功能减退患者，观察其 bFSH、基础黄体生成素（bLH）和 FSH/LH 的值，发现总有效率达 62.5%。尚玉洁运用清心滋肾汤治疗 30 例心肾不交证卵巢储备功能减退患者，总有效率为 86.67%，且研究前后安全性指标均无明显异常，治疗过程中未出现不良事件。

5. 活血行瘀

《陈素庵妇科补解·调经门》载："妇人月水不通，属瘀血凝滞者，十之七八。"李晓运用调经种玉丸治疗 39 例肾虚血瘀型卵巢储备功能减退患者，总有效率达 89.74%，认为该药能够有效改善患者性激素水平，调节月经周期，增强卵巢储备功能。刘玉兰等运用益肾化瘀方治疗肾虚血瘀证卵巢储备功能减退患者，总有效率为 85.00%，经治疗后排卵率为 77.50%。

（二）周期治疗

中医药调整月经周期法是根据月经周期中脏腑阴阳气血的生理性变化，按照月经周期不同时段采用相应的治法，因势而治，以达到调整月经周期节律和恢复排卵的目的。刘凯娅使用中药序贯周期治疗 59 例卵巢储备功能减退患者，据患者所处的月经周期（经后期、经间期、经前期、行经期）分别给予滋阴养血、益肾活血、滋阴助阳、活血祛瘀生新治疗，总有效率达 93.22%，明显改善患者的 FSH、E_2、LH、AMH 指标水平和临床症状。

（三）针灸治疗

针灸治疗可以调节女性生殖内分泌系统，相关研究表明，针灸可增强卵巢功能，延缓其衰退，提高 E_2 水平，使下丘脑 - 垂体 - 性腺轴的功能得到改善。李晓彤通过运用调经促孕针刺法治疗 20 例卵巢储备功能减退患者发现，调经促孕针刺法可降低卵巢储备功能减退患者的 FSH 水平，增加 AFC，改善卵巢储备功能减退患者的卵巢功能和焦虑状态。

（四）其他治疗

此外，中医关于卵巢储备功能减退的治疗还有心理治疗以及配合西药的中西医联合治疗等。刘莉莉运用滋阴疏肝汤联合孕酮胶囊治疗 48 例卵巢储备功能减退患者，发现经治疗患者的 FSH、LH 水平均较治疗前显著降低，E_2 水平较治疗前显著升高（$P < 0.05$），患者的血流灌注指数（PI）、卵巢平均容积（OAV）、AFC 的值均较治疗前升高，阻力指数（RI）较治疗前降低（$P < 0.05$），中医证候积分均较治疗前降低，总有效率为 95.83%。

四、总结

卵巢储备功能减退是以 bFSH、FSH/LH、bE_2 水平升高，AMH 水平降低，AFC 减少为特征，以月经周期不规律甚至闭经，不孕伴有性欲低下、阴道干涩为临床表现的生殖系统内分泌紊乱常见病。中医药治疗卵巢储备功能减退多从肾 – 天癸 – 冲任 – 胞宫生殖轴功能紊乱入手，遣方用药上注重辨证论治，在补肾的基础上辅以健脾、补肝、疏肝、活血、清心等法，可调节性激素水平，改善临床症状，提高妊娠率，同时针灸治疗也可达到良好的效果。

第三节　基于数据挖掘中医药治疗卵巢储备功能减退用药规律研究

卵巢储备功能减退是女性不孕症的主要原因，在不孕症中的发病率高达 10%，而且随着女性婚龄的延后，其发病率呈逐年上升趋势。现代医学治疗卵巢储备功能减退多采用 HRT 或 ART 等改善症状和治疗不孕症，但长期使用激素有一定的风险。中医药治疗本病疗效显著，可改善月经周期、经量等临床症状，调节性激素水平，增加卵巢 AFC，增强卵巢的储备功能，提高卵子的质量，从而提高妊娠率。基于此，本节应用数据挖掘方法，对中医药治疗卵巢储备功能减退的文献报道进行研究，挖掘中医药临床治疗卵巢储备功能减退的用药规律及潜在药物组合，以期发掘常用的药对和组方，为临床用药提供借鉴。

一、资料与方法

（一）研究对象

在中国知网（CNKI）、万方数据知识服务平台（Wanfang Data Knowledge Service Platform）及维普资讯中文期刊服务平台（VIP）等平台的高级检索中输入检索词"卵巢储备功能减退""卵巢储备功能低下""卵巢储备功能减退""卵巢储备功能降低", 检索时间为 2010 年 1 月至 2020 年 5 月。

(二)纳入标准

病例中明确诊断为卵巢储备功能减退; 有具体的口服中药汤剂或复方; 临床疗效确切; 均来自临床研究的文献。

(三)排除标准

综述类文献、动物实验研究类文献; 以民族医药、针灸或西医等治疗为主的病例; 仅叙述方名, 无具体药物组成或剂量的文献; 中药干预以注射液、胶囊、片剂型为主的中药复方; 重复发表的论文, 仅保留最新发表的一篇。

(四)数据处理

处方的中药名称、分类、性味、归经等均参照 2015 年版《中国药典》和《中药学》进行规范。

(五)资料整理与编码

根据纳入标准和排除标准进行筛选得到可用文献资料, 将方药信息以二分类变量的形式录入 Microsoft Excel 2019 软件中, 形成数据库, 双人录入交叉核对数据以确保信息准确无误。数据库建立完成后, 采用 SPSS Statistics 25.0 读取, 并另存为 SPSS 类型文件。

(六)数据分析

将文献中符合标准的方剂中的所有中药录入 Microsoft Excel 2019 软件中, 双人录入交叉核对数据, 以确保信息准确无误, 建立中药复方治疗卵巢储备功能减退数据库, 并对全部纳入的中药进行药物分类和性味、归经的频次分析, 使用 SPSS Clementine 12.0 软件中的 Apriori 模板对药物进行关联规则分析, 使用 SPSS Statistics 25.0 进行统计学处理, 采用主成分分析法进行因子分析以及采用组间连接的方法进行系统聚类分析。

二、结果

(一)用药情况

符合纳入标准和排除标准的期刊文献共 146 篇, 将从文献中收集到的 212 首方剂的中药进行整理, 共有 159 味中药, 累计使用频次为 2537 次。

（二）药物使用频次分析

对从文献中收集到的全部159味中药进行排列，在212首方剂中使用频次 ≥ 20的中药有37味，累计出现2025次。使用频次最高的前5味中药分别是熟地黄（164次，6.46%）、当归（157次，6.19%）、菟丝子（149次，5.87%）、白芍（99次，3.90%）、山药（94次，3.71%），均为补益药，具体见表1-1。

表1-1 使用频次 ≥ 20的单味中药

序号	中药	频次	频率（%）	序号	中药	频次	频率（%）	序号	中药	频次	频率（%）
1	熟地黄	164	6.46	14	川芎	49	1.93	27	黄精	31	1.22
2	当归	157	6.19	15	杜仲	48	1.89	28	鸡血藤	31	1.22
3	菟丝子	149	5.87	16	甘草	48	1.89	29	牡丹皮	31	1.22
4	白芍	99	3.90	17	龟甲	45	1.77	30	益母草	31	1.22
5	山药	94	3.71	18	巴戟天	43	1.69	31	墨旱莲	30	1.18
6	山茱萸	92	3.63	19	党参	39	1.54	32	肉苁蓉	27	1.06
7	枸杞子	80	3.15	20	牛膝	39	1.54	33	鹿角霜	23	0.91
8	丹参	77	3.04	21	赤芍	38	1.50	34	何首乌	22	0.87
9	香附	66	2.60	22	黄芪	38	1.50	35	生地黄	22	0.87
10	淫羊藿	65	2.56	23	续断	37	1.46	36	黄柏	21	0.83
11	茯苓	62	2.44	24	白术	35	1.38	37	知母	21	0.83
12	女贞子	55	2.17	25	覆盆子	33	1.30				
13	柴胡	50	1.97	26	紫河车	33	1.30				

（三）功效分类

将159味中药按功效进行分类和使用频次统计分析。统计结果显示，159味中药涵盖18种功效分类，药类使用频次 ≥ 30的依次为补益药（1493次，58.85%）、活血化瘀药（308次，12.14%）、清热药（167次，6.58%）、收涩药（145次，5.72%）和理气药（130次，5.12%）、解表药（79次，3.11%）、利水渗湿药（75次，2.96%）、安神药（31次，1.22%）、祛风湿药（30次，1.18%），具体见图1-1。

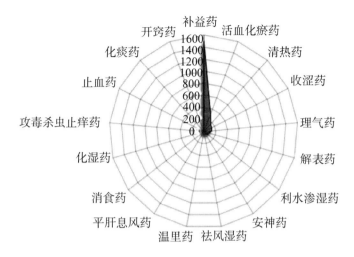

图 1-1　不同功效药物使用频次分析

（四）药性与药味

对纳入研究的药物性味进行统计分析，同一味中药的多种药性、药味分别统计。在 159 味中药里，药性累计出现 2739 次，以温（1136 次，41.47%）、平（728 次，26.58%）、寒（614 次，22.42%）最为常见；药味累计出现 4546 次，以甘（1839 次，40.45%）、辛（912 次，20.06%）、苦（881 次，19.38%）居多，具体见图 1-2。

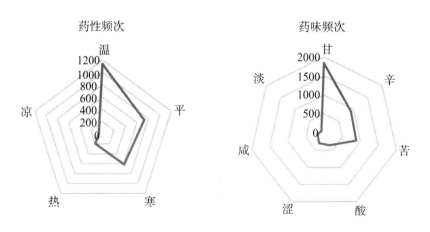

图 1-2　药物药性与药味出现频次分析

（五）归经

对纳入研究的药物（使用频次 ≥ 5）进行药物归经统计分析，若同一中药具有不同归经，则分别统计在内。使用频次 ≥ 5 的 75 味中药，累计出现 5865 次归经。可知肝经（1806 次，30.79%）、肾经（1472 次，25.10%）、脾经（940 次，16.03%）、心经（626 次，10.67%）、肺经（442 次，7.54%）最为常见，具体见图 1-3。

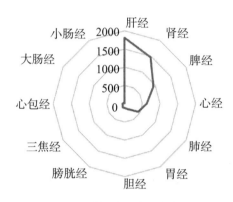

图 1-3　药物归经出现频次分析

（六）药物关联规则分析

采用 SPSS Clementine 12.0 软件中的 Apriori 模板对使用频次 ≥ 20 的药物进行关联规则分析，将最大前项数设置为 5，前项支持度阈值设定为 ≥ 30%，置信度阈值设定为 ≥ 80%，得到 2 联规则 10 条、3 联规则 14 条（表 1-2、表 1-3）。支持度较高的常用药对规则有当归 - 熟地黄、菟丝子 - 熟地黄、白芍 - 熟地黄；置信度较高的有山茱萸 - 熟地黄、山药 - 熟地黄等；提升度较高的有山茱萸 - 熟地黄、枸杞子 - 菟丝子。3 味中药药物组合关联规则支持度较高的有菟丝子 + 熟地黄→当归、菟丝子 + 当归→熟地黄；置信度较高的有山茱萸 + 菟丝子→熟地黄、山茱萸 + 当归→熟地黄；提升度较高的有山茱萸 + 菟丝子→熟地黄、山茱萸 + 当归→熟地黄。以上药组规则提升度均 > 1。置信度能反映出规则预测的准确程度，提升值越大，规则的相关性越强，全部药物组合的提升度都 > 1，说明这些药物组合在统计学上均有意义。高频药物（使用频次 ≥ 20）之间关联规则网络展示见图 1-4。

表1-2 药对之间的关联规则分析

序号	药对	支持度（%）	置信度（%）	提升度
1	当归－熟地黄	74.06	80.25	1.04
2	菟丝子－熟地黄	70.28	81.21	1.05
3	白芍－熟地黄	46.70	81.82	1.06
4	山药－熟地黄	44.34	89.36	1.16
5	山茱萸－熟地黄	43.40	95.65	1.24
6	枸杞子－熟地黄	37.74	83.75	1.08
7	枸杞子－菟丝子	37.74	82.50	1.17
8	香附－当归	31.13	84.85	1.15
9	香附－菟丝子	31.13	81.82	1.16
10	香附－熟地黄	31.13	80.30	1.04

表1-3 3味中药药物组合之间的关联规则分析

序号	3味中药药物组合	支持度（%）	置信度（%）	提升度
1	菟丝子＋熟地黄→当归	57.08	82.64	1.12
2	菟丝子＋当归→熟地黄	55.66	84.75	1.10
3	白芍＋熟地黄→当归	38.21	82.72	1.12
4	白芍＋当归→熟地黄	36.79	85.90	1.11
5	山药＋菟丝子→熟地黄	33.49	88.73	1.15
6	山茱萸＋菟丝子→熟地黄	33.02	97.14	1.26
7	白芍＋菟丝子→熟地黄	33.02	85.71	1.11
8	白芍＋菟丝子→当归	33.02	81.43	1.10
9	山药＋当归→熟地黄	32.55	86.96	1.12
10	山药＋当归→菟丝子	32.55	81.16	1.15
11	枸杞子＋熟地黄→菟丝子	31.60	82.09	1.17
12	山茱萸＋当归→熟地黄	31.13	95.45	1.23
13	枸杞子＋菟丝子→熟地黄	31.13	83.33	1.08
14	山茱萸＋当归→菟丝子	31.13	80.30	1.14

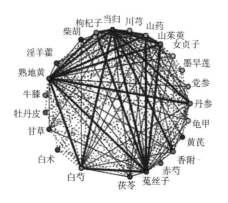

图1-4 高频药物之间的关联规则网络展示

（七）聚类分析

聚类分析简称聚类，是一种可以把具有相似特征的数据或样本划分为同一组的数据挖掘方法，它可以发现海量数据中蕴含的一些深层信息，对聚类结果进行分析并明确每一类中的相似特征，对数据进行针对性挖掘，效率更高。本研究运用 SPSS Statistics 25.0 软件对使用频次 ≥ 20 的高频中药进行聚类分析，采用系统聚类法中的二分类变量资料的欧式算法，生成树状聚类图，具体见图1-5。

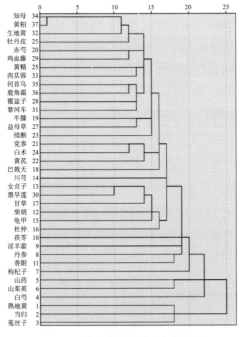

图1-5 高频药物聚类分析树状图

结合中药主功效，经分析后认为将37味中药聚为8类比较合适，具体见表1-4。

表1-4 高频药物聚类分析树状图中药分类

序号	组成	序号	组成
C1	知母、黄柏、生地黄、牡丹皮	C5	党参、白术、黄芪、巴戟天、川芎
C2	赤芍、鸡血藤	C6	女贞子、墨旱莲、甘草、柴胡、龟甲、杜仲
C3	黄精、肉苁蓉、何首乌、鹿角霜、覆盆子、紫河车	C7	茯苓、淫羊藿、丹参、香附、枸杞子
C4	牛膝、益母草、续断	C8	山药、山茱萸、白芍、熟地黄、当归、菟丝子

（八）因子分析

采用主成分分析法，对使用频次 ≥ 20 的高频中药进行因子分析，抽取标准为特征值 > 1，采用最大方差法进行因子矩阵旋转，KMO 系数为 0.567（图 1-6）；Bartlett 检验 F 为 2178.082，$P = 0$（$P < 0.001$），碎石图提示可提取出 13 个公因子（图 1-7），累计方差贡献率 64.471%，公因子分布情况见表 1-5。

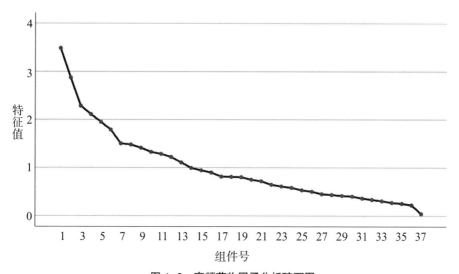

图 1-6 高频药物因子分析碎石图

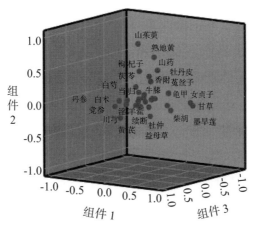

图 1-7　高频药物之间因子分析成分图

表 1-5　高频药物因子分析

公因子	组成	公因子	组成
F1	女贞子、墨旱莲、甘草、柴胡、龟甲、杜仲	F8	杜仲、黄精
F2	知母、黄柏	F9	淫羊藿、巴戟天
F3	熟地黄、山药、山茱萸、枸杞子	F10	当归、川芎
F4	牛膝、赤芍、益母草、鸡血藤	F11	菟丝子、肉苁蓉
F5	党参、黄芪、白术、茯苓	F12	生地黄
F6	白芍、牡丹皮	F13	丹参、香附、续断
F7	紫河车、何首乌、鹿角霜、覆盆子		

三、讨论

卵巢储备功能减退属于中医学"月经后期""月经过少""闭经""不孕症"等范畴，其主要病机为肾阴不足，精血亏虚。《黄帝内经·素问·上古天真论》云："二七而天癸至，任脉通，太冲脉盛，月事以时下，故有子……七七任脉虚，太冲脉衰少，天癸竭，地道不通，故形坏而无子也。"肾气的盛衰关系着月经的潮止及生殖功能的盛衰。随着年龄的增长，肾中精气逐渐充盛，天癸成熟，卵子在肾中阴精的滋养及肾阳的鼓动下生长、发育、成熟。女性若房劳多产、饮食不节、七情太过、先天肾气不足等可导致肾阴不足，精血亏虚，天癸早竭，出现过早的卵巢储备功能减退。《医学正传·妇人科》曾记载："月经全借肾水施化，肾水既乏，则经血日以干涸。"肾阴亏虚，冲任虚衰，不能摄精成孕，而致不孕；精血不足，则经量少、月经后期，甚至闭经；阴虚内热，热迫血行，则月经先期。同时，肾阴亏虚，不能充养脉道，血行迟缓，阴虚内热，热煎熬血液形成瘀血，瘀血阻于胞宫，也可发为本病。

（一）药物的使用频次、性味归经分析

用药频次（表1-1）显示，治疗卵巢储备功能减退常用的药物为熟地黄、当归、菟丝子、白芍、山药、山茱萸、枸杞子、丹参、龟甲、党参等。药性以温、平、寒为主，药味以甘、辛、苦为主，药物功效以补益药、活血化瘀药、清热药为主。以药测证，本病与虚、瘀、热有关，虚多见于肾虚和血虚，热多见于阴虚内热，佐证了肾阴亏虚、瘀血阻滞是本病的关键病机。故虚证以平药、甘味药补虚和中；瘀证以温药、辛味药温经通脉，行气活血；热证以寒药、苦味药清泻瘀热，凉血养阴。补益药主要有熟地黄、当归、白芍等补血药，菟丝子、淫羊藿、杜仲等补阳药，枸杞子、龟甲、墨旱莲等补阴药，党参、山药、黄芪等补气药；活血化瘀药有丹参、川芎、益母草等；清热药主要有赤芍、牡丹皮、生地黄等。

用药归经（图1-3）显示以肝经、肾经、脾经为主，说明治疗卵巢储备功能减退多从肝、肾、脾论治。《傅青主女科》云"经水出诸肾"。肾藏精，主生殖，为先天之本，内寓元阴元阳，为女性生殖功能提供物质基础。肾为天癸之源，冲任之本，肾气盛，天癸至，任脉通，太冲脉盛，月事以时下，故有子。肝藏血，主疏泄，司血海。肾藏精，肝藏血，精血同源，同为月经提供物质基础。肝主疏泄，肾主闭藏，开合闭藏，胞宫藏泄有序，则经候如常。脾主运化，为后天之本，气血生化之源，脾统血。脾气健运，化生气血，充养肾精，肾精充足，经血化生有源，血海按时满溢则经调。

（二）药物的关联规则探讨

基于关联规则的药组规律分析（表1-2、表1-3）及网络展示（图1-4）可以看出，最为核心的药物是当归、熟地黄、菟丝子、白芍、山药、山茱萸、枸杞子、香附。以药测方，主方为归芍地黄丸。归芍地黄丸出自明代秦景明《症因脉治》，该方由六味地黄丸加当归、白芍变化而来，在补益肝肾的基础上增强了滋阴养血的作用，具有柔肝补肾、滋阴养血、清虚热之功效。夏桂成在治疗卵巢储备功能减退不孕时常在经后初期选用归芍地黄丸以滋阴养血、补养肾

阴（癸水），称其为"滋阴养血轻剂"。该药物组合是由归芍地黄丸去掉茯苓、牡丹皮、泽泻，加菟丝子、枸杞子、香附变化而来。药物组合中熟地黄补肾益髓填精；山茱萸滋补肝肾，且能固涩阴精；山药脾肾双补，既补肾固精，又补脾健运，助后天精微生化之源，先后天并补；枸杞子滋补肝肾之阴；菟丝子补益肝肾，固精安胎，既可补肾阳，又能益阴精，不燥不滞，为平补肝肾脾三经之良药；五药并用以滋肾、肝、脾之阴。白芍养血柔肝，敛阴止痛；当归补血活血；香附善行血中之气，以疏肝气调经止痛，被李时珍誉为"气病之总司，女科之主帅"。全方补益肾、肝、脾之阴，是谓"三阴并补"，以滋肾阴为主；而无茯苓、牡丹皮、泽泻等清泻之药，仅取其补肾滋阴之功，以奏滋补肝肾、益精养血之效。研究表明，补肾药可降低 FSH 水平、提高 AMH 水平，增加 AFC，改善卵巢功能；可提高大鼠 E_2 分泌水平，降低 FSH、LH 分泌，调控大鼠卵巢组织 Smad2、Smad3、Smad7 表达，进而促进和维持卵泡的生长发育，从而改善卵巢功能的机制。由以上分析可知，卵巢储备功能减退的病机为肾阴亏虚，当代医家多以归芍地黄丸为基础方治疗卵巢储备功能减退。

（三）药物的核心组合及新方探讨

基于聚类分析和因子分析，演化得出中医药治疗卵巢储备功能减退的新处方。该处方紧扣肾阴亏虚的基本病机，纵观其中的核心组合，在补肾养阴的基础上，分别结合养阴清热、活血化瘀、补肾助阳、健脾益气、补血养血、养肝疏肝等治则，体现了中医药治疗该病时结合月经先期、月经过少、月经后期、闭经、不孕症等不同病症施治的理念，对临床有较强的指导意义，具体如下。

通过聚类分析可得到 8 组新方，C1 中的知母、黄柏为临床常用药对，常用于治疗阴虚内热、阴虚血燥之证。知母滋肾阴而降虚火，泻火之中而长于清润；黄柏以清相火、退虚热为长，二者配伍可直接作用于下焦，滋肾阴而降虚火，肾阴充盛而虚火得制，虚火得降，被灼烧之阴血则得以恢复。生地黄凉血养血生津，《珍珠囊》述其"凉血，生血，补肾水真阴"；牡丹皮清热凉血，活血化瘀，可治血中伏火，亦可治血滞经闭。C1 为养阴清热、凉血化瘀的方药，主要适用于治疗卵巢储备功能减退、肾阴亏虚、阴虚内热所致月经先期。C2 中的赤芍、鸡血藤均可养血活血调经。C4 中的续断性温，温以助阳，可补益肝肾，调理冲任，固经安胎；益母草活血调经，善治血瘀阻滞所致经行不畅、闭经；牛膝补肝肾，强筋骨，逐瘀通经，既能加强续断补肝益肾之效，跟益母草配伍又能增加活血通经之功；三者合用具有补益肝肾、活血调经之效。C2、C4 常用于治疗卵巢储备功能减退、肾虚血瘀所致月经过少、月经后期、闭经。C3 中黄精益肾养阴，补气健脾，《日华子本草》言其"补五劳七伤，助筋骨……益脾胃，润心肺"；何首乌补肝肾，益精血，强筋骨，乌须发，研究表明何首乌有抗衰老、增强免疫力、调节神经等药理作用；覆盆子益肾固精，养肝明目；肉苁蓉补肾助阳，峻补精血，常与鹿角霜、紫河车相配伍，治疗宫冷不孕；鹿角霜、紫河车为血肉有情之品，在补肾养阴的基础上温肾助阳，填精益髓；该组方在温肾助阳的基础上，佐以补肾养阴之品，非峻补元阳，体现了张介宾"阴中求阳"的用药特点，即"善补阳者，必于阴中求阳，则阳得阴助而生化无穷"，主要用于治疗卵巢储备功能减退肾阳亏虚证。C5 中党参、白术、黄芪均入脾经，具有益气健脾的功效，皆可治脾气虚弱之证；巴戟天补肾助阳，强筋固本；川芎活血行气止痛，《神农本草经》述其可治"妇人血闭无子"；该组方以健脾益气、补肾助阳为主，用于治疗卵巢储备功能减退脾肾两虚证所致不孕症等。C6 中女贞子、墨旱莲为《扶寿精方》二至丸组成用药，为滋补肝肾之阴的经典方，已有动物实验证实二至丸可提高 D- 半乳糖所致衰老大鼠的过氧化物酶活性，提高磷酸甘油酸、羟基丙酮酸、甘油含量，调整衰老细胞的糖代谢，从而延缓机体衰老；龟甲归心肝肾经，可滋肾益阴而养血，与二至丸配伍加强补肾养阴之效；柴胡疏肝解郁，因肾阴亏虚，不能涵养肝木，易致肝气郁结，肝失疏泄，临床多见烦躁易怒等，故在补肾养阴的基础上加疏肝解郁之柴胡；杜仲补肝肾，强筋骨，卵巢中的卵泡为有形之物，在靠有形之肾阴精血滋养的同时，也需要肾阳的温煦、鼓动，正所谓"阴得阳升而泉源不竭"；甘草补脾益气，调和诸药；该组方以补肾滋阴、佐以疏肝为主，适用于治疗卵巢储备功能减退肾阴亏虚证所致不孕症等。C7 中茯苓利水健脾宁心；丹参活血祛瘀，调经止痛；香附疏肝解郁，调经止痛；淫羊藿生精补髓，养血益阳，补肾助阳；枸杞子滋肾补阴，养血补精；全方补肾健脾，活血化瘀，主治卵巢储备功能减退肾虚血瘀证。C8 同关联规则分析所得出方药相似，皆是以归芍地黄丸为主方，主治卵巢储备功能减退肝肾亏虚、阴虚血少之证。

因子分析与聚类分析采用的是不同的数据挖掘方法，但二者的结果有一定的相似性，相似的结果则同时具有降维及聚类的特性，更值得深究。二者所得药组中大体相同的药组有 F1-C6、F3-C8、F5-C5、F7-C3，其临床配伍意义不再一一赘述。F12 仅为单味药，无分析意义。F4 为 C2+C4 的组合，牛膝、赤芍、益母草、鸡血藤均可活血化瘀调经，用于治疗卵巢储备功能减退肾虚血瘀证所致闭经、月经后期以活血化瘀催经；F6 白芍、牡丹皮 2 味药对以养阴清热为主，多用于治疗卵巢储备功能减退肾阴虚内热证；F8、F9、F11 各 2 味药对皆具有补肝肾、温肾阳的作用，提示在治疗卵巢储备功能减退时要注意补阳药物的使用。F10 中的当归、川芎组成佛手散，具有养血活血之功效。F13 中丹参、香附活血调经；续断温以助阳，滋补肝肾，功效与 C4 相似，用于治疗卵巢储备功能减退肾虚血瘀证。

四、小结

通过分析中医药治疗卵巢储备功能减退的临床研究文献，总结出卵巢储备功能减退主要病机为肾阴亏虚，与肝脾密切相关，血瘀、血热为病理因素，治疗以滋阴补肾、益髓填精为主，辅以活血、疏肝、健脾、清热。同时通过关联规则、聚类分析及因子分析等数据挖掘方法得出治疗卵巢储备功能减退的药物核心组合及新方，期望本研究结果可以为研究治疗卵巢储备功能减退药物提供新思路，为临床用药提供参考和借鉴。

第二章 陈慧侬诊治卵巢储备功能减退不孕的特色

卵巢储备功能是指卵巢内存留卵泡的数量和质量，反映女性的生育能力。卵巢储备功能减退主要指卵巢产生卵子能力减弱，卵母细胞质量下降，导致生育能力下降，进一步发展还将出现卵巢功能早衰。调治和提高卵巢储备功能，对于治疗女性不孕、提高 ART 成功率、防治卵巢功能早衰具有重要的临床意义。

陈慧侬为首届全国名中医，第三批、第六批全国老中医药专家学术经验继承工作指导老师，第一批中医药传承博士后合作导师，首批"桂派中医大师"，在长期的临证中，对本病的证治有其独特的见解和用药特色，临床疗效确切。

一、肾阴亏虚为主要病机

卵巢储备功能减退时卵巢内卵泡生成减少，引起黄体功能下降，雌激素的减少信号导致垂体出现反馈性的分泌刺激激素，直接引起 FSH 和 LH 水平升高，对卵泡的发育和卵子的生长产生抑制作用而导致不孕症。临床表现为月经先期、过少，或月经后期，闭经，不孕，五心烦热，腰膝酸软，眩晕耳鸣，咽干口渴，潮热盗汗或骨蒸发热，形体消瘦，失眠健忘，舌红苔少，脉细数。基础性激素水平如 bFSH 水平连续 2 个周期 > 10 IU/L；FSH/LH > 3，AFC < 5 个，卵巢体积 < 3 cm³，提示卵巢储备功能减退及反应性下降。

陈慧侬认为，卵巢储备功能减退的病理在于肾水早竭。根据临床表现可归属于中医的"月经后期""月经过少""月经先期""闭经""不孕症""绝经前后诸证"等范畴。女性卵巢的功能与肾主生殖密切相关。肾藏精，内寓元阴元阳。《黄帝内经·素问·上古天真论》云："女子七岁肾气盛，齿更发长。二七而天癸至，任脉通，太冲脉盛，月事以时下，故有子……七七任脉虚，太冲脉衰少，天癸竭，地道不通，故形坏而无子也。"卵泡为有形之物，靠有形之肾阴精血和癸水化生以及滋养发育成熟。《景岳全书·阴阳篇》曰："元阴者，即无形之水，以长以立，天癸是也。"陈慧侬认为女性一生以阴为用，卵之生及胎之育，"阴精"为重要的物质基础。肾之阴精"天癸"的充盛与衰竭具体表现为月经的来潮与绝经以及生殖能力的开始与丧失，是影响卵巢储备功能的关键因素。肾中精气不足，则天癸不充，冲任气血亏少，经血无以化生，经水渐衰，胞脉失养，从而出现月经不调、不孕之症。阴虚则生内热，虚火灼伤阴液则见咽干口渴；上扰心神出现五心烦热、失眠健忘、潮热盗汗或骨蒸发热、舌红苔少、脉细数等症。卵巢功能早衰患者，多因先天禀赋不足，或劳逸失调，或七情化火，或房劳多产，或手术损伤肾气，导致肾精匮乏则天癸不充，冲任气血亏虚，继而胞宫、胞脉失养，直至血枯经闭。此即《医学正传·妇人科》所云："月经全借肾水施化，肾水既乏，则经血日以干涸。"

二、治以补肾养阴清热

陈慧侬根据卵巢储备功能减退不孕的病机为肾阴亏虚，治以滋养肾阴，清泻相火，自拟育阴养卵方治疗。方药由龟甲、熟地黄、知母、黄柏、白芍、枸杞子、菟丝子、何首乌、山药、甘草组成。方中熟地黄味甘性温，归肝肾经，补血滋阴，益精填髓；龟甲甘咸而寒，直入肾经，滋补肾水，为壮水涵木之品；黄柏、知母味苦性寒，入肾经，同具清热泻火功效，相互配伍，可以增强清相火、退虚热的功效。菟丝子为阴中阳药，性润而辛香流通，不温不燥，补而不腻；何首乌、枸杞子甘平质润，功专滋补肝肾，与菟丝子相配，前者补精血兼顾利水，后者补精血兼顾通调；白芍酸寒入肝，养血敛阴，柔肝平肝。以上4味共奏平补肾中阴阳之功，肾有所藏则精旺，精旺则气足，气足则天癸至竭有常。山药健脾益气，补后天以资先天，为佐药。甘草益气补中，调和诸药。统观全方，药物配伍自有精妙之处，具填精、补肾、调和气血之效，阴足则卵成；陈慧侬临证时随证加减，每见奇效。

临床运用要注意以下五点：一是在滋肾养阴的基础上，继以血肉有情之品养之，可酌加紫河车、阿胶、鹿角胶、龟甲共奏填精益髓之功。二是滋阴不忘阳，根据阴阳相生相用的原则，正如《景岳全书》所论"善补阳者，必于阴中求阳，则阳得阴助而生化无穷；善补阴者，必于阳中求阴，则阴得阳升而泉源不竭"，即在滋肾养阴的基础上佐以鹿角胶、仙茅、淫羊藿、巴戟天、紫石英、紫河车等温肾助阳调冲。三是滋阴药容易碍伤脾胃，应酌加健脾理气之品，如白术、山药、茯苓、陈皮、砂仁等。四是精血相生，补肾之药中加入养血柔肝之品，如白芍、熟何首乌等。五是虚则补其母，在补肾的基础上酌加麦冬、沙参、玉竹之品，以达补肺启肾、金水相生之效。

三、兼顾心、肝、脾，调理气血

卵巢储备功能减退发病以肾虚为本，同时与心、肝、脾相关。《黄帝内经·素问》云："二阳之病发心脾，有不得隐曲，女子不月……"指出月经后期、闭经与心、肝、脾有关。陈慧侬在临证中随证加减，兼顾心、肝、脾，调理气血，主要体现在以下四个方面。

一是柔肝养肝。肾水不足，水不涵木，使肝气郁结，疏泄失常，或郁久化火，耗伤阴血，血行不畅导致冲任失调，从而出现精神抑郁，烦躁易怒，胸胁胀满，少腹胀痛，舌边暗红或有瘀点，脉细弦。治疗以"滋肝、柔肝"为主，常用当归、生地黄、白芍、女贞子、枸杞子、山茱萸、沙参、制何首乌等药。肝郁化火，症见口苦心烦、胸胁胀满、舌暗红苔薄黄、脉弦而数者，可加钩藤、川楝子、山栀子以清泻肝火；肝阴不足，肝阳上亢，症见头晕目眩、头痛者，加滋阴潜阳之菊花、石决明、钩藤、天麻、牡蛎、鳖甲等。

二是健脾益气。天癸虽然来源于先天，但必须受后天水谷精微的滋养，脾胃者，精气升降之枢纽，若脾化源不足，则血海空虚，不能按期满溢，月经逐渐后延或闭经、不孕，经量少，经色淡而质薄，或神疲乏力，头昏肢倦，食欲缺乏，大便溏薄，舌淡、苔少或白薄，脉沉缓或弱。治以健脾益气，常用党参、白术、茯苓、山药、黄芪等；或以山药、石斛、沙参、麦冬等养脾阴。

三是滋肾清心。肾水不足，不能上济心火，水火失济，则出现潮热盗汗、烦躁失眠、五心烦热、舌红苔少、脉细数等心肾不交的症状。治以滋肾清心，常用生脉散、甘麦大枣汤酌加远志、柏子仁、夜交藤、合欢皮等养心气，润肾燥，宁心安神；敛汗可酌加浮小麦、煅龙骨、煅牡蛎；除烦加竹叶、莲子心；交通心肾加黄连、阿胶；养血安神解郁加合欢花、酸枣仁；清热加青蒿、鳖甲、银柴胡。

四是养血活血。堕胎、小产等子宫手术或卵巢、输卵管手术损伤卵巢组织或影响卵巢血液供应，从而损伤肾气冲任；或久病及肾，阴精损耗；或产时大出血，血去精亏，致肾气不足，精血匮乏，肝失所养，冲任俱虚，月经停闭。治以养血活血，常用四物汤的熟地黄、当归、白芍、川芎、丹参、鸡血藤等。

四、补肾活血调周

陈慧侬认为，卵巢储备功能减退以肾阴虚为本，肾的阴阳失调为纲，治疗时应养血滋阴，益精填髓，调和阴阳。顺应月经周期中阴阳的消长转化，循时用药。经后期血海空虚，在肾气的作用下蓄积阴血，治法以滋肾益阴养血，佐以左归丸加减助卵泡发育；经间期为重阴转养，阴精盛，冲任气血活动显著，佐以活血通络促其排卵；经前期为阳长期，阴充阳长，治宜阴中求阳，补肾助阳或佐以疏肝，维持阳长以健黄体。行经期为重阳转化期，重阳则开，血海满盈而溢泄，治宜养血活血，推动气血运行，使经行顺畅。

由于卵巢储备功能减退以月经稀发或闭经为主要表现，多有血海不充、气血运行不畅导致瘀血阻滞的病理改变，当辅以养血活血之法，促使卵巢及胞宫脉络气血运行通畅。对于活血药的选择，应在补养肾阴的基础上见白带渐增、脉象渐充，方可因势利导，不应过早过度使用活血化瘀的药物，以防竭泽而渔。

五、典型病例

刘某，女，37岁，2015年6月24日就诊。主诉月经先期、经行腹痛2年，未避孕未孕1年。自述2年前开始出现月经周期提前，周期24～25天，经量中等，有血块，经行下腹痛，以第一至第二天痛甚，行经5～7天，末次月经6月15日。觉腰酸，口干，心烦失眠，纳寐欠佳，二便调，舌暗红、苔黄腻，脉细弱。孕0产0。检查性激素六项，FSH 19 IU/L，余正常；丈夫精液分析结果正常。2015年3月在宫腔镜下行子宫内膜息肉摘除术。西医诊断为不孕症、卵巢储备功能减退；中医诊断为不孕症、月经先期、痛经。辨证为肾阴虚夹湿热瘀结证。治法为养阴清热，活血化瘀。处方为大补阴丸合三妙散加减。

方药：龟甲10g，知母10g，黄柏10g，熟地黄10g，生地黄10g，苍术10g，薏苡仁10g，山药10g，白术10g，川楝子10g，九香虫10g，五灵脂10g。共15剂，每天1剂，水煎服。

二诊（2015年7月10日）：患者于7月9日行经，现月经周期第二天，周期25天，经量中等，色暗红，有血块，月经周期第一天下腹痛缓解，块出痛减。纳寐可，二便调，舌红、苔黄腻，脉细弦。检查性激素六项，FSH 11.51 IU/L，LH 5.49 IU/L，PRL 11.92 ng/mL，E_2 20.18 pg/mL，P 0.49 ng/mL，T 0.19 ng/mL。治疗后FSH已经降至基本正常水平，考虑行经期，经后补肾养阴，在上方基础去五灵脂，加山茱萸10g、枸杞子10g、地骨皮10g。共10剂，每天1剂，水煎服。

三诊（2015年7月20日）：患者月经周期第十二天，无不适，舌红、苔黄腻，脉细弦。考虑经间期，在补肾养阴基础上促卵泡发育。

方药：龟甲 10 g，知母 10 g，黄柏 10 g，熟地黄 10 g，山茱萸 10 g，山药 10 g，菟丝子 10 g，枸杞子 10 g，生地黄 10 g，地骨皮 10 g，川楝子 10 g，墨旱莲 10 g。共 15 剂，每天 1 剂，水煎服。

四诊（2015 年 8 月 5 日）：患者月经周期第二十六天，原月经周期 25 天，觉下腹坠胀，偶有腰酸。纳寐可，大便干，小便黄，舌红、苔黄腻，脉细滑。尿人绒毛膜促性腺激素（hCG）阳性。考虑血热所致胎动不安，予以补肾养阴、清热安胎的保阴煎加减。

方药：续断 10 g，桑寄生 10 g，菟丝子 10 g，白芍 10 g，阿胶 10 g（烊化），川楝子 10 g，黄柏 10 g，当归 10 g，茯苓 10 g，甘草 10 g，熟地黄 10 g，石斛 10 g。7 剂，每天 1 剂，水煎服。

按语： 患者因婚后不孕、月经先期、痛经就诊，FSH 19 IU/L，属于西医的不孕症、卵巢储备功能减退，中医的不孕症、月经先期、痛经。患者因先天禀赋不足，肾气亏虚，精血不足，冲任血海亏虚以致阴虚血热，热迫血妄行则月经先期；肾虚不能濡养外府则腰酸；肾精不足，虚热内生，上扰心神出现失眠多梦；舌红为肾精亏虚的表现。患者有痛经，有血块，舌暗红，脉弦，说明患者肾精亏虚，水不涵木，气滞血瘀，瘀阻冲任，不通则痛。而且患者舌红苔黄腻说明有湿热，为脾胃失于健运，不能运化水湿，郁而化热所致。故本病诊断为不孕症、月经先期、痛经；辨证为肾阴虚夹湿热瘀结证；治法为补肾养阴，清热祛湿，活血化瘀；处方选育阴养卵方合三妙散加减。方中龟甲、熟地黄、生地黄滋肾养阴补血；黄柏、知母清热泻火；山药、白术健脾益气以资气血生化之源，并助脾健运祛湿；黄柏、薏苡仁、苍术清热祛湿；川楝子、九香虫、五灵脂理气止痛，活血化瘀；甘草调和诸药。并结合调周治疗，经后期补肾养阴，经间期加菟丝子等补肾助阳，共奏补肾益精、清热祛湿之效，故肾阴充足，冲任气血充盛故有子。孕后考虑阴虚血热损伤冲任，胎元不固导致胎动不安，故予以补肾养阴清热安胎的保阴煎治疗，使得湿热祛、肾气盛以系胎，冲任阴血充足以养胎，则胎安。

第三章 陈慧侬治疗卵巢储备功能减退的原则

陈慧侬在临床中十分重视辨病论治，强调在辨病的基础上进行辨证论治，认为这应该是中医学临床诊疗活动的完整模式和固有特色，辨病与辨证共同构成了完整的中医诊断学概念。在辨病中既要辨西医的病，也要辨中医的病，因为中医与西医是两种不同体系的理论。在运用西医的现代检查方法以明确疾病的病因、病位以及病名的基础上，应避开西医用药的病理生理改变的思维模式，利用现代医学理论检测手段，拓宽延长诊断视野，在中医理论指导下，发挥中医辨证论治的优势对疾病整个过程变化的认识作一概括，以辨疾病的虚实、邪正消长，明确疾病的证型而选方用药治疗。陈慧侬认为卵巢储备功能减退的中医关键病机为肾精亏虚，在辨病的基础上四诊合参，结合患者具体的病情辨证施治，以下是陈慧侬治疗卵巢储备功能减退的十大原则。

一、滋肾益阴法

陈慧侬认为卵巢储备功能减退的关键病机为肾精亏虚，阴虚内热。该病多由于先天禀赋不足，阴精亏虚，或房劳多产，久病失血，耗损真阴，天癸乏源，冲任血海空虚；或阴虚内热，热扰冲任血海，不能摄精成孕导致不孕；或热扰冲任，迫血妄行，以致月经先期或崩漏；热煎熬血液，或阴虚亏虚，血海空虚，不能充养冲任，故经量少。

《景岳全书·妇人规》中指出："真阴既病，则阴血不足者不能育胎，阴气不足者不能摄胎。凡此摄育之权，总在命门。"《傅青主女科·种子》云："治法必须大补肾水而平肝木……皆有子之道也。"

滋肾益阴法即采用滋补肝肾之阴的方药治疗卵巢储备功能减退的方法。适用于不孕症、月经过少、月经先期、绝经前后诸证等证候属于肝肾阴亏者。症见婚久不孕，月经先期，经量少或经期延长，经色较鲜红；甚或月经后期甚至停闭，或伴两颧潮红、手足心热、口燥咽干、失眠多梦、腰酸膝软、舌红苔少、脉细或细数。肾藏精为先天，且女子以肝为先天，因此滋肾益阴法尤适用于治疗卵巢储备功能减退或卵巢功能早衰所致排卵功能障碍、先天卵巢发育不良、绝经前后诸证、月经不调等。陈慧侬喜用大补阴丸以滋补肝肾之阴。方中熟地黄、龟甲、猪脊髓补肾养阴，填精生髓，扶助正气以培本；知母、黄柏清虚热，泻相火。另外，枸杞子和菟丝子、女贞子和墨旱莲、何首乌和麦冬亦为陈慧侬常用于滋补肾阴的药对。

临床运用要注意：一是在滋肾养阴的基础上，继以血肉有情之品养之，可酌加紫河车、阿胶、鹿角胶、龟甲共奏填精益髓之功。二是滋阴不忘阳，根据阴阳相生相用的原则，如《景岳全书》所论"善补阳者，必于阴中求阳，则阳得阴助而生化无穷；善补阴者，必于阳中求阴，则阴得阳升而泉源不竭"，即在滋肾养阴的基础上，佐以鹿角胶、仙茅、淫羊藿、巴戟天、紫石英、紫河车等温肾助阳调冲。三是滋阴药容易碍伤脾胃，应酌加健脾理气之品，如白术、山药、茯苓、陈皮、砂仁等。四是精血相生，补肾之药中加入养血柔肝之品，如白芍、熟何首乌等。五是虚则补其母，在补肾的基础上酌加麦冬、沙参、玉竹之品，以达补肺启肾、金水相生之效。

二、补益肾气法

肾中的精气，是机体生命活动之本，对机体各方面的生理活动都发挥着极其重要的作用。《黄帝内经·素问·上古天真论》记载："女子七岁肾气盛，齿更发长。二七而天癸至，任脉通，太冲脉盛，月事以时下，故有子。"肾藏精，精化气，肾中精气的盛衰主宰着人体的生长、发育与生殖。肾气不足会影响天癸的成熟、泌至和冲任的充盈、通畅，呈现功能不足或减退的状态。先天肾气不足，或房事不节、久病大病、反复流产损伤肾气，或高龄肾气渐衰，肾气虚则冲任虚衰不能摄精成孕；肾虚封藏失职，冲任不固，故月经先期、月经过多、崩漏；肾精亏虚，血海空虚，不能充养冲任，故经量少。

补益肾气法适用于卵巢储备功能减退肾气亏虚者。临床症见婚久不孕，月经不调或停闭，经量或多或少，色暗；头晕耳鸣，腰酸膝软，精神疲倦，小便清长；舌淡、苔薄，脉沉细，两尺尤甚。尤其适用于卵巢储备功能减退所致的黄体功能不全、排卵功能障碍、月经失调、不孕、围绝经期综合征等肾气亏虚及气血不足者。陈慧侬喜用毓麟珠以补肾益气，温养冲任。方中八珍汤双补气血，温养冲任；菟丝子、杜仲温补肝肾，调补冲任；鹿角霜、川椒温肾助阳。诸药合用，既能温补先天肾气以养精，又能培补后天脾胃以生血，使精血充足，冲任得养，经调则胎孕可成。

三、温补肾阳法

《神农本草经》述"女子风寒在子宫，绝孕十年无子"，用紫石英治疗妇人血海虚寒不孕。《金匮要略·妇人杂病脉证并治》中指出"主妇人少腹寒，久不受胎"，认为"少腹寒"为主要病因，并首创治疗不孕方温经汤。素体肾阳虚，或寒湿伤肾，肾阳亏虚，命门火衰，阳虚气弱，则生化失期，有碍子宫发育或不能触发氤氲乐育之气，以致不能摄精成孕。

肾阳亏虚是指肾阳虚衰、温煦失职、气化失权所表现的一类虚寒证候。妇科临床症见婚久不孕，经量少，月经后期，面色晦暗，畏寒肢冷，腰膝酸冷，小便清长，夜尿多，大便溏烂，舌淡嫩、苔薄白，脉沉迟，尺部尤甚。肾阳不足，命门火衰，阳虚气弱，治宜温肾暖宫，补益命门之火，所谓"益火之源，以消阴翳"。

温补肾阳法适用于卵巢储备功能减退的肾阳亏虚者，尤其适用于黄体功能不全、排卵功能障碍、围绝经期综合征、月经失调、月经后期、月经过少等肾阳亏虚者。陈慧侬喜用右归丸、温胞饮以温补肾阳。方中熟地黄、山茱萸、枸杞子、山药滋阴益肾，阴中求阳；菟丝子、杜仲补肝肾之阴，强腰膝；当归养血和血，与补肾之品相配，补养精血；附子、肉桂、鹿角胶温阳化气，直补肾阳。诸药合用，起温肾助养暖宫、填精助孕之效。黄绳武在《傅青主女科评注·下部冰冷不孕》中指出："温胞汤方……重在温补心肾之火，以养精益气，使火旺而精不伤，阳回而血亦沛，有如春风化雨，万物滋生，即所谓'天地氤氲，万物化醇'。其制方妙义，读者宜仔细研求之。"

临床运用要注意：一是补阳不忘阴，根据阴阳相生相用的原则，如《景岳全书》所论"善补阳者，必于阴中求阳，则阳得阴助而生化无穷；善补阴者，必于阳中求阴，则阴得阳升而泉源不竭"，即在滋肾养阴的基础上温肾助阳。二是注意温阳药性味辛热者不可过用，因"妇人之生，有余于气，不足于血"，恐有燥烈伤阴之虑，因此常用巴戟天、淫羊藿、仙茅、肉苁蓉等代替附子、肉桂。三是阳虚阴寒内生，易凝滞冲任气血，故温肾常与活血药如川芎、当归、丹参同用；如脾阳不足，脾肾阳虚，则需健脾温阳同治。

四、补益气血法

宋代陈自明《妇人大全良方·求嗣门》中指出："然妇人挟疾无子，皆由劳伤血气生病；或月经闭涩，或崩漏带下，致阴阳之气不和，经血之行乖候，故无子也。"认为女子不孕，皆可为劳伤血气生病所致。明代戴思恭《秘传证治要诀及类方》中谓"大抵妇人以血为主，血衰气旺定无儿，正因血虚，所以不育"，强调血虚可致不孕。清代沈尧封《沈氏女科辑要·求子》中也强调："求子全赖气血充足，虚衰即无子。"

妇女有经、孕、产、乳等生理特点，最赖于气血充养，同时也最容易耗伤气血，故有"妇女以血为本"之称。平素体弱或久病失血伤营，或脾胃虚弱，化源不足（充）均能导致营血不足，冲任空虚，胞脉失养，以致不能摄精成孕。

补益气血法主要是运用补益气血的药物治疗卵巢储备功能减退，适用于治疗气血虚弱所致的卵巢储备功能减退引起的卵泡发育不良、排卵障碍性不孕、月经失调等，其临床表现为多年不孕，经量少，周期推后，甚至闭经，面色萎黄，形体瘦弱，舌淡红，脉弱等。治宜补气养血，佐以调经。方用人参养荣汤（出自宋代《太平惠民和剂局方》），由熟地黄、白芍、当归、陈皮、黄芪、肉桂、人参、白术、茯苓、炙甘草、五味子、远志组成，具有益气养血调经之功效。方中人参大补元气，健脾和胃，配黄芪、白术、茯苓、炙甘草，补中益气，以益气血生化之源；当归、熟地黄、白芍补血和营调经；陈皮理气行滞；远志、五味子宁心安神；肉桂温阳和营，振奋阳气。诸药合奏气血双补，气充血旺，血海充盈则月经通行。

临床运用要注意：一是在补气养血的同时，注意酌加补肾之品，或加紫河车、阿胶、龟甲、鹿角胶等血肉有情之品培补冲任。二是气血不足的病机多为脾胃虚弱、气血生化不足和肾精不足以化血，在补益气血的同时应加强健脾补肾功效，可酌加党参、黄芪、白术、菟丝子、枸杞子、黄精等。三是气血虚弱容易引起血行迟缓，运行不畅，故在补益气血的同时酌加养血活血之品，如丹参、鸡血藤、川芎等。

五、清热凉血法

若素体阳盛血热，或过食辛热，或误服助阳暖宫之品，或外感热邪，热扰冲任，或肝郁化热，热性炎上，不能摄精成孕；若素体阴虚，经、孕、产、乳数伤于血，阴血亦亏，阴血生内热，热扰冲任，冲任血海匮乏，阴虚血少，不能摄精则婚久不孕；若阴虚生内热，冲任胞宫蕴热，不能摄精成孕亦不孕。明代薛已校注的《校注妇人良方·求嗣门》记载："妇人之不孕，亦有因六淫七情之邪，有伤冲任，或宿疾淹留，传遗脏腑，或子宫虚冷，或气旺血衰，或血中伏热。"《傅青主女科》曰："妇人有骨蒸夜热，遍体火焦，口干舌燥，咳嗽吐沫，难于生子者。人以为阴虚火动也，谁知是骨髓内热乎！"

清热凉血法主要适用于治疗卵巢储备功能减退中血热所致的卵泡发育不良、排卵障碍性不孕、月经先期、月经过少、围绝经期综合征等。临床常见多年不孕，月经先期或月经过多，经色鲜红，或伴心烦易怒，失眠多梦，咽干口燥。如阳盛血热则舌红、苔黄，脉数；如阴虚血热则苔少，脉细数；如肝郁化热则伴见胸闷胁胀，乳房胀痛，脉弦数。治宜养阴清热，凉血调经。方用两地汤。方中生地黄、玄参、麦冬养阴滋液，壮水制火；地骨皮清虚热，泻肾火；阿胶滋阴养血；白芍养血敛阴。全方重在滋阴壮水，水足则火自平，阴复而阳自秘，则经行如期，阴平阳秘，气血运行通畅。黄绳武在《傅青主女科评注》中指出："两地汤妙在壮水以制阳光……全方不犯苦寒清热。重在甘寒养阴，育阴以潜阳，补阴以配阳，从而达到'水盛而火自平，阴生而经自调'之目的。"

临床运用要注意：一是辨证注意分清热因、热势。若"妇人有先期经来者，其经甚多"则属于阳盛血热，宜清热凉血调经，予以两地汤和清经散加减治疗；若"先期而来少者，火热而水不足也"则为阴虚血热，用两地汤；若"伴有烦躁易怒，口苦，脉弦者"则为肝郁化热，用丹栀逍遥散。二是由于血热容易伤及阴血，而且女子经、孕、产、乳数伤于血，血常不足，治疗常在清热凉血的基础上予以滋阴养血之品，如石斛、麦冬、沙参、白芍、山茱萸、何首乌、熟地黄、黄精、女贞子、墨旱莲等。三是由于热容易灼伤营血阴液，煎熬成瘀，应酌加活血化瘀之品，如丹参、鸡血藤、当归、赤芍、桃仁、蒲黄炭、三七等。

六、疏肝理气法

肝藏血，主疏泄，性喜条达而恶抑郁。肝体阴而用阳，具有储藏血液和调节血流、血量的生理功能，又有易郁、易热、易虚、易亢的特点。妇人以血为用，若素性忧郁，或七情内伤，情志不畅，或他脏病变伤及肝木，则肝的功能失常，则肝气郁结，疏泄失常，血气不和，冲任不能相资，以致不能摄精成孕。

《景岳全书》曰："产育由于血气，血气由于情怀，情怀不畅则冲任不充，冲任不充则胎孕不受。"《傅青主女科》强调"妇人有怀抱素恶不能生子者"，认为不孕症可由怀抱素恶引起。故《普济方》谓："……治疗之法，女子当养血抑气，以减喜怒。"

疏肝理气法即采用疏肝理气的方药治疗卵巢储备功能减退的方法，尤适用于卵巢储备功能减退致排卵功能障碍、高催乳素血症或输卵管欠通畅等属肝气郁结者。主要表现包括多年不孕，月经愆期，量多少不定，经前乳房胀痛，胸胁不舒，小腹胀痛，精神抑郁，或烦躁易怒，舌红、苔薄，脉弦。陈慧侬喜用逍遥散或定经汤以疏肝解郁。方中当归、白芍之养血，以涵其肝；茯苓、白术、甘草之补土，以培其本；柴胡、薄荷、煨生姜俱为辛散气升之物，以顺肝之性，而使之不郁。如是则六淫七情之邪皆治，而前证岂有不愈者哉？全方共奏疏肝解郁、调经助孕之效。

临床运用要注意：一是女子素体阴常不足，而一般行气药多辛燥，用量不宜过重，以免耗伤阴血。二是由于肝体阴而用阳，经、孕、产、乳容易耗伤阴血，营阴不足，肝血衰少，故于行气药，酌加山茱萸、麦冬、枸杞子、制何首乌、黄精、地黄等滋阴养血药物，预培其损或避其弊。三是肝郁易于化热化火，可加牡丹皮、黑山栀成加味逍遥散，治怒气伤肝、血少化火之证。牡丹皮之能入肝胆血分者，以清泻其火邪；黑山栀亦入营分，能引上焦心肺之热，屈曲下行，合于前方中"自能解郁散火，火退则诸病皆愈耳"。四是肝郁乘脾，脾失健运，湿从内生，湿热瘀结，阻滞冲任，冲任不畅，发生不孕。治疗宜在疏肝养肝的基础上酌加活血通滞之品如路路通、王不留行、皂角刺、牛膝等活血通经，以行少腹之瘀。

七、滋肾养肝法

肝藏血，主疏泄，喜条达，恶抑郁。肝司冲脉，冲为血海，为十二经之海。肝在妇女的生理活动中起到重要作用。肝气平和，妇女经、孕、产、乳正常；反之则肝失条达，肝血不足，诸病丛生。

肾属水，肾藏精，肝属木，又藏血，肾为肝之母，而精血又同源，相互滋生濡养。若肾精亏虚，"水不涵木"，肝体失于濡养，则疏泄失常；且女性较为感性，若七情太过，气机不畅，肝郁气滞，郁久化火则导致肾虚肝郁之证。傅山在《傅青主女科·经水先后无定期》中提出："夫经水出诸肾，而肝为肾之子，肝郁则肾亦郁矣……殊不知子母关切，子病而母必有顾复之情，肝郁而肾不无缠绻之谊。"肝肾之间的母子关系在卵巢储备功能减退的发展机制中主要表现在藏泄互用。女子情志调达，肝之疏泄功能正常，则血海蓄溢有常，肾精化生有序；肾之封藏功能正常，肾精充盛有度，则肝之阴血生化有源，肝气疏泄调畅。现代女性在生活、工作中面临的压力较大，常出现焦虑、抑郁等不良情绪，使肝气郁结。肾中精气的充盛有赖于肝血滋养，肝血不足会导致肾中精气失养，继而出现经量减少甚或闭经，进而导致卵巢功能提前衰退。

滋肾养肝法即主要治疗肝肾阴虚、肾虚肝郁所致卵巢储备功能减退的方法，适用于卵巢储备功能减退致排卵功能障碍、高催乳素血症、月经失调、围绝经期综合征等属肝肾阴虚者。临床可见肝阴虚，表现为视力减退，两眼干涩，夜盲，时有头晕耳鸣，爪甲色淡，或夜间睡眠不好，多梦，口干缺少津液，脉细弱；肝肾精血不足及虚热症状，表现为腰膝酸软，耳鸣健忘，失眠多梦，两目干涩，视物昏花，五心烦热，烘热汗出，舌红苔少，脉弦细数等；以及兼见肝郁证，如乳房胀痛，胸胁郁闷不舒；如肝郁化火，肝火内旺，尚可有心烦口苦，烦躁易怒的表现。陈慧侬喜用一贯煎、杞菊地黄丸、调肝汤、养精种玉汤等以滋补肝肾、养血柔肝。常用当归、生地黄、白芍、女贞子、枸杞子、墨旱莲、桑椹、山茱萸、沙参、制何首乌等药。"肝为刚脏"，赖血以养，所以须用养血之品，使肝得所养。

临床运用要注意：一是养阴药容易滋腻，宜少佐以行气之品，如枳壳、砂仁等。二是若为肝阴不足、肝阳上亢者，见头晕目眩、头痛，加滋阴潜阳之菊花、石决明、钩藤、天麻、牡蛎、鳖甲等。三是如阴虚内热，见五心烦热、心烦口干，可佐地骨皮、知母、百合、五味子、夜交藤等。

八、养血活血法

妇女以血为本，以气为用，肾为气血之根。若肾精充盛，营血充盈，血海按时满溢，则胞宫得以正常行经；若肾中精气不足，气虚无力运血，则血液运行迟缓。肾阳虚衰，血液失于温煦，则血流滞缓；肾阴亏虚，耗灼精血，则血中津少而黏滞不畅，可见肾气不足、肾阴肾阳失调皆易导致血瘀。瘀滞脉络又会影响肾精肾气的充养化生，二者因果相关，可同时并见。临床可见月经失调、闭经、不孕、腰膝酸软、头晕耳鸣、经行腹痛拒按、血色暗红夹有血块、舌紫暗、有瘀点瘀斑等症。

妇科手术史也是造成卵巢储备功能减退的原因之一，手术皆会耗伤肾中精血，且手术后易形成离经之血，瘢痕组织的形成亦会加重气血瘀滞，日久肾虚血瘀而致女性卵巢储备功能减退。堕胎、小产等子宫手术或卵巢、输卵管手术可损伤卵巢组织或影响卵巢血液供应，损伤肾气冲任；或久病及肾，阴精损耗；或产时大出血，血去精亏，致肾气不足，精血匮乏，肝失所养，冲任俱虚，月经停闭。

养血活血法即主要治疗阴虚亏虚、瘀血阻滞所致卵巢储备功能减退的方法，适用于卵巢储备功能减退致排卵功能障碍、月经失调、围绝经期综合征等属阴虚亏虚、瘀血阻滞者。临床表现为腰膝酸软，耳鸣健忘，失眠多梦，两目干涩，视物昏花，五心烦热，烘热汗出，舌红苔少，脉弦细数等；兼见血瘀证，如经量少、闭经、下腹疼痛等。陈慧侬喜用当归芍药散等以调和肝脾、养血活血。常用当归、白芍、白术、茯苓、川芎、丹参、鸡血藤等。当归芍药散由当归、芍药、茯苓等组成，首见于张仲景《金匮要略》，具有养血调肝、健脾利湿之功效，主治妇人妊娠期或经期肝脾两虚，现代医家多将本方运用于治疗复发性流产、卵巢储备功能减退等多种妇科疾病，具有较好的临床疗效。当归芍药散中当归养血；白芍益血缓急而止痛；茯苓、白术健脾化湿，扶助中运，泽泻泻其脾郁所滞之水湿；川芎辛窜舒达；全方体现了肝脾两调、血水同治的特点。

临床运用要注意：一是养血的同时，注意酌加补肾养阴之品，如熟地黄、生地黄、龟甲、山茱萸、山药、女贞子、墨旱莲等。二是阴血亏虚，气血不足，酌加健脾益气之党参、黄芪、山药、莲子等。三是气血虚弱容易引起血行迟缓，运行不畅，酌加养血活血之品，如丹参、鸡血藤、香附、枳壳等。

九、宁心安神法

《傅青主女科·种子》中提到："胞胎上系于心包，下系于命门。系心包者通于心，心者阳也；系命门者通于肾，肾者阴也。"从生理方面阐明了心肾与子宫的胞脉有直接联系。肾阴上济心阴，以防止心阳偏亢，心阳下温肾水，助其蒸腾，此为心肾相交。心肾水火交济，阴阳消长才能处于动态平衡。心主一身之血脉，推动调节血液的运行，心气下降，则胞脉通畅行泻，肾中藏精，生殖之精充足，则子宫闭合有序。

《黄帝内经·素问·评热病论》曰："月事不来者，胞脉闭也。胞脉者，属心而络于胞中。今气上迫肺，心气不得下通，故月事不来也。"心主血脉，统辖一身上下，胞宫的行经、胎孕都与心的功能有关。若心肾相交，水火共济，阴阳平衡，君相安位，则能共同主宰月经及生殖功能。若心肾之间水火阴阳的平衡关系失调，心肾不交，则心气不能下通于肾，或心肾阴阳失衡，则易导致月经失调、不孕、腰酸耳鸣、失眠健忘等症。女性承受压力日久，肾精本虚，肾水不能上济心火，心火独亢，下灼肾阴，使精血更虚，天癸乏源，血海无源以泄而月经早绝。丛慧芳认为，卵巢储备功能减退的发生是心－肾－胞宫轴功能紊乱所致，故心肾不交是该病的主要病机，以补肾清心法为依据进行组方用药，在改善患者月经的期、量、色、质等中医症状及内分泌水平方面效果显著，可以显著提高患者的卵巢功能及生活质量。

宁心安神法即主要治疗肾阴亏虚、心火偏亢所致心肾不交引起卵巢储备功能减退的方法，适用于卵巢储备功能减退致围绝经期综合征、月经失调、精神障碍等属心肾不交者。本病多由外邪损伤肾阴，或久病伤阴，房事过度，阴液暗耗，不能上济于心，或思虑过度，情志郁而化火伤阴等引起。临床表现为心烦不寐，心悸怔忡，头晕耳鸣，腰膝酸软，五心烦热，烘热汗出，咽干口燥，舌尖红、苔少，脉细数。陈慧侬喜用黄连阿胶汤、百合地黄丸等以滋补肾阴、清心安神，常用生地黄、麦冬、百合、枸杞子、女贞子、墨旱莲、何首乌、黄连等。黄连阿胶汤由黄连、黄芩、白芍、鸡子黄、阿胶组成，出自张仲景《伤寒论·辨少阴病脉证并治》，原文为"少阴病，得之二三日以上，心中烦，不得卧，黄连阿胶汤主之"。原文中所提"少阴病"为少阴热化证。少阴包括心、肾两脏，心属火在上，肾主水在下。生理情况下，心火下温，使肾水不寒；肾水上滋，使心火不亢。谓之水火既济，心肾相交。如少阴阴虚，心火无制而上炎，就会出现心肾不交、水火失济的病理状态。该证以心烦、不得卧寐为特征；舌脉特点是舌红绛苔少或光绛无苔，甚则舌尖红赤起刺，状如杨梅，脉细数或弦数。本方以黄芩、黄连清心火，以阿胶、白芍、鸡子黄滋肾水，待水火既济，心肾相交，诸证可愈。运用本方时，要注意煎服方法：一是阿胶烊化后再放入汤药中；二是鸡子黄不可与药同煎，需待药汁稍凉时再纳入汤中，搅和相得令服。

临床运用要注意：一是肾水不足，不能上济心火，水火失济，则出现潮热盗汗、烦躁失眠、五心烦热、舌红苔少、脉细数等心肾不交的症状，酌加远志、柏子仁、夜交藤、合欢皮等养心气，润肾燥，宁心安神。二是如烘热汗出较多，敛汗可酌加浮小麦、煅龙骨、煅牡蛎。三是烦躁失眠，五心烦热较严重，清心除烦加竹叶、莲子心；交通心肾加黄连、阿胶；也可加养血安神解郁之合欢花、酸枣仁；清热加青蒿、鳖甲、银柴胡。

十、健脾养心法

妇女以血为本，经、孕、产、乳都是以血为用，脾为后天之本，气血生化之源。脾主中气而统血，其气主升、主运，脾气健运，则血海充盈，血循常道。脾胃位于中焦，主受纳及运化水谷精微，化生气血，冲任气血充盛，血海满盈，月事以时下。《女科经纶》引程若水之说："妇人经水与乳，俱由脾胃所生。"指出脾胃在产生月经过程的重要作用。

心主血，其充在血脉，心主神明，为君主之官，为五脏六腑之大主，关系到脑的主宰功能，调节人体的精神活动和思维意识，对调节月经也有重要的作用。心气有推动血液在经脉内运行的作用，敷布全身。《黄帝内经·素问·评热病论》云："胞脉者，属心而络于胞中。"心通过胞脉与胞宫相通，若心血旺盛，心气下通，血脉流畅，入于胞脉。心肾相通，月事如常。

以上说明心脾在月经产生和调节过程中发挥重要作用。《景岳全书·妇人规》曰："故月经之本，所重在冲脉，所重在胃气，所重在心脾生化之源耳。"

健脾养心法即主要治疗心脾两虚所致卵巢储备功能减退的方法，适用于卵巢储备功能减退致排卵功能障碍、月经失调、围绝经期综合征等属心脾两虚证者。心脾两虚是心血不足、脾气虚弱所致的病证，多由饮食不节，劳倦伤脾，或思虑过度暗耗阴血，或久病失调及慢性出血等引起。主要临床表现包括心悸怔忡，失眠多梦，面色不华，食欲缺乏，腹胀便溏，眩晕健忘，神疲乏力，经量少、后期、色淡或淋漓不尽，闭经，舌淡，脉细弱。本证以心血虚、脾气虚为特征。心血虚，心失所养，则心悸怔忡；心神不宁，则失眠多梦；气血两虚不能上荣于头目，则眩晕健忘；脾气虚弱，运化无力，则面色不华，食欲缺乏，腹胀便溏，神疲乏力；气血两虚则经量少、色淡或淋漓不尽，舌淡，脉细弱。脾为气血生化之源，主统血，心主血，两者在生理病理上均有联系。若脾气虚弱则生血不足，统摄无权则血液流失，血虚则无以化气而气更虚，两者可互相影响。陈慧侬喜用归脾汤、甘麦大枣汤、酸枣仁汤等以健脾益气，养心安神。常用药物如党参、白术、茯苓、山药、黄芪健脾益气；熟地黄、白芍、当归、阿胶、龙眼肉、远志、茯神养心安神等。

临床运用要注意：一是在补养心脾的同时，注意酌加补肾之品，或加紫河车、阿胶、龟甲、鹿角胶等血肉有情之品以培补冲任。二是血虚不能荣养心神，若出现心烦失眠，可佐加养心安神之远志、酸枣仁、龙骨、牡蛎等。三是如兼有痰浊，为脾虚不能运化水湿聚而成痰湿所致，可在健脾益气的同时酌加化痰祛湿之品，如茯苓、法半夏、郁金、石菖蒲等。四是如阴血亏虚、虚热内扰所致手足心热，烦躁易怒，心悸不安等，可与百合地黄丸合用以补养肝肾，养心安神。

第四章　陈慧侬治疗卵巢储备功能减退的常用方剂

一、大补阴丸

大补阴丸又名大补丸，出自元代朱震亨的《丹溪心法》，是滋阴补肾方剂，药物由熟地黄（酒蒸）、龟甲（酥炙）各 188 g，炒黄柏、知母（酒炒）各 125 g，猪脊髓 10 条组成，具有滋阴降火的功效，主要用于治疗肝肾阴虚、相火亢盛所致的诸证。方中重用熟地黄、龟甲滋阴潜阳，壮水制火，共为君药；黄柏、知母相须为用，苦寒降火，保存阴液，平其阳亢，均为臣药；应用猪脊髓、蜂蜜为丸，此乃血肉甘润之品，既能滋补精髓，又能制黄柏的苦、燥，俱为佐使。诸药合用，滋阴精而降火，以达培清源之效。朱震亨重视阴血，认为阴精难成而易亏，提出著名的"阳有余阴不足"论，该方体现其学术思想。

陈慧侬在临床擅用大补阴丸治疗阴虚内热型的卵巢储备功能减退所致的不孕症、月经先期、月经过少、闭经、绝经前后诸证、老年性阴道炎等，症见月经过少、月经后期、月经先期、婚久不孕、心悸不宁、失眠健忘、五心烦热、腰膝酸软、头目眩晕、舌红苔少、脉细数等。此皆为肝肾阴虚、肾精不足、髓海不充，或水不涵木、虚阳上扰，或心肾不交所致。陈慧侬认为肾阴是人体阴液的根本，具有滋养胞宫及全身的作用，若肾中阴血不足，胞脉失养，则不能成孕。《格致余论·秦桂丸论》云："阳精之施也，阴血能摄之，精成其子，血成其胞，胎孕乃成。今妇人无子者，率由血少不足以摄精也。"而阴血亏虚，每致阳气偏盛，血海蕴热，亦不能成孕。《丹溪心法·子嗣》云："经水不调，不能成胎，谓之子宫干涩无血，不能摄受精气，宜凉血降火。"《傅青主女科·种子》亦云："瘦人多火，而又泄其精，则水益少而火益炽……此阴虚火旺不能受孕。"水亏乃肾之真阴不足，阴虚则火易动，火炽则精血益受其灼，以致阴虚火旺，氤氲之气渐灭，故男施而女不孕。肾阴不足，癸水不充，治疗以益阴补肾填精为至要。卵巢储备功能减退引起的排卵障碍性不孕在病机上从中医角度要重点考虑肾阴及癸水不足的原因有二：一是卵为有形之物，靠有形之阴如水、精、血化生而成，也靠阴液之血、精、液之滋养发育成熟。自然，阳气在卵子生长尤其排出过程中起着动力的作用，不能被忽视，但卵子生长成熟的物质基础也至关重要。肾阴癸水不足，既不能涵养子宫，又不能滋养禾苗，自然也不能发育成熟结出稻谷。二是无排卵或排卵障碍的临床表现多为月经后期、稀发、量少等行经物质不足、阴亏水少的症状，因此认为"肾阴不足，癸水不充"是本病的主要病机。肾阴不足、癸水不充还会引起较复杂的病理变化，在临证上不能忽视。由于肾阴不足，阴不敛阳，虚热内生，在滋养肾阴的基础上可佐以清热泻火的知母、黄柏，标本同治。

【验案】

农某，女，已婚，41 岁，2022 年 2 月 19 日就诊。主诉未避孕未孕 2 年余，停经 1 年余。自述 2019 年 9 月取卵 3 个，配成 2 个胚胎，10 月移植 1 个胚胎，胚胎停育行清宫术，清宫术后月经开始推迟，2 个月未行，2019 年 11 月至医院就诊，予口服补佳乐、黄体酮后月经可来潮，2021 年停药，停药后月经未行。末次月经 2021 年初，现已停经 1 年余，检查提示卵巢储备功能减退。现胃胀，腹泻，水样便，寐欠佳，易醒焦虑，小便调，舌红苔少，脉弦。孕 2 产 1，2005 年自然怀孕顺产 1 男孩（2015 年意外去世），2018 年 10 月胚胎停育行清宫术。对青霉素过敏。2020 年 7 月检查性激素六项，FSH 51.90 mIU/mL，LH 26.20 mIU/mL，P < 0.10 ng/mL，PRL 10.71 ng/mL，E_2 39 pg/mL，T 0.69 mmol/L。2022 年 2 月 19 日检查血 hCG < 1.20 mIU/mL。B 超检查提示子宫内膜厚 1 mm，右侧卵巢约 25 mm × 9 mm × 13 mm，内见一直径约 3 mm 卵泡回声，左侧卵巢约 18 mm × 8 mm × 9 mm，内未见明显卵泡回声。西医诊断为继发性不孕症、闭经、卵巢储备功能减退；中医诊断为不孕症、闭经（肾阴亏虚）。治法为补肾填精，滋阴养血调冲。处方为大补阴丸加减。

方药：知母 10 g，黄柏 10 g，龟甲 10 g，熟地黄 10 g，当归 10 g，太子参 9 g，麦冬 10 g，五味子 3 g，覆盆子 10 g，川芎 9 g，菟丝子 10 g，桑椹 10 g，山药 10 g，紫河车 10 g，茯神 10 g。7 剂，每天 1 剂，水煎服。

同时予以服用芬吗通，每天 1 片，共 28 天。

二诊（2022 年 2 月 26 日）：患者经治疗上症好转，性欲减退，阴道干涩，胃胀，腹泻，水样便较前好转，寐欠佳，易醒，焦虑，小便调。现服用芬吗通第八天。原方案治疗有效，守方治疗 14 剂。

三诊（2022 年 4 月 2 日）：患者月经周期第十三天，末次月经 3 月 21 日，行经5天，量偏少，色暗，有血块，无痛经，上次月经2021年。现服用芬吗通，纳可，寐欠佳，难入睡，舌红苔少。患者经治疗月经来潮，原方案治疗有效，守方加减治疗。

方药：知母10g，黄柏10g，龟甲10g，熟地黄10g，党参10g，五味子3g，鹿角胶10g（烊化），续断10g，覆盆子10g，桑椹10g，菟丝子10g，黄精10g，枸杞子10g，山药10g，紫河车10g。14剂，每天1剂，水煎服。

四诊（2022年5月7日）：患者月经周期第十七天，末次月经4月21日，行经3天，量偏少，色暗，有血块，无痛经。上次月经3月21日，周期31天。现服用芬吗通，口腔溃疡，纳寐可，舌红苔少。患者经治疗建立规律月经周期，原方案治疗调理有效，守方治疗14剂。

五诊（2022年5月28日）：患者月经周期第五天，末次月经5月24日，行经4天，量偏少，色暗，有血块，无痛经，腰酸，乳胀，上次月经4月21日，周期33天。现诉无口干口苦，纳寐可，大便干，舌红、苔薄白。患者经量偏少，在原方基础上加当归、川芎等。

方药：知母10g，黄柏10g，龟甲10g，熟地黄10g，葛根10g，覆盆子10g，太子参10g，鹿角胶6g（烊化），五味子5g，麦冬10g，菟丝子10g，山药10g，川芎9g，当归10g，紫河车10g。14剂，每天1剂，水煎服。

患者经治疗已经规律行经3个月，建议患者行胚胎移植。

六诊（2022年6月25日）：患者月经周期第一天，末次月经6月25日，量偏少，色暗，无血块，无痛经，稍腰酸，乳胀，上次月经5月24日，周期32天。现诉腰酸乳胀，无口干口苦，纳寐可，二便调，舌红、苔薄白。拟本次月经周期行胚胎移植。继续予以补肾填精、养血调冲治疗。

方药：覆盆子10g，知母10g，菟丝子10g，熟地黄10g，葛根10g，太子参10g，鹿角胶6g（烊化），五味子5g，黄柏10g，麦冬10g，川芎9g，山药10g，龟甲10g，当归10g，紫河车10g。14剂，每天1剂，水煎服。

七诊（2022年8月13日）：患者7月19日移植，现胚胎移植后第二十四天，阴道流血13天。末次月经6月25日，周期32天，7月31日开始出现少量阴道流血，有血块，色暗红，无腹痛，稍腰酸，乳胀。无口干口苦，恶心欲吐，纳可，寐一般，二便调，舌红、苔薄白。7月27日检查血hCG 82.76 U/mL，P 26.8 ng/mL，E_2 17 pg/mL，8月13日B超检查提示宫内早孕（相当于孕6周+大小），孕囊19 mm×18 mm×10 mm，可见心管搏动。患者胚胎移植后出现胎动不安，予以补肾安胎之寿胎丸加减治疗；同时加用黄体酮注射液 40 mg 肌内注射，每天 1 次 ×7 天；戊酸雌二醇片 1 mg 口服，每天 1 次 ×7 天。

方药：菟丝子 10 g，桑寄生 10 g，阿胶 5 g（烊化），续断 10 g，墨旱莲 10 g，女贞子 10 g，太子参 10 g，五味子 3 g，麦冬 10 g，山药 10 g，桑叶 10 g，白芍 10 g，苎麻根 10 g，仙鹤草 10 g。7 剂，每天 1 剂，水煎服。

按语： 卵巢储备功能减退是指卵巢产生卵子能力减弱，卵母细胞质量下降，导致生育能力下降。卵泡发育不良常伴有经后期早期 FSH 水平升高，患者临床表现可有正常月经及生育史，然后出现月经先期或稀发，甚至闭经、不孕，严重者出现更年期综合征，如面部潮红、烘热出汗、性情烦躁、失眠、性欲减退等；FSH > 10 IU/L。陈慧侬认为女性卵巢的功能与肾主生殖密切相关。肾藏精，内寓元阴元阳。《黄帝内经·素问·上古天真论》云："（女子）二七而天癸至，任脉通，太冲脉盛，月事以时下，故有子……七七任脉虚，太冲脉衰少，天癸竭，地道不通，故形坏而无子也。"《景岳全书·阴阳篇》曰："元阴者，即无形之水，以长以立，天癸是也。"天癸为人体生长发育至衰老阶段的重要物质，主宰月经，显然，天癸必赖肾气以滋养生发之。陈慧侬认为女性一生以阴为用，卵之生及胎之育，阴精为重要的物质基础。肾之阴精"天癸"的充盛与衰竭具体表现为月经的来潮与绝经，以及生殖能力的开始与丧失，是影响卵巢储备功能的关键因素。因此，治疗卵巢储备功能减退的首要原则为滋肾阴。根据临床上卵巢储备功能减退患者多见形体消瘦、腰酸膝软、头晕耳鸣、口渴咽干、五心烦热、潮热盗汗、失眠多梦、舌红苔少、脉细数等，辨证为肾阴虚相火旺证候。在治疗上以大补阴丸为基础方以滋肾阴、清相火。

该患者因婚后不孕、闭经就诊，FSH 51.90 IU/L，LH 26.20 mIU/mL，属于西医的继发性不孕症、闭经、卵巢储备功能减退，中医诊断为不孕症、闭经。患者已停经 1 年余，欲种子则必先调经，即需建立规律的月经周期。患者本为肾阴亏虚，阴津不足，冲任虚衰，阴虚则火旺，应当补肾滋阴益精，以养冲任，填补生殖之精，壮水以制火，水盛则火自灭，方选大补阴丸加减，并予芬吗通改善卵巢功能，患者现肾阴亏虚明显，建议调理 3 个月，改善冲任气血后再行备孕。方中熟地黄滋阴填髓；龟甲滋阴潜阳，壮水制火以培本；黄柏苦寒，泻相火以坚阴；知母苦寒质润，以泻肾火；覆盆子、桑椹、菟丝子补益肝肾，养血填精，滋养先天之本；太子参、麦冬益气健脾，养阴生津，壮水以制火；五味子收敛固涩，又可补肾生津宁心，加用茯神宁心安神以助眠；当归、川芎养血活血，使补而不滞；山药健脾益气，助脾胃运化，以养后天。全方共奏补肾滋阴、养血调冲之功。肾阴充足，冲任气血充盛故有子。孕后考虑阴虚血热损伤冲任，胎元不固导致胎动不安，故予以补肾养阴、清热安胎的寿胎丸治疗，使得湿热祛、肾气盛以系胎，冲任阴血充足以养胎，则胎安。

体会：本验案应用大补阴丸治疗卵巢储备功能减退所致的不孕症，体现了陈慧侬"补肾养阴、病症结合"的学术观点。

二、毓麟珠

毓麟珠出自明代张介宾《景岳全书》，由人参、白术、茯苓、芍药、川芎、炙甘草、当归、熟地黄、菟丝子、杜仲、鹿角霜、川椒组成，具有补益肾气、温养冲任之功效，主要用于治疗肾气虚证。方中八珍汤双补气血，温养冲任；菟丝子、杜仲温补肝肾，调补冲任；鹿角霜、川椒温肾助阳。诸药合用，既能温补先天肾气以养精，又能培补后天脾胃以生血，使精血充足，冲任得养，胎孕可成。

毓麟珠尤其适用于卵巢储备功能减退致黄体功能不全、排卵功能障碍、月经过少、闭经等肾气亏虚及气血不足者。陈慧侬临床擅用毓麟珠治疗肾气亏虚证卵巢储备功能减退所致不孕症、月经失调、围绝经期综合征等。症见月经不调或停闭，经量或多或少，色暗；头晕耳鸣，腰酸膝软，精神疲倦，小便清长；舌淡、苔薄，脉沉细、两尺尤甚。肾藏精，精化气，肾中精气的盛衰主宰着人体的生长、发育与生殖。肾气不足能影响天癸的成熟、泌至和冲任的充盈、通畅，呈现功能不足或减退的状态。先天肾气不足，或房事不节、久病大病、反复流产损伤肾气，或高龄肾气渐衰。肾气虚则冲任虚衰不能摄精成孕。其虚或因禀赋不足，或因肾阳不能蒸腾肾阴化生肾气而起，故补益肾气常从肾阴阳两方面着手调补，阳生阴长，肾气自旺。或在调补肾阴阳之中通过四君子汤等健脾益气以养肾阳，四物汤补血养阴以补肾阴，加菟丝子、杜仲、鹿角霜、川椒温肾助阳，或以淫羊藿、巴戟天代替川椒，并结合月经周期阴阳的变化而周期治疗予以调补肾之阴阳。

【验案】

谭某，女，44岁，2019年4月13日就诊。主诉未避孕未孕5年。自述婚后未避孕未孕5年，月经周期27～35天，末次月经3月25日，经量中等，色暗红，无血块，周期27天，现月经周期第二天。舌淡胖、苔白腻，脉弦。

孕0产0。输卵管造影（2015年）显示双侧输卵管通畅。2019年3月27日检查性激素六项，FSH 14.42 mIU/mL，LH 3.64 mIU/mL，E_2 25.94 pg/mL，P 0.4 ng/mL，PRL 24.99 mIU/mL，T 0.34 ng/mL。AMH 0.41 ng/mL。丈夫精液分析结果正常。西医诊断为不孕症，卵巢储备功能减退；中医诊断为不孕症，辨证为肾虚证。治法为补肾填精，健脾益气。方选毓麟珠加减。

方药：党参15 g，黄芪20 g，白术10 g，茯苓15 g，当归10 g，川芎9 g，熟地黄10 g，山茱萸10 g，菟丝子10 g，巴戟天10 g，甘草6 g。12剂，每天1剂，水冲服。在此方基础上辨证加减治疗。

二诊（2019年6月25日）：患者月经周期第十七天，末次月经6月9日，行经6天，周期28天。无口干口苦，疲乏，大便溏烂较前好转，每天1次，小便调，纳寐可，舌淡胖、苔薄白，脉弦。6月18日B超检查提示子宫内膜厚9 mm，右侧卵泡14 mm×11 mm；6月20日B超检查提示子宫内膜厚10 mm，右侧卵泡15 mm×11 mm。6月22日B超检查提示子宫内膜厚10 mm，右侧卵泡已排。患者已高龄，卵巢储备功能减退所致卵泡发育不良引起的不孕考虑为肾气亏虚、冲任不充所致，治以补肾填精，健脾益气。方选毓麟珠加减。

方药：黄芪20 g，党参15 g，当归10 g，白术10 g，茯苓15 g，覆盆子10 g，菟丝子10 g，升麻5 g，甘草6 g，法半夏9 g，枸杞子10 g，巴戟天10 g，龟甲10 g。12剂，每天1剂，水冲服。在此方基础上辨证加减治疗3个月。

三诊（2019年11月2日）：患者月经周期第九天，末次月经10月25日，行经6天，周期39天，经量中等，色鲜红，少许血块，月经周期第一天稍腹痛，经前乳胀、腰酸。无口干口苦等不适，纳可，寐欠佳，易做梦，大便溏，每天1～2次，小便调，舌淡暗、苔黄腻。B超检查提示子宫内膜厚7 mm，左侧卵泡12 mm×10 mm。患者卵巢储备功能减退，既往卵泡发育不良，为脾肾亏虚所致，结合经后期治疗予以补肾填精，健脾益气。方选毓麟珠加减。

方药：党参15 g，黄芪20 g，白术10 g，茯苓15 g，山茱萸10 g，熟地黄15 g，菟丝子10 g，枸杞子10 g，覆盆子10 g，甘草10 g，巴戟天10 g，鹿角霜10 g，龟甲10 g。7剂，每天1剂，水煎服。嘱11月5日B超监测卵泡。

四诊（2019年11月12日）：患者月经周期第十九天，末次月经10月25日，周期39天。舌淡胖、苔薄白，脉弦。11月5日B超检查提示子宫内膜厚11 mm，左侧卵泡20 mm×11 mm，张力欠佳。患者经治疗卵泡已经发育成熟，原方案治疗有效，继续予以健脾益气，补肾填精。方选毓麟珠加减。

方药：党参15 g，黄芪20 g，白术10 g，茯苓15 g，山茱萸10 g，熟地黄15 g，菟丝子10 g，枸杞子10 g，覆盆子10 g，甘草10 g，巴戟天10 g，鹿角霜10 g，龟甲10 g。14剂，每天1剂，水煎服。

五诊（2019年11月30日）：患者月经周期第十一天，末次月经11月20日，行经5天，周期25天，行经期腰酸。无口干口苦等不适，易累，纳可，寐欠佳，梦多，易醒，大便溏，每天1～2次，小便正常，舌淡胖、苔薄黄，脉弦。11月30日B超检查提示子宫内膜厚11 mm，右侧卵泡15 mm×12 mm、14 mm×11 mm。继续予以健脾益气，补肾填精。方选毓麟珠加减。

方药：黄芪30 g，党参10 g，当归6 g，白术20 g，熟地黄12 g，枸杞子10 g，陈皮6 g，升麻6 g，山茱萸10 g，柴胡6 g，覆盆子12 g，菟丝子10 g，甘草6 g。9剂，每天1剂，水煎服。

六诊（2019年12月28日）：患者停经38天，末次月经11月20日，周期25天，前两天有腹痛，现已缓解，无腰酸，无阴道出血。口干不苦，纳可，寐欠佳，易醒，腹泻，呈水样便，每天1次，小便调，舌淡红、边有齿印、苔薄白，脉滑。尿hCG阳性。患者经治疗已经妊娠，根据患者下腹隐痛，考虑先兆流产，中医诊断为胎动不安（肾虚），孕后予以补肾健脾，益气安胎。方选寿胎丸加减。

方药：党参15 g，黄芪20 g，白术10 g，茯苓15 g，甘草6 g，菟丝子10 g，续断10 g，桑寄生10 g，阿胶5 g（烊化），白芍20 g，砂仁5 g（后下），墨旱莲12 g，升麻5 g。7剂，每天1剂，水冲服。

七诊（2020年1月2日）：患者停经43天，末次月经11月20日，时有腹痛，无阴道出血，腰酸。口干不苦，易累，纳可，寐欠佳，大便烂，每天1～2次，小便正常，舌淡胖、苔白，脉滑。12月30日检查，血 β-hCG 10636.58 IU/L，P 13.59 ng/mL，E$_2$ 194.00 pg/mL；12月31日检查，血 β-hCG 14133.29 IU/L，P 12.89 ng/mL，E$_2$ 197.00 pg/mL。1月2日B超检查提示宫内早孕。继续予以补肾健脾，益气安胎。方选寿胎丸加减。

方药：党参15 g，黄芪20 g，白术10 g，茯苓15 g，甘草6 g，菟丝子10 g，续断10 g，桑寄生10 g，阿胶5 g（烊化），白芍20 g，砂仁5 g（后下），墨旱莲10 g，升麻5 g。7剂，每天1剂，水冲服。

按语：女性排卵功能障碍是引起女性不孕的主要原因之一。患者44岁，于有生育需求的女性属高龄，未避孕未孕5年，诊断为不孕症，FSH 14.42 mIU/mL，AMH 0.41 ng/mL，B超检查提示卵泡发育不良。患者疲倦，乏力，舌淡红，脉弦，考虑为肾气不足，脾失健运，冲任亏虚，胞脉失养，不能摄精成孕，故不孕。故本病属于不孕症，辨证脾肾两虚，治法补肾填精，健脾益气，方选毓麟珠加减。方中黄芪、茯苓、白术益气健脾；当归、川芎、熟地黄补血；山茱萸、菟丝子、巴戟天补肾温阳；甘草调和诸药。全方共奏补肾养血、健脾益气之效。患者经治疗肾气充实，脾气健旺，气血运行通畅，故经调，冲任气血能凝精成孕。因患者孕后出现下腹隐痛、腰酸，考虑肾气虚所致的胎动不安，予以寿胎丸加减治之，以达补肾养血、固冲安胎之效，则气血充盛，则胎有所养。

体会：本验案应用毓麟珠加减治疗不孕症，体现了陈慧侬"不孕症从肾治疗"的学术观点。

三、左归丸

左归丸出自明代张介宾《景岳全书》，为补益剂，由熟地黄、枸杞子、龟甲胶、鹿角胶、菟丝子、山茱萸、山药、牛膝组成，具有壮水之主、培左肾之元阴的功效。主治真阴肾水不足，不能滋养营卫，渐至衰弱；或虚热往来，自汗盗汗；或神不守舍，血不归原；或虚损伤阴；或遗淋不禁；或气虚昏晕；或眼花耳聋；或口燥舌干；或腰酸腿软，凡精髓内亏，津液枯涸之证。方中重用熟地黄滋肾益精；枸杞子补肾益精、养肝明目；鹿龟二胶为血肉有情之品，峻补精髓，其中龟甲胶偏于补阴，鹿角胶偏于补阳，在补阴之中配伍补阳药，意在"阳中求阴"；菟丝子性平补肾；以上为补肾药组。佐山茱萸养肝滋肾、涩精敛汗，山药补脾益阴、滋肾固精，牛膝益肝肾、强腰膝、健筋骨、活血，既补肾又兼补肝脾。

陈慧侬认为肾阴是人体阴液的根本，具有滋养胞宫及全身的作用，若肾中阴血不足，胞脉失养，则不能成孕。《格致余论·秦桂丸论》云："阳精之施也，阴血能摄之，精成其子，血成其胞，胎孕乃成。今妇人无子者，率由血少不足以摄精也。"所以《景岳全书·妇人规》中指出："真阴既病，则阴血不足者不能育胎，阴气不足者不能摄胎。凡此摄育之权，总在命门。"《傅青主女科·种子》云："治法必须大补肾水而平肝木……皆有子之道也。"

陈慧侬认为卵巢储备功能减退的关键病机是肾阴不足，癸水不充，治疗以益阴补肾填精为至要。卵巢储备功能减退在病机上从中医角度要重点考虑肾阴及癸水不足的原因有二：一是卵为有形之物，靠有形之阴如水、精、血化生而成，也靠阴液之血、精、液之滋养发育成熟。自然，阳气在卵子生长尤其排出过程中起着动力的作用，不能被忽视，但卵子生长成熟的物质基础也至关重要。肾阴癸水不足，既不能涵养子宫，又不能滋养禾苗，自然也不能发育成熟结出稻谷。二是无排卵或排卵障碍的临床表现多为月经后期、稀发、量少等行经物质不足，阴亏水少的症状，因此认为"肾阴不足，癸水不充"是本病的主要病机。肾阴不足、癸水不充还会引起较复杂的病理变化，在临证上不能忽视。陈慧侬在临床运用左归丸治疗卵巢储备功能减退所导致的经量少、月经先期、月经后期、不孕，以及子宫内膜异位症（EMT）手术后引起的肾精亏虚。

临床运用要注意：一是在滋肾养阴的基础上，继以血肉有情之品养之，可酌加紫河车、阿胶、鹿角胶、龟甲胶共奏填精益髓之功。二是滋阴不忘阳，根据阴阳相生相用的原则，如《景岳全书》所论"善补阳者，必于阴中求阳，则阳得阴助而生化无穷；善补阴者，必于阳中求阴，则阴得阳升而泉源不竭"，即在滋肾养阴的基础上佐以温肾助阳。三是滋阴药容易碍伤脾胃，应酌加健脾理气之品，如白术、山药、茯苓、陈皮、砂仁等。同时结合调周治疗，经后期酌以补肾养阴为主促卵泡发育；经间期在养精血的基础上加入温肾活血的药物，以促排卵；经前期以补肾阳为主，阴阳并补，促黄体健运，为孕卵着床准备条件；如未受孕，行经期采用活血调经法，因势利导，促经血排出顺畅。

【验案】

梁某，女，38 岁，2020 年 9 月 8 日就诊。主诉未避孕未孕 2 年。自述同房未避孕未孕 2 年，近 2 年月经后期，40 天至 3 个月一行。发现卵巢储备功能减退 1 年。末次月经 8 月 25 日，行经 10 天。现月经周期第十四天，经量中等，色鲜红，无血块，无痛经；上次月经 7 月 7 日，周期 49 天。夜寐口干，倦怠乏力，稍乳胀，时有腰酸，纳可，寐欠佳，易醒，难入睡，大便成形，每天 1 次，小便调，舌淡、苔薄白、脉沉。现诉左眼无光感，双方皆为 β - 地中海贫血基因携带者。拟调理行 IVF-ET 助孕。孕 0 产 0。2020 年 6 月行左眼血管瘤手术。2020 年 4 月 17 日检查 AMH 0.43 ng/mL；检查性激素六项，FSH 6.22 mIU/mL，LH 2.89 mIU/mL，T 0.77 ng/mL，P 0.79 mIU/mL，E_2 465.50 pg/mL，AFC 0。西医诊断为原发性不孕症、卵巢储备功能减退；中医诊断为不孕症、月经后期，辨证为肾虚证。治法为补肾填精益髓。处方为左归丸加减。

方药：熟地黄 10 g，山茱萸 10 g，山药 10 g，菟丝子 10 g，鹿角胶 5 g（烊化），紫河车 2 g，覆盆子 10 g，党参 10 g，当归 10 g，枸杞子 10 g，知母 10 g，黄芪 20 g，甘草 6 g，麦冬 10 g，五味子 5 g。14 剂，每天 1 剂，水冲服。

二诊（2020年9月22日）：患者月经周期第二十九天，末次月经8月25日，周期49天，行经10天。夜寐口干，不口苦，无痰，乏力好转，稍乳胀，时有腰酸，纳可，寐欠佳，易醒，难入睡，大便成形，每天1次，小便调，舌淡、苔薄白，脉沉。妇科检查显示外阴正常，阴道畅，宫颈见有息肉。B超检查提示子宫内膜厚15 mm，右侧卵巢囊肿（41 mm×30 mm）。患者经治疗症状明显改善，原治疗方案有效，继续予以补肾填精的左归丸加减治疗。

方药：鹿角胶6 g（烊化），甘草6 g，麦冬10 g，五味子5 g，巴戟天10 g，山药10 g，黄芪20 g，菟丝子10 g，党参10 g，枸杞子10 g，当归10 g，山茱萸10 g，熟地黄10 g，紫河车2 g。20剂，每天1剂，水冲服。因子宫内膜较厚，予以孕酮胶囊100 mg，每天2次×5天以利于子宫内膜脱落。建议月经干净后行子宫颈息肉切除术。

三诊（2020年11月12日）：患者月经周期第五天，末次月经11月8日，经量中等，色鲜红，有血块，无痛经，无小腹坠胀，现月经未净，周期20天，经前脾气急躁，无经前乳胀。现诉口干不苦，饮水多，偶有头晕，纳可，夜寐可，大便成形，每天2次，小便调，舌淡、苔薄白，脉沉。目前已经口服DHEA 1片每天3次约2个月。2020年11月9日检查性激素六项，FSH 8.3 mIU/mL，LH 3.04 mIU/mL，E_2 68.31 pg/mL，T 79.82 ng/mL，P 0.215 ng/mL，PRL 18.81 ng/mL。其丈夫精液分析结果正常。患者经治疗月经先后无定期，继续守方加减治疗。

方药：麦冬10 g，山药10 g，紫河车2 g，覆盆子10 g，党参10 g，当归10 g，枸杞子10 g，黄芪20 g，熟地黄10 g，菟丝子10 g，五味子5 g，鹿角胶6 g（烊化），甘草6 g，山茱萸10 g。14剂，每天1剂，水冲服。

四诊（2020年12月8日）：患者停经30天，末次月经11月8日，周期20天，12月1日于当地医院抽血检查显示E_2 182.50 pg/mL，P 9.94 ng/mL，hCG 8.370 mIU/mL。目前使用以下药物保胎：肌内注射孕酮40 mg/d，hCG 2000单位，戊酸雌二醇1 mg，每天2次。现诉夜间口干，无口苦，无腰酸，无腹痛，无阴道流血，无肛门下坠感，气短，纳可，寐欠佳，夜尿1次，大便成形，每天1次，舌淡红、苔薄黄，脉细滑。2020年12月4日检查提示血E_2 279.80 pg/mL，P 34.640 ng/mL，hCG 97.450 mIU/mL。2020年12月7日检查提示血E_2 427.30 pg/mL，P 44.390 ng/mL，hCG 651.800 mIU/mL。患者经治疗已经妊娠，予以健脾益气、补肾安胎之寿胎丸合四君子汤加减治疗。

方药：桑寄生 10 g，菟丝子 10 g，茯苓 10 g，甘草 6 g，山药 10 g，白芍 10 g，人参 9 g，黄芪 20 g，阿胶 5 g（烊化），山茱萸 10 g，陈皮 6 g，白术 10 g，续断 9 g。14 剂，每天 1 剂，水冲服。

按语： 患者同房未避孕未孕 2 年，月经后期 2 个月，属于中医的不孕症、月经后期。结合患者 AMH 0.43 ng/mL、AFC 0，西医诊断为卵巢储备功能减退、不孕症。结合患者夜寐口干，倦怠乏力，稍乳胀，时有腰酸，舌淡、苔薄白，脉沉，考虑为肾精亏虚所致。肾精亏虚，不能摄精成孕，故不孕；肾精亏虚，冲任失于充养，血海不能按时满盈，故月经后期。肾虚不能濡养外府，故腰酸。舌淡苔薄白、脉沉均为肾精亏虚的表现。故本病诊断为不孕症、月经后期。辨证为肾精亏虚证。治法为补肾填精。方用左归丸加减。方中山茱萸、熟地黄、山药滋肾益精；鹿角胶、紫河车为血肉有情之品，峻补精髓，补肾填精；菟丝子、枸杞子、覆盆子、五味子为五子衍宗丸中的四子，可以滋补肝肾，助卵泡发育；当归与熟地黄合用养血补血；党参、黄芪补中益气，以益气血生化之源；知母、麦冬滋养阴液；甘草调和诸药。患者经治疗使肾气盛，气血调，冲任充，血海如期满溢，故经调子嗣。孕后结合治未病的原则，未病先防，予以健脾益气、补肾安胎的寿胎丸合四君子汤加减治疗，使得肾气盛，脾气健，胎元健固故有子。

四、两地汤

两地汤出自清代傅山《傅青主女科》，由生地黄、玄参、白芍、麦冬、地骨皮、阿胶组成，具有滋阴清热、凉血调经的功效。主治肾水不足，虚热内炽，症见月经先期、量少色红、质稠黏，伴有潮热、盗汗、咽干口燥、舌红苔少、脉细数无力。此方用地骨皮、生地黄，能清骨中之热。骨中之热源于肾宫之热，清其骨髓，则肾气自寒，而又不损伤胃气，此治之巧也。况所用诸药，又纯是补水之味，水盛而火自平理也。方中生地黄、玄参、麦冬养阴滋液，凉血清热；地骨皮泻肾火，除骨蒸；阿胶、白芍养血益阴。全方重在滋阴壮水，水足则火自平，阴复而阳自秘，则经行如期，阴平阳秘，气血运行通畅。黄绳武在《傅青主女科评注》中指出："两地汤妙在壮水以制阳光……全方不犯苦寒清热。重在甘寒育阴，育阴以潜阳，补阴以配阳，从而达到'水盛而火自平，阴生而经自调'之目的。"

两地汤适用于治疗阴虚血热所致的卵泡发育不良、排卵障碍性不孕、异常子宫出血等。陈慧侬临床擅用两地汤合大补阴丸治疗卵巢储备功能减退导致的月经先期或月经过多、崩漏、不孕。临床症见婚久不孕，月经先期或月经过多、崩漏，经色鲜红，或伴心烦易怒，失眠多梦，咽干口燥，舌红苔少，脉细数。治宜养阴清热，凉血调经，方用两地汤。由于血热容易伤及阴血，而且女子经、孕、产、乳数伤于血，血常不足，治疗常在清热凉血的基础上予以滋阴养血之品，如石斛、麦冬、沙参、白芍、山茱萸、何首乌、熟地黄、黄精、女贞子、墨旱莲等。由于热容易灼伤营血阴液，煎熬成瘀，应酌加活血化瘀之品，如丹参、鸡血藤、当归、赤芍、桃仁、蒲黄炭、三七等。

【验案】

罗某，女，43岁，已婚，2017年2月20日初诊。主诉未避孕未孕14年，试管助孕失败3次，经量少4年。平素月经尚规律，周期28天，7天干净，经量中等，色红，少许血块，行经前1周至行经期下腹胀，2012年开始经量减少至原来的1/2，色暗黑，仍有小血块，轻微痛经，7天干净，周期缩短至23～25天，末次月经2月10日。2012年取卵21个，配成胚胎13个，移植3次，现剩胚胎2个。其丈夫精液分析结果正常。现诉下腹胀痛，纳寐可，口干甚，稍口苦，晨起有黄痰，小便多，大便偶溏，舌红苔少，脉弦细。2016年4月3日检查，FSH 10.40 mIU/mL，LH 2.49 mIU/mL，E_2 152.0 pmol/L，T 0.67 nmol/L，CA125 16.92 U/mL。妇科检查显示外阴正常，阴道通畅，少许白色分泌物，宫颈光滑固定，子宫后位，正常大小，质偏硬，轻压痛，右侧附件增厚感，轻压痛，左附件未见明显异常。白带常规检查未见异常。孕2产0，1999年自然流产1次，2001年人工流产1次。2006年、2008年、2012年试管助孕，均失败，未着床。西医诊断为继发性不孕症、高龄、卵巢储备功能减退；中医诊断为不孕症（肾阴虚证）、月经先期（肾阴虚证）。治法为补肾养阴，清热利湿。处方为两地汤合大补阴丸加减。

方药：熟地黄10 g，龟甲10 g，知母10 g，黄柏10 g，生地黄10 g，地骨皮10 g，玄参10 g，白芍10 g，薏苡仁10 g，芡实10 g，牡丹皮10 g，丹参10 g。15剂，每天1剂，水煎服。

二诊（2017年3月8日）：患者月经周期第四天，末次月经3月5日，现月经未净，经量少，色暗黑，有血块，上次月经2月10日，周期23天。自述项背部筋膜炎20余年，现觉项背及腰背筋膜部位酸胀。平素阴道干涩，同房时阴道痛，同房后阴道出血2年余，现无同房出血，监测卵泡2年余提示卵泡不长，经间期阴道分泌物干，色黄，外阴瘙痒。纳寐可，口干，时有口苦，服药后大便溏，每天 2～3 次，小便多、色黄，舌暗红、苔薄黄。考虑肾阴不足，血少精亏，则卵泡化生乏源，阴液不充，任带失养，阴窍失濡，治以滋阴补肾养血。方选两地汤合大补阴丸加减。

方药：熟地黄 10 g，龟甲 10 g，知母 10 g，黄柏 10 g，生地黄 10 g，地骨皮 10 g，玄参 10 g，白芍 10 g，芡实 10 g，菟丝子 10 g，覆盆子 10 g，枸杞子 10 g。10 剂，每天 1 剂，水煎服。

三诊（2017 年 3 月 15 日）：患者月经周期第十六天，末次月经 3 月 5 日，周期 23 天，行经 7 天。口干口苦，有鼻炎史，诉服中药后便溏，每天 2～3 次，经间期下腹胀痛，乳胀，阴道干涩好转，白带黄，阴道瘙痒，寐欠佳，梦多，夜尿 2～3 次，舌红、苔薄黄。考虑阴虚内热，阴道干涩好转，守方大补阴丸加减滋阴清热，经间期下腹部胀痛，从肝论治，肝经绕阴器，过小腹，同时患者便溏，与当归芍药散合用养血调肝，肝脾同调，健脾利湿。

方药：熟地黄 10 g，黄柏 10 g，龟甲 10 g，知母 10 g，山茱萸 10 g，当归 10 g，川芎 10 g，茯苓 10 g，泽泻 10 g，白术 10 g，白芍 10 g。14 剂，每天 1 剂，水冲服。

四诊（2017 年 5 月 8 日）：患者月经周期第十二天，末次月经 4 月 27 日，行经 7 天，经量中等，经行腹痛，少许血块。现腰酸，口干，乳房胀痛，阴道干涩，阴道胀痛，舌暗红、苔少。现有 2 个胚胎。经间期由于冲任气血不充，不荣则痛，治以滋补肾阴，兼以养血活血。方选大补阴丸加减。

方药：熟地黄 10 g，黄柏 10 g，龟甲 10 g，知母 10 g，山茱萸 10 g，何首乌 10 g，续断 10 g，菟丝子 10 g，山药 10 g，白术 10 g，茯苓 10 g，丹参 10 g。14 剂，每天 1 剂，水冲服。

五诊（2017 年 5 月 31 日）：患者月经周期第十天，末次月经 5 月 22 日，行经 7 天，经量少，色偏黑，周期 25 天，经行腹胀，偶有疼痛，经行前后乳房胀痛。纳寐可，夜寐时口干，二便调，舌红、苔黄腻。考虑排卵前期，以大补阴丸为基础加减培补真阴促进卵泡发育。

方药：川楝子 10 g，龟甲 10 g，延胡索 10 g，白芍 10 g，当归 10 g，牡丹皮 10 g，石斛 10 g，菟丝子 10 g，黄柏 10 g，山药 10 g，山茱萸 10 g。15 剂，每天 1 剂，水冲服。

六诊（2017 年 7 月 3 日）：患者月经周期第十九天，末次月经 6 月 15 日，周期 24 天，行经 7 天，经量少，痛经，经前期及行经期明显，同房时下腹痛。现仍有腹痛，白带量少，稍阴痒，有异味，质如豆渣，口干，寐欠佳，夜尿多，大便溏，有鼻炎史，同房后腰背酸痛明显，舌暗、苔薄白。6 月 3 日 B 超检查提示子宫内膜厚 11 mm，宫内异常回声（子宫内膜息肉？），右侧卵泡 19 mm×17 mm×17 mm。考虑肾阴阳亏虚，在大补阴丸补阴的基础上加淫羊藿、巴戟天补肾壮阳，阴阳同调。

方药：熟地黄 10 g，黄柏 10 g，知母 10 g，龟甲 10 g，山茱萸 10 g，巴戟天 10 g，淫羊藿 10 g，丹参 10 g，延胡索 10 g，川楝子 10 g，生地黄 10 g。10 剂，每天 1 剂，水冲服。

七诊（2017 年 7 月 14 日）：患者月经周期第七天，末次月经 7 月 8 日，现月经未净，经量少，色暗黑，有血块，周期 24 天，下腹稍有胀痛。口干口苦，喜饮温水，上腹胀痛，纳可，夜寐欠佳，多梦，夜尿 1～3 次，大便烂，每天 1 次，舌红、苔薄黄腻。经期延长考虑肾阴虚火旺，治以养阴生津。方选大补阴丸合生脉散加减。

方药：知母 10 g，黄柏 10 g，熟地黄 10 g，山茱萸 10 g，龟甲 10 g，太子参 10 g，麦冬 10 g，五味子 10 g，当归 10 g，枸杞子 10 g，菟丝子 10 g，山药 10 g。7 剂，每天 1 剂，水冲服。在此方基础上辨证加减治疗 3 个月。

八诊（2017 年 10 月 25 日）：患者月经周期第八天，末次月经 10 月 18 日，行经 7 天，经量少，色黑，少许血块，无痛经，周期 25 天。现小腹胀，口干，夜寐用嘴巴呼吸，口淡，梦多，夜尿 2～3 次，大便黏，舌暗红、苔少。患者舌红苔少考虑肾阴虚火旺，方选大补阴丸合当归芍药散加减，肝、脾、肾同调。

方药：熟地黄 10 g，白芍 10 g，当归 10 g，川芎 10 g，知母 10 g，黄柏 10 g，龟甲 10 g，川楝子 10 g，延胡索 10 g，柴胡 10 g，茯苓 10 g，葛根 10 g，白术 10 g，党参 10 g。14 剂，每天 1 剂，水冲服。

九诊（2017 年 11 月 13 日）：患者月经周期第二天，末次月经 11 月 12 日，周期 25 天，经前痛经，经血色黑。口干，夜寐梦多，夜尿 2～3 次，大便黏，舌暗红、苔少，脉细。经前痛经，考虑为气滞血瘀所致，方选当归芍药散加减以补肾填精，养血调肝。

方药：何首乌 10 g，山茱萸 10 g，鹿角胶 10 g（烊化），山药 10 g，白芍 10 g，当归 10 g，甘草 10 g，川芎 10 g，川楝子 10 g，延胡索 10 g，茯苓 10 g。13 剂，每天 1 剂，水冲服。

十诊（2017 年 12 月 1 日）：患者月经周期第二十天，末次月经 11 月 12 日，周期 25 天。口干口淡，夜寐欠佳，梦多，纳可，大便黏，每天 1 次，小便调，舌暗红、苔薄。考虑脾肾两虚，方选左归丸加减治疗。

方药：黄柏 10 g，黄芪 10 g，党参 10 g，当归 10 g，白术 10 g，知母 10 g，熟地黄 10 g，龟甲胶 10 g（烊化），山茱萸 10 g，山药 10 g，鹿角胶 10 g（烊化），玄参 10 g，生地黄 10 g。10 剂，每天 1 剂，水冲服。

十一诊（2017 年 12 月 4 日）：患者未避孕未孕 14 年，试管助孕失败 3 次，11 月 22 日取卵 3 个，配成 1 个胚胎，目前剩余 3 个冻胚。现月经周期第三天，末次月经 12 月 2 日，量偏少，少许血块。口干，舌暗，脉沉。12 月 3 日检查，FSH 5.87 mIU/mL，LH 3.22 mIU/mL，$E_2 <$ 5.0 pmol/L。月经周期第二天 B 超检查提示子宫 57 mm × 52 mm × 44 mm，子宫内膜厚 6.2 mm。患者复查 FSH 水平较前下降，FSH/LH 较前下降，成功取卵 3 个，治疗有效。治疗上选用五子寓"以子补子"之义，有填精补肾、滋身壮体和助于生育繁衍后代的作用。

方药：何首乌 10 g，白芍 10 g，鹿角胶 10 g（烊化），龟甲 10 g，紫河车 10 g，菟丝子 10 g，枸杞子 10 g，覆盆子 10 g，黄芪 10 g，当归 10 g，五味子 10 g，车前子 10 g。15 剂，每天 1 剂，水冲服。

十二诊（2018 年 1 月 22 日）：患者月经周期第三天，末次月经 1 月 20 日，经量偏少，有血块，经行下腹胀，周期 20 天，前期月经 2017 年 12 月 30 日。2 个月前取卵获 3 个，配成 1 个胚胎，拟继续取卵。口干已缓解，舌嫩红、边有齿印、苔薄白，脉弦。继续滋阴补肾。

方药：鹿角胶 10 g（烊化），何首乌 10 g，白芍 10 g，山茱萸 10 g，太子参 10 g，麦冬 10 g，五味子 10 g，龟甲 10 g，山药 10 g，白术 10 g，茯苓 10 g，覆盆子 10 g，菟丝子 10 g。13 剂，每天 1 剂，水冲服。

按语：患者 43 岁，未避孕未孕 14 年，检查提示 FSH/LH ＞ 3，考虑卵巢储备功能减退，拟调理后行 IVF 助孕，提高取卵获卵数，故诊断为不孕症、卵巢储备功能减退、高龄。患者先天肾气不足，肾阴素虚，多次试管助孕失败耗伤真阴，天癸乏源，胞宫失养，冲任血海空虚，阴血亏虚致阴虚内热，热扰冲任，致不孕、月经先期。根据患者症状及舌脉象，辨证为肾阴虚证，真阴不足，冲任血海匮乏，胞宫失养，致卵泡生化乏源，治疗应以滋肾养血、调补冲任为主，方选两地汤合大补阴丸加减，补肾填精，养阴清热。大补阴丸方中熟地黄、龟甲补肾滋阴，阴复则火自降；黄柏、知母苦寒泻火，火降则阴可保。两地汤方中生地黄、玄参、麦冬养阴滋液，凉血清热；地骨皮泻肾火，除骨蒸；阿胶、白芍养血益阴。配合成方，共奏滋阴补血、凉血清热之功。治疗上根据患者不适症状配伍，口干甚加用生脉散，腰酸腰疼、夜尿频加巴戟天、淫羊藿，经前小腹疼痛不适用当归芍药散主之。患者复查 FSH 水平较前下降，FSH/LH 较前下降，成功取卵 3 个，治疗有效。

五、温胞饮

温胞饮出自清代傅山《傅青主女科·种子·下部冰冷不孕》，由巴戟天、补骨脂、菟丝子、肉桂、附子、杜仲、白术、山药、芡实、人参组成，具有温补心肾、暖胞祛寒的功效，主治妇女胞宫寒冷不孕。方中白术补气健脾，滋养化源，以利腰脐的气血，且土炒后，同气相求，更增其入脾补土之力；巴戟天温肾暖宫，《本草正义》谓之"隆冬不凋，味辛气温，专入肾家，为鼓舞阳气之用。温养元阳，邪气自除"，盐水浸后，更增其入肾补火之力。二药均重用至 1 两（两为非法定单位，1 两 =50 g），一培后天之土，一补先天之火，共为君药。人参、山药助白术补气健脾；杜仲、菟丝子、附子助巴戟天补肾益精、温肾壮阳；五者共为臣药。芡实甘平，补肾益精，收敛固涩，明代缪希雍谓其"得水土之阴者能抑火"，故可抑肉桂、附子等辛热之品耗伤精气，为佐药。肉桂入肾，补命门真火且益心阳，益火消阴，祛沉寒痼冷；补骨脂苦温入心肾，温肾壮阳，清代黄宫绣谓其"能使心胞之火与命门之火相通"；二者共为使药。十药相合，君、臣、佐、使井然分明，共奏温补心肾、益火消阴、祛寒除冷、养精益气之功。此方之妙，补心而且补肾，温肾而且温心。心肾之气旺，则心肾之火自生；心肾之火生，则胞胎之寒自散。原因胞胎之寒，以至茹而即吐，而今胞胎既热矣，尚有施而不受者乎？若改汤为丸，朝夕吞服，尤能摄精，断不至有伯道无儿之叹也。

温胞饮尤其适用于治疗黄体功能不全、排卵功能障碍等肾阳不足之证。临床表现为月经过少、月经后期、闭经、更年期综合征、不孕、痛经、白带过多、复发性流产等。肾阳虚之男子阳痿、不育亦适用。陈慧侬临床擅用温胞饮治疗肾阳虚证所致的卵巢储备功能减退，症见婚久不孕，月经愆期，经色淡暗，面色㿠白或晦暗，精神萎靡，性欲淡漠，头晕耳鸣，失眠多梦，腰膝软弱无力、畏冷、小腹怕冷，白带量多，清稀如水，时有耳鸣，手足不温，舌淡暗、苔白，脉沉细。《景岳全书》论："善补阳者，必于阴中求阳，则阳得阴助而生化无穷。"

该方是针对阳虚证，可在主要选用补阳药物的同时，酌加少量滋阴药物，以求通过滋阴，最终达到补阳的目的。由于温阳药性味辛热者不可过用，因"妇人之生，有余于气，不足于血"，恐有燥烈伤阴之虑，常用淫羊藿、仙茅、肉苁蓉等代替附子、肉桂。而且肾阳不足多伴脾阳不足，脾肾阳虚，则需健脾温阳同治，加党参、白术、黄芪等。同时结合调周治疗，经后期酌以补肾养阴为主促排卵发育；经间期在养精血的基础上加入温肾活血的药物，以促排卵；经前期以补肾阳为主，阴阳并补，促黄体健运，为孕卵着床准备条件；如未受孕，行经期采用活血调经法，因势利导，促经血排出顺畅。因此，温补肾阳为治疗不孕症肾阳虚的总则。

临床运用要随证加减：肾虚寒甚，症见性欲淡漠、婚久不孕、经期后错、量少色淡、畏寒腹冷、腰骶酸楚、舌淡苔薄白、脉沉迟者，倍用肉桂 3 ～ 5 g，加紫石英助阳补肾壮火。肝肾阴虚，月经稀发、量少色淡，经期多后延，头晕目眩，面色萎黄，精神倦怠，舌淡苔薄，脉沉细，加紫河车、枸杞子、女贞子、墨旱莲调肝补肾填精。痛经挟瘀，经行小腹胀痛，血块多，色暗，面部有褐色斑，舌紫暗或有瘀点，脉弦不畅，加血竭、红花、香附、川芎，以行气活血化瘀。肝郁气滞，表现为婚后多年不孕、精神抑郁不乐、胁痛乳胀、经期紊乱、经行不畅、舌暗红、苔薄白、脉弦等症，去仙茅、淫羊藿、肉桂，加柴胡、香附、丹参、郁金、路路通、合欢皮以疏肝理气，温肾调肝，理气助孕。兼有痰湿之症，表现为多年不孕，其特征为形体肥胖，经行延期，白带量多，质稠而黏，面色萎黄，伴头晕心悸，苔白腻，脉沉滑，加半夏、苍术、陈皮、香附之类，以温肾壮阳，化痰祛湿。

【验案】

周某，女，30 岁，已婚，2021 年 11 月 21 日初诊。主诉未避孕未孕 1 年。自述未避孕未孕 1 年，性生活正常，平素月经规律，周期 26 ～ 28 天，行经 4 ～ 6 天，末次月经 11 月 4 日，经量偏少，色暗红，有血块，无痛经，经前乳胀、腰痛，经期膝关节酸痛，易累，怕冷，恶风，手脚冷。夜寐可，二便调，舌淡、苔白腻、边有齿印，脉细。13 岁初潮，月经周期 26 ～ 28 天，行经 4 ～ 6 天，经量中等，色红，有血块，有痛经史。孕 0 产 0，既往有慢性乙型肝炎，目前服用抗病毒药物。否认药物、食物过敏史。检查性激素六项，FSH 23.97 IU/L，LH 20.84 IU/L，E_2 65.96 pmol/L，P 0.15 ng/L，PRL 19.74 mIU/L，T 0.97 nmol/L。AMH 0.01 ng/mL。上月 B 超监测卵泡显示有优势成熟卵泡。西医诊断为原发性不孕症、卵巢储备功能减退；中医诊断为不孕症，辨证为肾阳虚证。治法为补肾壮阳，填精益髓。方选温胞饮加减。

方药：白术 10 g，巴戟天 10 g，补骨脂 10 g，菟丝子 10 g，人参 10 g，黄芪 10 g，淫羊藿 10 g，茯苓 10 g，白芍 10 g，桑寄生 10 g，续断 10 g，当归 10 g，甘草 6 g。7 剂，每天 1 剂，水冲服。

二诊（2021 年 12 月 7 日）：患者末次月经 12 月 6 日，现月经周期第二天，经量少，色暗，有大血块，痛经，经前乳胀，周期 32 天。口腔溃疡，偶有干咳，脚冷，舌淡红、苔薄黄，脉沉弦。11 月 23 日 B 超检查提示子宫内膜厚 7.8 mm，B 型，右侧卵泡 25.2 mm×19.8 mm（未破）。考虑患者卵巢储备功能减退导致卵泡未破裂黄素化综合征，予以补肾温阳，健脾行气。方选左归丸加减。

方药：熟地黄 10 g，枸杞子 10 g，山茱萸 10 g，山药 10 g，牛膝 10 g，龟甲胶 10 g（烊化），鹿角胶 10 g（烊化），菟丝子 10 g，丹参 10 g，白芍 10 g，白术 10 g，人参 10 g，川楝子 10 g，延胡索 10 g，皂角刺 10 g，牡蛎 10 g。15 剂，每天 1 剂，水冲服。

三诊（2021 年 12 月 21 日）：患者末次月经 12 月 6 日，周期 32 天，现月经周期第十六天。舌暗红、苔黄、边有齿印，脉沉弦微滑。12 月 20 日 B 超监测显示，子宫内膜厚 7.2 mm，B 型，右侧卵泡 15.7 mm×14 mm。现患者处于经间期，予补肾健脾疏肝助卵泡生长发育。

方药：当归 10 g，太子参 10 g，麦冬 10 g，皂角刺 10 g，鳖甲 10 g，牡蛎 10 g，桑寄生 10 g，补骨脂 10 g，丹参 10 g，鸡血藤 10 g，香附 10 g，川楝子 10 g，柴胡 9 g。7 剂，每天 1 剂，水冲服。

四诊（2022 年 1 月 16 日）：患者末次月经 1 月 8 日，经量少，周期 33 天，现月经周期第九天。舌暗红、苔薄，脉沉弦微滑。2021 年 12 月 24 日 B 超监测显示，子宫内膜厚 8.8 mm，B 型，右侧卵泡 22.3 mm×17.3 mm；2021 年 12 月 27 日 B 超监测显示子宫内膜厚 9.0 mm，C 型，右侧卵泡已排。患者经治疗卵泡发育成熟可排出，原方案有效，继续予以补肾填精，健脾益气。方选温饱饮加减。

方药：人参 10 g，黄芪 10 g，龟甲胶 10 g（烊化），鹿角胶 10 g（烊化），菟丝子 10 g，枸杞子 10 g，山茱萸 10 g，白术 10 g，海螵蛸 10 g，巴戟天 10 g，菊花 10 g，钩藤 10 g，当归 10 g。20 剂，每天 1 剂，水冲服。方中山茱萸养肝滋肾，涩精敛汗；枸杞子补肾益精，养肝明目；龟、鹿二胶，为血肉有情之品，峻补精髓，龟甲胶偏于补阴，鹿角胶偏于补阳，在补阴之中配伍补阳药，取"阳中求阴"之义；菟丝子、巴戟天滋补肝肾固精；人参、黄芪益气健脾；当归补血活血；菊花平抑肝阳；白术健脾渗湿。诸药合用，共奏滋阴补肾、填精益髓之效。

五诊（2022年2月12日）：患者末次月经2月4日，经量少，周期27天，现月经周期第九天，无特殊不适。二便调，舌暗红、苔白腻，脉沉弦微滑。2022年1月20日B超监测显示，子宫内膜厚8.4 mm，C型，右侧卵泡20.3 mm×17.1 mm。方选五子衍宗丸加减。

方药：太子参10 g，黄芪10 g，白术10 g，山茱萸10 g，何首乌10 g，五味子10 g，续断10 g，鹿角胶10 g（烊化），枸杞子10 g，菟丝子10 g，车前子10 g，覆盆子10 g。15剂，每天1剂，水冲服。方中枸杞子、菟丝子补肾精，助精神；覆盆子养真阴；五味子补肾水，益肺气；车前子利小便，与上述四子相配，补中寓泻，补而不腻。黄芪补气升阳，生津养血；太子参益气健脾，生津润燥；白术健脾利湿；山茱萸、何首乌、鹿角胶、续断补益肝肾，益精养血；诸药相配成方，共奏补肾益精之功。

六诊（2022年3月6日）：患者末次月经3月4日，经量少，色暗红，有血块，稍痛经，经前腰酸，足节疼痛，腹痛，周期27天，现月经周期第三天。无口干口苦，怕冷，无乏力，纳可，小便频数，无尿痛，大便调，舌淡红、边有齿印、苔黄腻，脉细弦。患者现处于行经期，当补肾填精。方选左归丸加减。

方药：熟地黄10 g，枸杞子10 g，山茱萸10 g，山药10 g，牛膝10 g，龟甲胶10 g（烊化），鹿角胶10 g（烊化），菟丝子10 g，人参10 g，黄芪10 g，白术10 g，远志10 g，酸枣仁10 g，茯神10 g。15剂，每天1剂，水冲服。

七诊（2022年5月3日）：患者末次月经4月27日，行经5天，量偏少，无痛经，经前乳胀痛，上次月经3月31日，周期27天。症见寐欠佳，稍胃痛，稍累，大便正常，小便偏浊，舌红苔少，脉细弦。4月29日检查性激素六项，FSH 2.01 mIU/mL，LH 2.59 mIU/mL，E_2 210.5 pg/mL，P 0.29 ng/L，PRL 41.55 mIU/L，T 0.4 nmol/L。AMH 0.14 ng/mL。患者出现胃痛，在原方基础上加健脾理气之木香、谷芽。

方药：龟甲胶10 g（烊化），何首乌10 g，生地黄10 g，知母10 g，谷芽10 g，白芍10 g，龙骨10 g，山茱萸10 g，山药10 g，太子参10 g，桑椹10 g，鹿角胶10 g（烊化），木香10 g。15剂，每天1剂，水冲服。

八诊（2022年5月24日）：患者末次月经5月19日，行经5天，量偏少，色偏褐，小血块，无痛经，经前乳胀痛，周期22天。症见疲倦乏力，大便偏烂，每天1次，焦虑，怕冷，舌红、苔黄腻，脉弦细。方选生脉饮合归芍地黄丸加减。

方药：龟甲胶10g（烊化），五味子10g，麦冬10g，山茱萸10g，柴胡10g，白芍10g，当归10g，太子参10g，制何首乌20g，鹿角胶10g（烊化），牡蛎10g，女贞子10g，桑椹10g。15剂，每天1剂，水冲服。

九诊（2022年6月9日）：患者末次月经5月19日，周期22天。症见脚冰，性欲减退，白带偏少，烦躁，抑郁，关节疼痛较前好转，纳寐可，二便调，舌红、苔薄白、边有齿印。因月经周期提前，舌红，故方选生脉饮合左归丸加减。

方药：太子参10g，麦冬10g，五味子10g，地骨皮10g，玄参10g，阿胶10g（烊化），白术10g，山药10g，山茱萸10g，白芍10g，柴胡10g，龟甲胶10g（烊化），枸杞子10g，菟丝子10g。15剂，每天1剂，水冲服。

十诊（2022年8月9日）：患者停经49天，末次月经6月21日，周期33天。自测早孕试纸阳性，现恶心反胃，纳可，稍腰酸，易累，犯困，偶有腹部隐痛，阴道无异常分泌物，乏力，后觉心跳偏快，心率80次/min，大便颜色偏深，每天1次，小便正常，舌暗红、苔少，脉弦滑。8月8日血液检查 E_2 1169 pg/mL，P 34 ng/mL，hCG 20298 IU/L；B超检查提示宫内早孕。患者经治疗已经成功受孕，孕后当补肾安胎。方选寿胎丸合香砂六君子汤加减。

方药：白术10g，茯苓10g，人参10g，砂仁5g，陈皮6g，麦冬10g，黄芪10g，五味子10g，白芍10g，桑寄生10g，阿胶10g（烊化），续断10g，菟丝子10g。7剂，每天1剂，水冲服。

按语：患者未避孕而未孕1年，结合 FSH 23.97 IU/L、AMH 0.01 ng/mL，西医诊断为卵巢储备功能减退、不孕症；中医诊断为不孕症。根据患者经行腰酸，畏寒，关节酸痛，舌淡胖，脉沉细，辨证为肾阳亏虚证。先天肾气不足，肾阳虚则胞脉失于温煦，不能摄精成孕故不孕；肾阳虚，气化失常，水湿内停，伤及任带，故白带量多；肾阳不足，命门火衰，胞脉失煦，故腰痛如折，腹冷肢寒，性欲淡漠；肾阳不足，气化失常，关门不固，故小便频数或不禁。面色晦暗，舌淡、苔白滑，脉沉细而迟或沉迟无力，为肾阳不足之征。故中医诊断为不孕症，辨证为肾阳亏虚，治法温肾助阳，填精助孕，方选温胞饮加减。

方中巴戟天、补骨脂、菟丝子补肾助阳而益精气；续断、桑寄生补肾而止腰痛；淫羊藿温肾助阳；人参、黄芪、白术、茯苓健脾益气而除湿；山药补肾涩精而止带；白芍、当归养血补血；甘草调和诸药。全方温肾助阳，冲任气血冲盛，血海按时满溢。因卵泡发育不良，在此基础上结合月经周期治疗，经后期补肾养阴，经间期补肾助阳，补中有行，补而不滞，填精益髓，冲任得固。患者经治疗后，卵泡发育成熟，受精成孕。孕后补肾益气安胎，以寿胎丸为主方加减。方中菟丝子补肾益精，肾旺自能荫胎；桑寄生、续断补肝肾，固冲任，使胎气强壮；阿胶、白芍滋阴养血，使冲任血旺，则胎气自固；白术、茯苓健脾以益生化之源；麦冬、五味子益气养阴，收敛固摄，使胎有所系；人参生津养血，补气健脾；砂仁温脾化湿，理气安胎。故肾气盛，气血旺，则胎自安。

六、归脾汤

归脾汤原方首载于宋代严用和的《济生方》，属于补血剂之一，由黄芪、龙眼肉、白术、茯神、酸枣仁、人参、木香、甘草组成，后明代薛己在《内科摘要》中补入了当归、远志二药。归脾汤具有益气补血、健脾养心的功效，主治心脾两虚和脾不统血所致心悸怔忡、失眠健忘、面色萎黄、头昏头晕、肢倦乏力、食欲缺乏、崩漏便血。临床表现为妇女崩漏，月经超前、量多或淋漓不止、过少色淡，心悸怔忡，健忘失眠，气短乏力，舌淡苔薄白，脉沉细等，多是思虑过度、劳伤心脾所致。心主血而藏神，脾主思而藏意，心脾气血两虚则神无主、意无藏，故出现心悸怔忡、失眠；脾胃为后天之本，气血生化无源，气血衰少，血海失充，胞宫失养故出现月经先期或后期、月经过少，甚至不孕；脾虚而不能统血，故出现崩漏。方中黄芪、人参补脾益气，使气旺血生，为君药；辅以当归、龙眼肉养血补心，白术、炙甘草补脾益气，助参芪补脾以资生化之源，为臣药；佐以酸枣仁、茯神、远志养血宁心安神，木香理气醒脾，使之补而不滞；使以炙甘草调和诸药。诸药相配，以奏益气补血、健脾养心之功。全方能心脾同治，以补脾为主，使脾旺则气血生化有权；气血双补，以补气为重，使气旺有益于生血。

陈慧侬临床上擅用归脾汤治疗卵巢储备功能减退、更年期综合征、月经失调，症见妇女崩漏，月经超前、量多或淋漓不止或过少色淡，久婚不孕；心悸怔忡，健忘失眠，面色萎黄，神疲乏力；带下病所致白带量多、色白、味腥臭；舌淡、苔薄白，脉沉细等。归脾汤临床上常用于治疗心脾两虚、脾肾两虚、气阴两虚所引起的月经先期、月经过少、月经后期、不孕症、失眠、焦虑抑郁、崩漏等；或是配合左归丸、大补阴丸、五子衍宗丸同用来益气养血养阴；或是加入桃红四物汤、举元煎、补中益气汤补血活血止血；或是配合甘麦大枣汤、生脉散益气敛阴生津，养血安神。归脾汤加减调理冲任气血，滋养胞宫精血，使气旺血足，血海胞宫得养，经血得调，而能有子嗣。

临床上若是偏于补肾虚血瘀之时，加上鹿角胶、川芎、牛膝、益母草、丹参、桃仁等以活血调经；若是偏于脾虚湿盛之时，加山药、茯苓、薏苡仁、苍术、法半夏、橘红等以燥湿健脾；若是偏于阴伤内热之时，加上麦冬、生地黄、龟甲、牡蛎、地骨皮、玄参等以滋肾养阴清热；若是失眠愈甚，焦虑不安，加上合欢皮、月季花、夜交藤、何首乌等。

【验案】

张某，女，44 岁，2021 年 10 月 22 日初诊。主诉未避孕未孕 2 年。自述孕 3 产 1，2013 年顺产 1 女孩，2010 年、2017 年各自然流产 1 次，2 年前开始备孕至今未孕。平时月经周期 25～27 天，行经 4～5 天，经量少，色暗，无血块，经期乳房胀痛，无腰酸腹胀，末次月经 9 月 22 日。2021 年 9 月 14 日检查性激素六项，FSH 24.88 IU/L，LH 3.773 IU/L，PRL 209.394 mIU/L，E_2 28.385 pg/mL，P 0.234 nmol/L，T 0.25 nmol/L。9 月 14 日 B 超检查提示子宫内膜厚 4.6 mm，窦卵泡右 5 个、左 7 个。现症见口苦口干，睡眠差，易醒，多梦，食欲差，大便黏，舌红、苔少、舌中裂纹多。西医诊断为卵巢储备功能减退、不孕症；中医诊断为不孕症、月经过少，辨证为脾肾两虚证。治法为健脾益气，补肾填精。处方为归脾汤加减。

方药：当归 10 g，白术 10 g，人参 10 g，黄芪 10 g，酸枣仁 10 g，茯神 10 g，远志 10 g，龙眼肉 10 g，甘草 6 g，木香 10 g，淫羊藿 10 g，鹿角胶 10 g（烊化），山茱萸 10 g，菟丝子 10 g，枸杞子 10 g，龟甲 10 g。15 剂，每天 1 剂，水冲服。

二诊（2021 年 11 月 13 日）：患者月经 2 个月未行，自测早孕试纸阴性。现觉睡眠多梦易醒，纳可，二便调，口干口苦，易累，腰酸胀，手心热出汗，舌暗尖红、苔白腻、舌有裂纹，脉沉细弦。考虑为肾阴亏虚，阴虚内热，治法为补肾养阴，清热调经，故予大补阴丸合生脉散加减。

方药：龟甲 10 g，知母 10 g，黄柏 10 g，熟地黄 10 g，牡蛎 10 g，鹿角胶 10 g（烊化），山茱萸 10 g，菟丝子 10 g，枸杞子 10 g，桑椹 10 g，人参 10 g，山药 10 g，地骨皮 10 g，墨旱莲 10 g，玄参 10 g，五味子 10 g。15 剂，每天 1 剂，

水冲服。

三诊（2021年12月18日）：患者月经不行3月余，12月6日造影检查显示双管粘连，盆腔粘连，遂行宫腹腔镜手术分离粘连。12月5日检查性激素六项，FSH 8.79 mIU/mL，LH 3.95 mIU/mL，PRL 450 mIU/L，E$_2$ 84.8 pg/mL，P 0.229 nmol/L，T 0.525 nmol/L。12月5日B超检查提示子宫内膜厚4.8 mm，双侧小卵泡。现症见纳寐可，二便调，心烦躁，舌淡暗、边有齿印、苔白腻，脉沉细。考虑患者卵巢储备功能减退，子宫内膜薄，故月经未行。陈慧侬认为子宫内膜需要有形的肾阴肾精的滋养才能生长发育，患者行粘连分离术后，容易出现瘀血内停，故辅助少许活血化瘀之药，以补肾养阴，益精填髓，活血调经。方用左归丸加减。

方药：人参10 g，黄芪10 g，白术10 g，山药10 g，牛膝10 g，熟地黄10 g，龟甲10 g，枸杞子10 g，菟丝子10 g，鹿角胶10 g（烊化），山茱萸10 g，桃仁10 g。15剂，每天1剂，水冲服。

四诊（2022年1月6日）：患者于1月3日行经，现月经周期第四天，经量中等，色暗红，无血块，小腹坠胀，经前稍乳胀，周期3月余。现症见咽痒咽干，脾气急，无口干口苦，舌暗胖、苔白，脉沉细。2022年1月5日检查性激素六项，FSH 16.39 mIU/mL，LH 3.89 mIU/mL，PRL 13.17 ng/mL，E$_2$ 31.0 pg/mL，P 0.14 ng/mL，T 1.96 mmol/L。B超检查提示子宫 48 mm×49 mm×43 mm，子宫内膜厚5.1 mm，右侧卵巢122 mm×12 mm，左侧卵巢26 mm×14 mm，窦卵泡左右各2个。患者性激素水平高，FSH/LH＞3，卵巢体质偏小，符合卵巢储备功能减退的表现，现处于行经期，此期血海空虚，精血外泄，气随血脱，气阴更虚，故继续守归脾汤合大补阴丸加减以益气养血，补肾养阴，清热调经。

方药：当归10 g，白术10 g，人参10 g，黄芪10 g，酸枣仁10 g，茯神10 g，远志10 g，龙眼肉10 g，甘草10 g，木香10 g，龟甲10 g，熟地黄10 g，知母10 g，黄柏10 g，鹿角胶10 g（烊化），山茱萸10 g。18剂，每天1剂，水冲服，加上血肉有情之品蛤蚧温肾养精。

五诊（2022年3月8日）：患者于3月4日行经，月经周期第三天检查性激素，FSH 27.323 mIU/mL，LH 8.497 mIU/mL，E$_2$ 36.0 pg/mL，P 0.245 ng/mL。上次月经2月12日，提前8天，经量中等。现觉腹胀，阴道干，舌红、有裂纹、苔白。考虑阴虚内热、迫血妄行导致月经周期提前，故治疗上予大补阴丸合两地汤以滋肾养阴，清热调经。

方药：龟甲 10 g，熟地黄 10 g，黄柏 10 g，知母 10 g，菟丝子 10 g，枸杞子 10 g，麦冬 10 g，人参 10 g，五味子 10 g，何首乌 10 g，生地黄 10 g，地骨皮 10 g，玄参 10 g，阿胶 10 g（烊化），鳖甲 10 g。18 剂，每天 1 剂，水冲服，可加蛤蚧补肾填精。

六诊（2022 年 3 月 29 日）：患者末次月经 3 月 4 日，周期 20 天。现无特殊不适，大便偏烂，每天 1～2 次，寐一般，舌淡红胖、苔少、微剥落。3 月 6 日检查性激素六项，FSH 27.323 mIU/mL，LH 8.497 mIU/mL，E_2 36.183 pg/mL，P 0.245 ng/mL，PRL 284.496 ng/mL，T 0.411 ng/mL。3 月 7 日检查 AMH 0.02 mg/mL。3 月 14 日 B 超检查提示子宫内膜厚 5 mm，右侧卵泡 4 mm×3 mm，左侧卵泡 11 mm×8 mm。患者 AMH 水平低、FSH 水平仍偏高，卵巢储备功能减退，加上年纪大、输卵管粘连，建议患者试管助孕，现处于月经周期第二十六天，B 超检查提示子宫内膜及卵泡发育缓慢，继续守滋肾养阴填精的左归丸助卵泡发育，可为取卵做准备。

方药：熟地黄 10 g，山茱萸 10 g，山药 10 g，枸杞子 10 g，菟丝子 10 g，龟甲 10 g，鹿角胶 10 g（烊化），牛膝 10 g，覆盆子 10 g，桑椹 10 g，人参 10 g，白术 10 g，紫河车 10 g，鳖甲 10 g。18 剂，每天 1 剂，水冲服。加入 3 对蛤蚧水煮成汤冲服上药。

七诊（2022 年 4 月 24 日）：患者末次月经 3 月 4 日，现月经未行。测尿 hCG 阴性。症见偶有头晕，夜寐差，多梦，二便尚可，舌淡暗、苔少、微剥落，时有晨起口咸，脉沉细。考虑继续守大补阴丸合左归丸加减补肾填精，养阴清热，辅以桃仁、丹参、当归、川芎行气活血，化瘀调经，滋长子宫内膜的同时有助于其剥落，促进月经来潮。

方药：龟甲 10 g，知母 10 g，黄柏 10 g，熟地黄 10 g，地骨皮 10 g，山药 10 g，白术 10 g，太子参 10 g，桃仁 10 g，丹参 10 g，山茱萸 10 g，当归 10 g，川芎 10 g。15 剂，每天 1 剂，水冲服。

八诊（2022 年 5 月 17 日）：患者末次月经 3 月 4 日，现月经未行。诉无特殊不适，纳寐可，大便烂，小便调，舌淡、苔剥落，脉沉细。考虑患者月经仍未行，继续予补肾养阴、活血调经治疗，守归脾汤合左归丸加减。

方药：人参 10 g，黄芪 10 g，当归 10 g，何首乌 10 g，熟地黄 10 g，白芍 10 g，丹参 10 g，酸枣仁 10 g，桃仁 10 g，益母草 10 g，鸡血藤 10 g，山茱萸

10 g，鳖甲 10 g，牡蛎 10 g。18 剂，每天 1 剂，水冲服。加入 3 对蛤蚧水煮成汤冲服上药。

九诊（2022 年 8 月 4 日）：患者末次月经 5 月 28 日，当日少许阴道出血，1 天干净。现诉小腹胀，稍乳胀，大便偏软烂，每天 2～3 次，小便可，舌淡胖、苔少，脉沉细。6 月 22 日 B 超检查提示子宫内膜厚 6.3 mm，其余未见异常。考虑患者月经仍未行，以联合针灸治疗来催经；B 超检查提示子宫内膜尚可，现月经仍未来潮，考虑子宫内膜可能萎缩变薄，继续予左归丸促进子宫内膜生长，辅以活血化瘀调经之品，因势利导，促进月经来潮。

方药：龟甲 10 g，熟地黄 10 g，山茱萸 10 g，枸杞子 10 g，菟丝子 10 g，山药 10 g，鹿角胶 10 g（烊化），牛膝 10 g，桑椹 10 g，何首乌 10 g，麦冬 10 g，川芎 10 g，急性子 5 g，艾叶 10 g。15 剂，每天 1 剂，水冲服。

按语：患者以未避孕未孕 2 年、月经过少就诊，症见口苦口干，寐差，易醒，多梦，烦躁，手心汗出，大便偏烂，舌红苔少或舌淡胖苔白、有裂纹，脉沉细，四诊合参，当属于中医的月经过少、不孕症范畴。结合患者年龄 44 岁，血液检查 AMH 0.02 mg/mL，FSH 24.88 IU/L，西医诊断为卵巢储备功能减退。患者高龄，平素失眠多梦，思虑过度，损伤脾胃，脾失健运，不能运化水谷精微化生气血，加上堕胎耗伤精血，血海失充，故月经过少；肾气逐渐亏虚，肾精亏虚，冲任失养，血海不充，故月经过少、后期；两精不能结合故不孕；脾气虚，气血生化无源，运化失司，内聚水湿，故便溏、疲倦、经色淡、舌淡胖；肾精不足，加之失于后天滋养，精血越亏，日久生虚热，精液损伤，故口干口苦、苔裂；虚热迫精液外泄，故手心热；虚热内扰心神，加之心阴不足，心神失养，故失眠、焦虑；舌红苔少有裂纹、脉沉细多为气阴两虚之征，故中医诊断为不孕症、月经过少，辨证为脾肾两虚证。治法为健脾益气，补肾填精。方用归脾汤合左归丸加减。方中黄芪、龙眼肉既能补脾气，又养心血；人参、白术皆为补脾益气之要药，与黄芪配伍，补脾益气功效显著；当归补血养心，茯神、远志、酸枣仁宁心安神，配以龙眼肉补心血、安心神；鹿角胶、山茱萸、枸杞子、菟丝子补益肝肾，养精填髓；何首乌、龟甲、牡蛎滋肾养阴潜阳。全方健脾益气养血，滋肾养阴填髓，使先后天同调，精血充足，血海、胞宫得养，月经来潮。

七、当归芍药散

当归芍药散出自《金匮要略》，为理血剂，由白芍、当归、川芎、白术、茯苓、泽泻组成，具有养血调肝、健脾利湿的功效。主治妇女妊娠期或经期肝脾两虚，腹中拘急，绵绵作痛，头晕心悸，或下肢浮肿，小便不利，舌淡、苔白腻。因脾土为木邪所克，谷气不举，浊淫下流，以塞搏阴血而痛也。用白芍多于他药数倍以泻肝木，利阴塞；予以川芎、当归补血止痛；又佐茯苓渗湿以降于小便也；白术益脾燥湿；茯苓、泽泻行其所积，从小便出。盖内外之湿，皆能伤胎成痛，不但湿而已也。本方养血调肝，健脾渗湿，体现了肝脾两调、血水同治的特点。

当归芍药散在临床上常用于治疗血虚肝郁引起的慢性盆腔疼痛综合征、妊娠腹痛、月经失调和卵巢功能障碍。陈慧侬临床擅用当归芍药散治疗 EMT 行卵巢巧克力囊肿剔除术后出现的卵巢储备功能减退伴有痛经或卵巢储备功能减退引起的经量少、月经后期、闭经、不孕症等，以及术后复发的防治。症见经行腹痛，或妇人腹痛，婚久不孕，下腹癥瘕包块，月经稀发而量少，甚则闭经不孕；白带量多，色、质、气味异常；舌淡、苔白腻，脉濡等。

在临证时如合并肾阴虚，出现失眠健忘、五心烦热、腰膝酸软、头目眩晕、舌红苔少、脉细数等临床表现，则加用补肾养阴药物如知母、黄柏、龟甲、生地黄、山茱萸等；如肾阳虚，出现腰膝酸软、头目眩晕、畏寒肢冷、小便清长、夜尿频多、舌淡胖苔白、脉沉迟无力等临床表现，则加用温肾壮阳的巴戟天、淫羊藿、仙茅、鹿角胶、菟丝子、覆盆子等；如心脾两虚，则予以健脾益气养血的归脾汤。

【验案】

李某，女，39 岁，已婚，2013 年 12 月 17 日初诊。主诉停经 5 个月，月经稀发 2 年余。末次月经 2013 年 7 月上旬，此前月经先后无定期，15～120 天一行，B 超检查提示双侧卵巢偏小。曾用西药治疗，中药调理，7 月上旬月经来潮后，至今仍未行。现自觉乳房微胀，无下腹坠胀感，纳可，夜寐欠佳，二便正常，舌红苔少，脉细数。性激素六项检查提示卵巢功能早衰。中医诊断为月经后期（肾阴虚证）。治法为滋阴补肾，养血调经。处方为当归芍药散合大补阴丸加减。

方药：当归 10 g，白芍 10 g，川芎 10 g，白术 10 g，龟甲 10 g，知母 10 g，黄柏 10 g，熟地黄 10 g，太子参 12 g，丹参 10 g，菟丝子 10 g，墨旱莲 10 g。7 剂，

每天 1 剂，水煎服。

二诊（2013 年 12 月 24 日）：患者自觉乳胀症状、睡眠情况好转，但月经仍未行。伴口干，舌暗红、苔薄白，脉沉细。患者经治疗症状缓解，但脉沉细，考虑肾阳不足，治以补肾健脾，养血活血。

方药：白术 10 g，茯苓 10 g，川芎 10 g，丹参 12 g，生党参 12 g，淫羊藿 10 g，仙茅 10 g，鹿角霜 10 g，牛膝 10 g，益母草 10 g。7 剂，每天 1 剂，水煎服。

三诊（2014 年 1 月 9 日）：患者月经尚未来潮。口干症状、睡眠质量较前改善。舌暗红、苔薄白，脉细涩。治以滋阴活血调经。

方药：龟甲 10 g，知母 10 g，黄柏 10 g，熟地黄 20 g，当归 10 g，茯苓 10 g，甘草 6 g，花粉 10 g，丹参 12 g，淫羊藿 10 g，牛膝 10 g，益母草 10 g。7 剂，每天 1 剂，水煎服。

四诊（2014 年 1 月 21 日）：患者停经 6 月余未行。口干症状缓解。舌暗、苔薄，脉沉细。考虑患者停经已经半年，已予以补肾调周治疗，治以活血养血，催月经来潮。方选当归芍药散加减。

方药：香附 10 g，白芍 20 g，白术 10 g，茯苓 10 g，当归 10 g，川芎 10 g，桃仁 5 g，知母 10 g，益母草 10 g。7 剂，每天 1 剂，水煎服。

五诊（2014 年 1 月 26 日）：患者停经半年未行，舌淡暗、苔薄白，脉沉细。陈慧侬认为患者闭经、脉沉细为肾精亏虚所致，治以补肾填精，健脾益气。方选左归丸加减。

方药：龟甲 10 g，鹿角胶 10 g（烊化），紫河车 10 g，山茱萸 10 g，熟地黄 20 g，何首乌 20 g，甘草 10 g，白芍 20 g，生党参 12 g。15 剂，每天 1 剂，水煎服。

六诊（2014 年 4 月 10 日）：患者停经 8 个月，乳胀，下腹坠胀感。纳寐及二便可，舌暗红、苔薄，脉细弱。患者经治疗现已经出现乳房胀痛，说明冲任气血渐渐充盈，治以补肾填精，养血活血。方选大补阴丸合桃红四物汤加减。

方药：知母 10 g，龟甲 10 g，黄柏 10 g，紫河车 10 g，巴戟天 10 g，川芎 10 g，丹参 20 g，牛膝 10 g，续断 10 g，桃仁 5 g，红花 10 g，益母草 10 g。7 剂，每天 1 剂，水煎服。

七诊（2014 年 4 月 25 日）：患者月经于 4 月 12 日来潮，量偏少，色暗，现月经未净。舌暗红、苔薄少，脉细数。经期点滴难尽，予清热止血调经为法，方选生脉饮合二至丸加减。

方药：太子参 20 g，麦冬 12 g，墨旱莲 10 g，女贞子 10 g，五味子 5 g，当归 10 g，白芍 20 g，海螵蛸 10 g，蒲黄炭 10 g，何首乌 20 g，桑叶 10 g，仙鹤草 10 g。7 剂，每天 1 剂，水煎服。

八诊（2014 年 5 月 6 日）：患者行经 15 天干净，自觉夜寐欠佳，白带稍多，口干口苦，舌淡红、苔薄，脉细。经后应以补血养阴为主，方选大补阴丸加减。

方药：知母 10 g，龟甲 10 g，黄柏 10 g，熟地黄 10 g，山药 10 g，牡丹皮 10 g，当归 10 g，川芎 10 g，何首乌 20 g，山茱萸 10 g，益母草 10 g。10 剂，每天 1 剂，水煎服。

再按如上方法调理月经周期半年余，虽月经周期推后（为 2～3 个月），但月经能来潮，量、色均可。

按语：患者虽初诊为月经后期，但诊疗期间月经迟迟不至（最长停闭达 8 个月），已属于月经病中的闭经范畴。久病则多虚多瘀，经血无源，经血不通，虚实夹杂，虚证当予补肾，补养气血，肾气、气血充盛，则经血化生有源；实证当活血化瘀，引血下行，经络通畅，则经血畅行。故立方论法应补泻结合。治法中，以大补阴丸合当归芍药散加减养阴，二仙汤加减补肾阳，加入血肉有情之品补益气血，活血化瘀之药通经络等。患者经治疗冲任气血充盛，则月经来潮。在此基础上予以补肾填精调理，月经渐渐恢复来潮。

八、小柴胡汤

小柴胡汤出自汉代医家张仲景的《伤寒论》，乃和解少阳的代表方剂。原方由柴胡、黄芩、人参、半夏、炙甘草、生姜、大枣 7 味药组成，具有和解少阳的功效，主治：（1）伤寒少阳证，症见往来寒热，胸胁苦满，默默不欲饮食，心烦喜呕，口苦，咽干，目眩，脉弦，舌苔薄白。（2）妇人中风，热入血室。（3）疟疾、黄疸等病见少阳证者。方中柴胡苦平，入肝胆经，少阳胆气被郁，失于疏泄，故见情绪低落、心烦、胸胁苦满等症，予柴胡既能透散少阳半表之邪，又能疏肝解郁，调畅气机，故为君药；黄芩苦寒，清泻少阳半里之热，并能清胆热，为臣药；柴胡、黄芩相配伍，一散一清，共解少阳之邪，乃治疗邪入少阳的基本配伍。胆气犯胃，胃失和降，佐以半夏、生姜和胃降逆止呕；"血弱气尽，腠理开"乃少阳病的发病之因，因正气不足，邪从太阳传入少阳，正所谓"脏腑相连"，少阳受邪，木郁土壅，脾胃受损，则不欲饮食，故又佐人参、大枣以益气健脾，一者扶正以祛邪，二者取其益气以御邪内传，正气旺盛，则邪无内传之机；炙甘草助人参、大枣扶正，且能调和诸药，为佐使药；生姜与大枣配伍，调营卫，和表里。该方组方精妙，既可清解郁热、透邪外解，又可调畅枢机，其药辛开苦降，甘补并行，寒热并用，攻补兼施。

张仲景运用小柴胡汤"但见一证便是，不必悉具"的宝贵经验，显示了小柴胡汤的运用之广泛，临床上尤其对外感疾病、肝胆系疾病、情志类病的治疗运用小柴胡汤均颇有成效。对于治疗妇科疾病如月经病、妊娠病、产后病等而言，该方也是不可多得的良方。陈慧侬临床擅用小柴胡汤治疗经行头痛、经行感冒、经行乳胀、月经不调、痤疮、更年期综合征、产后发热等病。临床上亦有医家运用小柴胡汤治疗慢性盆腔炎、产褥感染、术后发热、痛经、乳腺增生、乳腺癌等相关疾病，均取得了较好的临床疗效。

小柴胡汤尤适用于卵巢储备功能减退合并排卵功能障碍、高催乳素血症或输卵管欠通畅等属肝气郁结者。陈慧侬临床擅用小柴胡汤治疗肝气郁结所导致的卵巢储备功能减退，症见婚久不孕，月经愆期，量多少不定，经前乳房胀痛，胸胁不舒，小腹胀痛，精神抑郁，或烦躁易怒，舌红、苔薄、脉弦。陈慧侬认为妇人以血为用，若素性忧郁，或七情内伤，情志不畅，或他脏病变伤及肝木，使肝的功能失常，则肝气郁结，疏泄失常，肝郁气滞，郁久化火，耗伤阴血，冲任阴血亏虚，胞宫失于润养，卵子得不到滋养，生长发育受限，不能摄精成孕，而致不孕；肝藏血，肾藏精，肝肾阴血亏虚，精血不足，胞脉失于濡养，血海空虚，无血可下，则经量少，月经后期，甚至闭经；阴虚内热，热迫血行，则月经先期，经期延长，经间期出血，崩漏。肝藏血，主疏泄，有调畅气机之功，脏腑协调，气血冲和，有赖于肝的藏血、疏泄功能的正常。在病理上肝亦与其他脏腑相互影响，且常犯逆他脏，故有肝为"五脏之贼""百病之源"之说。因此，疏肝理气、调畅气机为治疗肝气郁结所致卵巢储备功能减退的总则。

陈慧侬认为卵巢储备功能减退的基本病机为肾精亏虚。肝肾同源，肾为母，肝为子，水木相生，两者在生理上相辅相成，在病理上相互影响。肾藏精，精化血；肝藏血，血养精。肾精依赖肝中血液濡养得以充盛，肝血依赖于肾中精气所化，精血互化，肝肾互生，盛则同盛，病则同病。正如《张氏医通》言："气不耗，归精于肾而为精；精不泄，归精于肝而化清血。"肾精肝血，荣则俱荣，损则俱损。故而肾精亏虚可致肝失疏泄；肝失疏泄，气机失于调畅导致肝气郁结；肝气郁结，木旺克土，以致脾气亏虚，脾失健运，故卵巢储备功能减退的病变脏腑不单单在于肾，与肝、脾等脏腑亦密切相关。陈慧侬在治疗卵巢储备功能减退滋肾阴的同时还不忘养肝、柔肝、健脾、运脾。

【验案】

唐某，女，33岁，已婚，2019年8月25日初诊。主诉经行头痛半年，不良妊娠2次。自述经行前后出现头痛已经半年，平素月经周期24～28天，末次月经8月6日，行经4天，量偏少，色深红，较多血块，无痛经，经行前后头痛。上次月经7月12日，周期24天。寐欠佳，眠浅，易醒，纳可，大便黏，每天1次，小便调，舌红、苔黄腻，脉弦。孕2产0，2014年、2018年均因孕2月余稽留流产分别行药物流产和清宫术。2018年6月8日因双侧输卵管梗阻行腹腔镜下输卵管囊肿剥除术＋盆腔粘连松解术。无药物过敏史。检查性激素六项，FSH 6.43 IU/L，LH 6.42 IU/L，PRL 37.58 ng/mL，E$_2$ 50 pmol/L，P 0.6 nmol/L，T 23.67 nmol/L。2019年3月2日检查提示 AMH 0.93 ng/mL。西医诊断为卵巢储备功能减退、复发性流产；中医诊断为经行头痛、月经先期，辨证为肝郁肾虚证。治法为和解少阳，滋阴补肾。处方为小柴胡汤合归肾丸加减。

方药：党参10g，柴胡9g，黄芩9g，法半夏6g，续断10g，当归10g，菟丝子10g，茯苓10g，山茱萸10g，钩藤10g，熟地黄10g，甘草6g，合欢皮10g。7剂，每天1剂，水煎服。

二诊（2019年9月1日）：患者月经周期第二十七天，末次月经8月6日，周期24天。无口干口苦，易累，怕冷，纳寐可，大便溏，每天1次，小便调，舌淡、苔薄白，脉弦。现患者处于经前期，容易出现经行头痛，予以疏肝理气，补益肝肾。方选小柴胡汤合归肾丸加减。

方药：党参10g，柴胡9g，黄芩9g，法半夏6g，续断10g，当归10g，菟丝子10g，茯苓10g，山茱萸10g，钩藤10g，鹿角霜6g，甘草6g，合欢皮10g。6剂，每天1剂，水冲服。

三诊（2019年10月20日）：患者月经周期第二十五天，末次月经9月26日，行经4天。上次月经9月1日，周期25天，经量中等，色红，有血块，无痛经，无乳胀，腰酸，现右少腹胀痛。无口干口苦，易累，怕冷，纳寐可，二便调，舌红、苔黄，脉弦。患者经治疗已无经行头痛，根据患者腰酸、右少腹胀痛，舌红、苔黄，脉弦，考虑为肾阴亏虚所致。方选大补阴丸加减。

方药：太子参10g，麦冬10g，五味子3g，知母10g，黄柏6g，龟甲10g，生地黄12g，当归头10g，白芍10g，丝瓜络10g，山药10g，菟丝子10g，枸杞子10g。6剂，每天1剂，水冲服。

四诊（2019年11月3日）：患者停经38天，末次月经9月26日，周期25天。

现乳房胀，腰酸，小腹胀痛，口干不苦，易累，纳可，梦多，易醒，二便调，舌红、苔黄腻，脉滑。尿hCG阳性。患者经治疗已经妊娠，但有2次不良妊娠史，现已经出现腰酸、小腹胀痛。西医诊断为先兆流产；结合患者舌脉，中医诊断为胎动不安（肾虚证），予以补肾安胎，益气养阴。方选寿胎丸合生脉饮加减。

方药：太子参10 g，麦冬10 g，五味子3 g，甘草6 g，菟丝子10 g，续断10 g，桑寄生10 g，阿胶3 g（烊化），山茱萸10 g，黄芪15 g，山药10 g，白芍15 g，墨旱莲10 g。6剂，每天1剂，水冲服。

五诊（2019年11月10日）：患者停经45天，末次月经9月26日。偶有腹部胀痛，恶心欲吐，无腰酸，无阴道流血，无口干口苦，易累，纳可，寐佳，二便调，舌淡红、苔黄腻，脉滑。11月4日检查，血β-hCG 26300 mIU/mL，E_2 1979 pmol/L，P 106.4 nmol/L。继续予以补肾安胎，健脾理气，方选寿胎丸合举元煎加减。

方药：党参10 g，白术10 g，茯苓10 g，甘草6 g，菟丝子10 g，续断10 g，桑寄生10 g，阿胶10 g（烊化），山茱萸10 g，黄芪15 g，山药10 g，白芍15 g，陈皮6 g。6剂，每天1剂，水冲服。

六诊（2019年11月17日）：患者停经52天，末次月经9月26日。孕7周+，无腹痛，无腰酸，无阴道流血，无恶心欲吐，口干不苦，口淡，易累，纳差，寐佳，二便调，舌淡、苔薄白，脉滑。11月11日检查，血β-hCG 92337 mIU/mL，E_2 2458 pmol/L，P 100.5 nmol/L。B超检查提示宫内早孕，活胎，孕囊约29 mm×12 mm×34 mm，见胚芽长5 mm，可见心管搏动。患者经治疗现已无腹痛、腰酸，B超检查见孕囊和胎心，说明原方案治疗有效，继续守方加减治疗。

方药：党参10 g，白术10 g，茯苓10 g，甘草6 g，菟丝子10 g，续断10 g，桑寄生10 g，黄芪15 g，山药10 g，白芍15 g，陈皮6 g，阿胶10 g（烊化）。6剂，每天1剂，水冲服。在此基础上守方治疗至孕3月。患者病情稳定，定期产检，喜添1孩。

按语：患者经行头痛半年，2次胚胎停育史，结合血AMH 0.93 ng/mL，陈慧侬认为患者2次胚胎停育的病理为肾水早竭，病机为肾阴亏虚。肾气亏虚，冲任不固，胎失所系，故多次堕胎；因肝肾同源，肾藏精，精化血，肝藏血，血养精；肝肾阴亏，水不涵木，肝失疏泄，少阳枢机不利，冲气上逆，挟肝阳上扰清窍致经行头痛。故本病诊断为月经先期及经行头痛。辨证为肝郁肾虚证。当治以和解少阳，滋阴补肾，小柴胡汤合归肾丸加减。肝为刚脏，体阴用阳，喜柔恶刚，故药用钩藤平肝潜阳；柴胡、黄芩、合欢皮疏肝解郁安神；党参、法半夏、茯苓健脾和胃；山茱萸、熟地黄、当归滋肾柔肝，使亢阳得潜，则冲逆可降；菟丝子、续断补肾益精，肾旺自能荫胎，冲任固，则胎气强壮；甘草调和诸药。诸药合用，使得精充血旺，肝阳得潜，则有子。孕后由于肾虚胎元不固而出现胎动不安，治以寿胎丸加减以补肾益气安胎。寿胎丸出自《医学衷中参西录》，具有补肾安胎功效，主治肾虚滑胎，妊娠下血，胎动不安，胎萎不长。方中太子参益气健脾，生津润肺，麦冬养阴清热，润肺生津，太子参、麦冬合用则益气养阴之功益彰；五味子补肾益气生津；菟丝子补肾益精，肾旺自能荫胎；桑寄生、续断补肝肾，固冲任，使胎气强壮；阿胶滋养阴血；山茱萸养肝滋肾，涩精敛汗；白芍养血调经，柔肝止痛；黄芪、山药益气健脾，以后天养先天，生化气血以化精，先后天同补，加强安胎之功；墨旱莲滋补肝肾；甘草调和诸药。诸药合用，使得肾气盛，气血旺，胎有所系，载养正常，则自无堕胎之虑。

九、一贯煎

一贯煎在《续名医类案·心胃痛》中首次出现，后被录入《柳洲医话》中，归为补阴剂。肝为"万病之贼"，"治肝须用补，补肝须柔润，大剂滋补，则津液充而木自柔"，故本方由北沙参、麦冬、当归、生地黄、枸杞子、川楝子组成，具有滋阴疏肝之功效。主治肝肾阴虚，肝气郁滞之胸脘胁痛，而见咽干口燥、吞酸吐苦、舌红少津。方中生地黄、枸杞子滋养肝肾之阴，以涵养肝木；当归补血养肝，且补中有行；以辛凉之川楝子疏肝泄热，理气止痛，顺其条达之性，而无劫阴之弊；四药相合，补肝之体，适肝之用。北沙参、麦冬滋养肺胃之阴，养肺阴以清金制木，养胃阴以培土荣木。诸药合用，肝、肾、肺、胃兼顾，旨在涵木，甘寒少佐辛疏，以适肝性，则肝阴得补，肝气得舒，共同发挥滋阴补肾、养血柔肝的效力，则诸症自愈。

在"女子以肝为先天"理论指导下，治疗上强调从肾论治的同时，亦应不忘从肝论治。陈慧侬擅用一贯煎治疗肝肾阴虚型卵巢储备功能减退、绝经前后诸证、经量少、月经后期等疾病，并取得了较好的疗效。一贯煎临床上常用于治疗肝肾阴虚引起的绝经前后诸证、月经失调和卵巢储备功能减退。症见闭经或经量少，经色暗红或鲜红，潮热盗汗，头晕耳鸣，两目干涩，腰酸膝软，烦躁，两胁胀痛，口苦吞酸，外阴瘙痒；或足后跟疼痛，失眠多梦，大便干结；或皮肤瘙痒，阴部干涩；舌红而干、苔少，脉弦细数。或使用大补阴丸合金铃子散，大补阴丸滋阴降火，金铃子散疏肝泄热，二者合用，对卵巢储备功能减退中肾虚肝郁、郁久化热的证型具有良好疗效。

临证时，宜随证加减，灵活变通，以应万全。阴津亏损较重者，加太子参、五味子以益气敛阴生津，或加石斛以滋养阴津；兼脾虚者，症见便溏，纳差，舌淡胖、边有齿印，加山药、白术、茯苓以健脾益气；气滞日久成瘀者，症见胸胁胀闷，经行有血块或经行腹痛，舌紫暗、有瘀点瘀斑，加延胡索、五灵脂、蒲黄炭以行气活血，并在此基础上加菟丝子、枸杞子以滋补肝肾，益精填髓；虚热汗出较多者，加地骨皮以清虚热；两胁胀痛甚者，加芍药、甘草以缓急止痛；腰酸、足后跟痛者，加续断、杜仲以补肾活血；不寐者，加酸枣仁养心安神；口苦者，加黄连以清热泻火。

【验案】

朱某，女，38 岁，已婚，2018 年 3 月 31 日初诊。主诉清宫术后未避孕未孕 1 年余。自述于 2016 年 3 月妊娠 1 月余胚胎停育行清宫术，术后未避孕至今未孕已经 1 年余，平素月经周期 25~26 天，行经 5 天，末次月经 3 月 21 日，经量少，无痛经，腰酸，经前乳胀。口干口苦，纳可，寐欠佳，易醒，二便调，舌红、苔薄白，脉弦。3 月 23 日检查血 AMH 0.86 ng/mL；检查性激素六项，FSH 9.24 IU/L，LH 6.07 IU/L，PRL 11.88 ng/mL，E_2 50.6 pmol/L，P 0.39 nmol/L，T 0.43 ng/L。西医诊断为卵巢储备功能减退、继发性不孕症；中医诊断为不孕症、月经先期，辨证为肝郁肾虚证。治法为滋补肝肾，养阴清热。处方为一贯煎合大补阴丸加减。

方药：麦冬 10 g，生地黄 10 g，枸杞子 10 g，川楝子 10 g，知母 10 g，黄柏 10 g，龟甲 10 g，熟地黄 10 g，菟丝子 10 g，地骨皮 10 g，白芍 10 g，墨旱莲 12 g，山药 10 g，女贞子 12 g，甘草 6 g。10 剂，每天 1 剂，水冲服。

二诊（2018 年 5 月 15 日）：患者月经周期第九天，末次月经 5 月 7 日，上次月经 4 月 14 日，周期 25 天，经量少，色鲜红，血块较多，无痛经，无腰酸痛，经前乳稍胀。无口干口苦，纳可，眠浅，易惊醒，二便调，易疲乏，舌红苔少，脉弦。B 超检查提示子宫内膜厚 5 mm，右侧卵泡 11 mm × 5 mm。

方药：当归 10 g，山茱萸 10 g，熟地黄 10 g，山药 10 g，龟甲 10 g，太子参 10 g，麦冬 10 g，菟丝子 10 g，五味子 5 g，女贞子 12 g，墨旱莲 10 g，甘

草 6 g，白芍 15 g，地骨皮 10 g。7 剂，每天 1 剂，水冲服。

三诊（2018 年 5 月 24 日）：患者月经周期第十八天，末次月经 5 月 7 日，周期 24 天。现纳欠佳，寐不佳，易醒，便调，口干，舌红苔少，脉弦细。5 月 19 日 B 超检查提示子宫内膜厚 6 mm，左侧卵泡 13 mm×8 mm，前壁小肌瘤 14 mm×9 mm，子宫下段无回声区 8 mm×5 mm。患者月经先期，寐欠佳，舌红苔少，为阴虚血热之象，予以养阴清热调经，方选两地汤加减。

方药：地骨皮 10 g，熟地黄 10 g，麦冬 10 g，玄参 15 g，白芍 15 g，太子参 10 g，五味子 5 g，阿胶 10 g（烊化），甘草 6 g，女贞子 12 g，菟丝子 10 g，枸杞子 10 g，桑椹 10 g，墨旱莲 10 g，山药 15 g。10 剂，每天 1 剂，水冲服。

四诊（2018 年 6 月 7 日）：患者月经周期第十二天，末次月经 5 月 27 日，周期 21 天，经量少，色鲜红，少血块，无痛经。口干欲饮，纳寐欠佳，易醒，二便调，易烦躁，舌红苔少，脉沉细。患者月经周期仍提前，经量少，口干欲饮，当予以健脾益气，补肾填精。

方药：当归 10 g，白芍 15 g，党参 15 g，白术 10 g，茯苓 15 g，山茱萸 10 g，熟地黄 10 g，菟丝子 10 g，枸杞子 10 g，覆盆子 10 g，甘草 6 g，麦冬 10 g，合欢皮 10 g。14 剂，每天 1 剂，水冲服。

五诊（2018 年 7 月 5 日）：患者月经周期第十四天，末次月经 6 月 22 日，行经 5 天，周期 27 天，量较前稍增多，色鲜红，少血块。口干缓解，梦多，易醒，二便调，舌红苔少，脉沉细。患者经量较前增多，周期较前长，滋阴效果明显，继续滋阴补肾填精，并加巴戟天以阳中求阴。守 6 月 7 日方加巴戟天 10 g。14 剂，每天 1 剂，水冲服。

六诊（2018 年 7 月 31 日）：患者停经 39 天，末次月经 6 月 22 日，周期 27 天。夜寐欠佳，舌红苔少，脉滑。7 月 29 日检查血 hCG 2.5×10⁴ IU/L，P 16.03 ng/mL，E₂ 403.31 ng/mL。患者经治疗已经妊娠，考虑患者有不良妊娠病史，根据中医治未病的原则予以补肾安胎，健脾益气，方选寿胎丸合生脉饮加减。

方药：菟丝子 10 g，续断 10 g，桑寄生 10 g，阿胶 10 g（烊化），太子参 10 g，麦冬 10 g，五味子 5 g，白芍 15 g，山茱萸 10 g，山药 15 g，墨旱莲 12 g，女贞子 12 g。10 剂，每天 1 剂，水冲服。

在此方基础上辨证加减治疗至孕 12 周，后患者顺产 1 女孩。

按语：患者月经周期提前、不避孕不孕 1 年属于中医的月经先期、不孕症。

根据患者经量少，舌红、苔薄白，脉弦，考虑患者肾阴不足，肾虚充任虚衰不能摄精成孕，故不孕；肾精亏虚，封藏失司，故月经提前来潮；冲任血海空虚，故经量少。本病的诊断为月经先期、不孕症，辨证为肝郁肾虚证，治法为滋补肝肾，养阴清热。方选一贯煎合大补阴丸加减。生地黄、白芍滋养肝肾之阴，以涵养肝木；辛凉之川楝子疏肝泄热；麦冬、地骨皮滋养肺胃之阴，养肺阴以清金制木，养胃阴以培土荣木；知母、黄柏、龟甲、熟地黄组成大补阴丸滋阴降火；枸杞子、菟丝子、女贞子、墨旱莲补益肝肾益精；山药益肾气，健脾胃；甘草调和诸药。全方补养肝肾精血，冲任气血冲盛，故有子。孕后由于肾虚胎元不固出现胎动不安，治以寿胎丸合生脉饮补肾益气安胎。寿胎丸出自《医学衷中参西录》，具有补肾安胎功效，主治肾虚滑胎，妊娠下血，胎动不安，胎萎不长。方中菟丝子补肾益精，肾旺自能荫胎；桑寄生、续断补肝肾，固冲任，使胎气强壮；阿胶滋养阴血；加用生脉饮益气养阴，使得肾气盛，气血旺，则胎自安。

十、甘麦大枣汤

甘麦大枣汤出自《金匮要略》，由张仲景最早提出并运用。该方为脏躁主方，由小麦、甘草、大枣3味药组成，具有养心安神、和中缓急之效。主治心阴不足、肝气失和之脏躁，而见精神恍惚，常悲伤欲哭，不能自主，心中烦乱，睡眠不安，甚则言行失常，呵欠频作，舌淡红、苔少，脉细微数。方中重用小麦，取其甘凉之性，补心养肝，益阴除烦，宁心安神，为君药，正如《黄帝内经·灵枢·五味》曰："心病者，宜食麦……"甘草甘平，补养心气，和中缓急，为臣药。大枣甘温质润，益气和中，润燥缓急，为佐药。全方甘平质润以缓益心肝，共奏养心安神、和中缓急之功。甘麦大枣汤仅3味药，药少力专，药简效宏，正如叶天士曰："本方药似平淡，可愈疑难大症。"

陈慧侬运用甘麦大枣汤治疗心阴不足、肝气失和之脏躁、绝经前后诸证、郁证、不寐等，每获良效，尤其是治疗绝经前后诸证效果明显。症见情绪低落，精神不振，神志恍惚，心中烦乱，夜卧不眠，发作时自欲悲哭，默默无语，不能自主，呵欠频作，甚至哭笑无常，伴口干，大便燥结，舌红或嫩红、苔少，脉细弱而数或弦细。甘麦大枣汤性味甘平，中正平和，且本方结构简单，甘草与大枣都能调和诸药，可以配合多种方剂使用，而不影响原方的性味。兼有肾阴虚者，常与大补阴丸合用；兼有肾精亏虚者，常与左归丸合用；兼有肾阴阳两虚者，常与二仙汤合用；兼有肝郁气滞者，常与四逆散或柴胡疏肝散合用；兼有胆郁痰扰者，常与温胆汤合用；兼有梅核气者，常与半夏厚朴汤合用；兼有虚烦不眠者，常与酸枣仁汤合用，疗效均较理想。

临证时，若伴有眩晕症状，可加天麻、钩藤以平肝息风；若阴虚火旺，出现潮热、盗汗等情况，加知母、黄柏、龟甲、生地黄、地骨皮以滋阴清热；心烦不眠加黄连、茯神、远志以清热除烦；夜卧多梦加炒枣仁、丹参、茯神、首乌藤以养血安神；口燥咽干加天花粉、石斛以滋阴生津；若气血虚弱，出现经量少、月经延后或停闭不行，神疲乏力，心悸气短，则可加黄芪、党参、当归、熟地黄以益气补血；肝肾阴虚者，出现经量少、月经延后甚至闭经，腰膝酸软，胁肋隐痛，两目干涩，耳鸣健忘，可加当归、枸杞子、煅石决明、杜仲以滋肾养肝，或方用百合地黄汤合甘麦大枣汤。

【验案】

陈某，女，39岁，2021年3月4日就诊。主诉月经周期推后6年。自述于2015年生育二胎后开始出现月经周期推后，常40～60天一行，经量少，色暗，有血块，无痛经。经多方中西医调理效果不佳，常需服用激素（孕酮、补佳乐、克龄蒙等）方能行经。末次月经2月24日，行经8天，量偏少，色暗有块，无痛经（服用孕酮后月经来潮）。时有左右下腹隐痛，口干不苦，易潮热，时有盗汗，脚冷，手心热，纳寐可，二便调，舌淡暗尖红、边有齿印、苔白腻，脉沉细弦。孕4产2，分别于2007年7月、2015年8月各顺产1孩，人工流产2次。无特殊既往史。2017年检查性激素，FSH 72.9 IU/L，LH 48.4 IU/L，E_2 < 18 pmol/L。2019年6月检查性激素，FSH 33.3 IU/L，LH 9.9 IU/L，E_2 11 pmol/L。2020年12月29日B超检查提示子宫附件未见明显异常。西医诊断为早发性卵巢功能不全、月经稀发；中医诊断为月经后期、月经过少，辨证为肾虚证。治法为养心安神，补肾填精益髓。处方为甘麦大枣汤合左归丸加减。

方药：淮小麦10g，大枣10g，甘草6g，山茱萸10g，白芍10g，当归10g，熟地黄10g，山药10g，龟甲10g，枸杞子10g，鹿角胶10g（烊化），菟丝子10g，牛膝10g，川楝子10g。14剂，每天1剂，水冲服。

二诊（2021年3月18日）：患者末次月经2月24日，现月经周期第二十三天。小腹两侧时有隐痛，时有潮热，纳寐可，二便调，口干不苦，脚冷，手心热，舌淡暗、边有齿印、苔白黄腻，脉沉细弦。患者经治疗症状明显改善，但出现口干，潮热，手心热，考虑气阴两虚，予以养阴益气，补肾填精，故在甘麦大枣汤的基础上合生脉饮加减。

方药：淮小麦 10 g，大枣 10 g，甘草 6 g，人参 10 g，五味子 5 g，麦冬 10 g，龟甲 10 g，山茱萸 10 g，当归 10 g，白术 10 g，茯苓 10 g，川芎 9 g，白芍 10 g，急性子 5 g，紫河车 10 g。15 剂，每天 1 剂，水冲服。

三诊（2021 年 4 月 1 日）：患者末次月经 2 月 24 日，现停经 36 天。口干不苦，盗汗，偶有潮热，脚冷，手心热汗出，纳寐可，二便调，舌暗淡尖红、边有齿印、苔白腻，脉沉细弦。考虑患者阴血不足，治以健脾养血。方选甘麦大枣汤合归脾汤加减。

方药：淮小麦 10 g，大枣 10 g，甘草 6 g，当归 10 g，白芍 10 g，熟地黄 10 g，山茱萸 10 g，太子参 10 g，麦冬 10 g，何首乌 10 g，龙眼肉 10 g，远志 10 g，牛膝 10 g，急性子 5 g。15 剂，每天 1 剂，水冲服。

四诊（2021 年 4 月 18 日）：患者末次月经 4 月 3 日，经量少，色鲜红，少许血块，无痛经，周期 38 天。时有潮热盗汗，口干不苦，脚冷，手心热，纳寐可，二便调，舌暗淡尖红、边有齿印、苔白腻，脉沉细弦。患者经治疗月经能自行来潮，四诊合参，考虑为心脾两虚所致，治以健脾益气，宁心养血安神。方选归脾汤加减。

方药：人参 10 g，黄芪 10 g，白术 10 g，茯苓 10 g，龙眼肉 10 g，远志 10 g，山茱萸 10 g，桑椹 10 g，牡蛎 10 g，麦冬 10 g，枸杞子 10 g，覆盆子 10 g，当归 10 g，白芍 10 g，鸡血藤 10 g。15 剂，每天 1 剂，水冲服。

按语：患者 39 岁，出现月经稀发 6 年，随机 2 次 FSH > 25 IU/L。西医诊断为早发性卵巢功能不全、月经稀发；中医诊断为月经后期、月经过少。患者时有左右下腹隐痛，口干不苦，易潮热，时有盗汗，脚冷，手心热，纳寐可，二便调，舌淡暗尖红、边有齿印、苔白腻，脉沉细弦。四诊合参，辨证为肾虚证，关键病机为肾阴亏虚。根据中医的五行理论，心属火，肾属水，心火必须下降到肾，使肾水不寒，肾水必须上炎于心，使心火不亢，这称为心肾相交，或叫水火相济。患者由于多产房劳，耗伤肾精，肾阴亏损，阴精不能上承，因而心火偏亢，失于下降，肾精亏虚，冲任失于充养，血海不能按时满盈，故月经后期。肾阴亏虚，心火偏亢，则出现潮热盗汗、五心烦热、咽干口燥等症。舌淡苔薄白、脉沉均为肾精亏虚的表现。故本病诊断为月经后期，辨证为肾虚证。治法为补肾填精，养心安神。方用甘麦大枣汤合左归丸加减。方中小麦、甘草、大枣3味药组成甘麦大枣汤，具有养心安神之功效；山茱萸、熟地黄、山药、菟丝子滋肾益精；当归与白芍合用养血补血，补益冲任二脉之气血；龟甲、鹿角胶为血肉有情之品，峻补精髓，补肾填精，补益任督二脉之精；枸杞子、川楝子补养肝阴，柔肝养肝；患者潮热明显，用牛膝补肾强腰，兼有引火下行之功效。患者经治疗肾阴充盛，冲任气血调和，血海如期满溢，故月经渐调。

第五章　基于数据挖掘陈慧侬治疗卵巢储备功能减退的证治规律研究

卵巢储备功能减退是妇科内分泌常见疾病，主要是由于卵巢内存留的可募集卵泡数目减少及质量下降，出现性激素水平下降、生殖功能减退或过早绝经，临床可表现为月经先期、经量减少、不孕、月经后期甚至闭经等。世界上约有10%的女性患此疾病，对患者的身心健康及生活造成严重影响。在中华民族传统医学中无"卵巢储备功能减退"病名，根据其临床症状，多归属于"月经过少""月经后期""月经先期""月经先后无定期""闭经""不孕症""绝经前后诸证"等范畴，其病机为肾虚，治疗多以滋肾补肾、益髓填精为主，可以增加患者 AFC、卵巢大小，改善激素水平、临床症状，缓解女性不育，改善妊娠结局等。

陈慧侬为首届全国名中医，从医近 60 载，运用中医药治疗卵巢储备功能减退的临床经验丰富，疗效显著。本研究通过收集整理陈慧侬治疗卵巢储备功能减退的医案，运用频次分析、聚类分析、关联分析等数据挖掘方法，对其临床辨证论治与用药规律进行分析总结，探讨其临床学术思想与临床经验，为名老中医经验传承提供理论依据。

一、资料与方法

（一）处方来源与筛选

2010 年至 2020 年 6 月在广西中医药大学第一附属医院专家门诊、仁爱分院陈慧侬全国名老中医传承工作室由陈慧侬治疗卵巢储备功能减退的临床病案和处方。

（二）西医诊断标准

目前尚无统一的卵巢储备功能减退诊断标准，参照《不孕症诊断指南》《中国高龄不孕女性辅助生殖临床实践指南》《卵巢低反应专家共识》中关于卵巢储备功能减退的评估指标制定诊断标准。（1）月经失调。（2）不孕或不育史。（3）血清学检查，$10\ IU/L \leq bFSH \leq 40\ IU/L$，$FSH/LH > 3.6$ 或 $bE_2 > 80\ pg/mL$，$AMH < 1.0\ ng/mL$。（4）超声检查，经后期卵巢最大切面的平均直径 $\leq 20\ mm$ 或基础 AFC < 5 个。

（三）纳入标准

（1）患者姓名、性别、年龄等基本信息完整。

（2）西医诊断为"卵巢储备功能减退"及中医诊断为"月经过少""月经后期""月经先期""月经先后无定期""闭经""不孕症"的处方数据。

（3）中药处方完整，且近 2 个月未使用激素者。

（4）妇科检查无明显器质性病变者。

（5）配合使用中药，治疗效果确切、明显的初诊医案，或初诊效果不明显，效果明显的二诊或三诊医案。

以上 5 项均符合方可纳入。

（四）排除标准

合并患有严重内科、外科疾病或精神疾病患者；疗效不确定者；不符合纳入标准者；医案信息不完整者。以上 4 类，符合其中 1 类均不纳入。

（五）数据处理

参照 2002 年《中药新药临床研究指导原则》和全国高等中医药院校规划教材《中医妇科学》、邓铁涛《中医证候规范》规范医案中证候；参照 2015 年版《中药学》《中华人民共和国药典》对医案中的药物的名称进行标准化处理。将医案信息以二分类变量形式录入 Microsoft Excel 2019 软件中，形成数据库。数据库由双人录入并交叉核对数据，以确保信息准确无误。数据库建立完成后，采用 SPSS Statistics 25.0 读取，并另存为 SPSS 类型文件。

（六）数据统计分析

使用 Microsoft Excel 2019 软件统计中医证型、症状、用药频次（根据性味、归经、功效进行分类）；使用 IBM SPSS Modeler 18.0 中的 Apriori 算法对药物进行关联规则分析；使用 SPSS Statistics 25.0 进行统计学处理，采用主成分分析法进行因子分析以及采用组间连接的方法进行系统聚类分析。

二、结果

（一）一般情况

本研究最终纳入 110 例医案，累计 1128 诊次，1128 首处方。

（二）临床分类结果统计

使用 Microsoft Excel 2019 软件对治疗卵巢储备功能减退的 1128 诊次医案中临床病种进行频次分析，其中不孕症所占比例最大（398 次，35.28%），其次为月经过少（34.57%），再次是月经先期（30.50%）。具体见表 5-1。

表5-1 卵巢储备功能减退临床病种分类统计表

病种	频次	频率
不孕症	398	35.28%
月经过少	390	34.57%
月经先期	344	30.50%
月经后期	250	22.16%
月经先后无定期	63	5.59%
经期延长	29	2.57%
闭经	23	2.04%

（三）中医证型分布

对 1128 诊次医案证型进行统计，出现频次最高的证型为肾阴虚证（417 次，37.00%），其余依次为肾虚肝郁证、脾肾两虚证、肾气虚证、肾虚血瘀证、肾阴阳两虚证、心肾不交证、肾阳虚证（表 5-2）。

表5-2 卵巢储备功能减退证型频次统计表

证型	频次	频率	证型	频次	频率
肾阴虚证	417	37.00%	肾虚血瘀证	61	5.41%
肾虚肝郁证	267	23.67%	肾阴阳两虚证	62	5.50%
脾肾两虚证	155	13.74%	心肾不交证	53	4.70%
肾气虚证	79	7.00%	肾阳虚证	34	3.10%

（四）四诊信息分析

1128 诊次医案中临床症状出现总频次为 5169 次，其中出现频次最高的症状为经量少（390 次），其余依次为口干（382 次）、寐欠佳（379 次）、经夹血块（369 次）、月经先期（344 次），出现频次 20 次以上的症状累计频率达 87.89%（表 5-3）。

表 5-3　四诊信息统计表

症状	频次	频率	舌象	频次	频率	脉象	频次	频率
经量少	390	34.57%	舌红	415	36.79%	脉沉	378	33.51%
口干	382	33.87%	苔薄白	245	21.72%	脉弦	350	31.03%
寐欠佳	379	33.60%	边有齿印	143	12.68%	脉细	323	28.63%
经夹血块	369	32.71%	舌淡	142	12.59%	脉滑	79	7.00%
月经先期	344	30.50%	苔白腻	123	10.90%	脉弱	19	1.68%
腰酸	311	27.57%	苔少	119	10.55%	脉结	3	0.27%
经行腹痛	297	26.33%	苔裂	118	10.46%	脉代	3	0.27%
月经后期	250	22.16%	苔黄腻	106	9.40%	脉缓	1	0.09%
经前乳胀	219	19.41%	舌淡红	99	8.78%	脉涩	1	0.09%
疲倦	217	19.24%	苔黄	90	7.98%	脉数	1	0.09%

（五）用药情况分析

1. 药物使用频次分析

对本研究中 1128 首方剂使用的中药进行使用频次分析，得出 172 味中药，使用总频次为 14622，高频药物（使用频次 ≥ 100）的使用情况见表 5-4。

表 5-4　高频药物使用情况表

药物	频次	频率	药物	频次	频率
甘草	750	66.49%	五味子	295	26.15%
菟丝子	745	66.05%	鹿角胶	265	23.49%
当归	706	62.59%	太子参	256	22.70%
龟甲	618	54.79%	生地黄	242	21.45%
熟地黄	599	53.10%	川芎	199	17.64%
枸杞子	531	47.07%	石斛	170	15.07%
山药	520	46.10%	巴戟天	168	14.89%
黄柏	515	45.66%	川楝子	159	14.10%
白芍	493	43.71%	桑寄生	152	13.48%
山茱萸	493	43.71%	墨旱莲	148	13.12%

续表

药物	频次	频率	药物	频次	频率
知母	477	42.29%	阿胶	141	12.50%
白术	460	40.78%	地骨皮	134	11.88%
麦冬	440	39.01%	何首乌	129	11.44%
茯苓	431	38.21%	丹参	126	11.17%
黄芪	378	33.51%	桑椹	115	10.20%
党参	376	33.33%	女贞子	109	9.66%
续断	333	29.52%	法半夏	106	9.40%
覆盆子	329	29.17%			

2. 不同功效药物使用频次统计分析

对 172 味中药按功效进行分类和使用频次统计分析。统计结果显示，172 味中药涵盖 17 种功效分类，药类使用频次较高的依次为补益药（8866 次，60.63%）、清热药（1646 次，11.26%）、收涩药（1186 次，8.11%）、活血化瘀药（875 次，5.98%）和利水渗湿药（529 次，3.62%）。具体见表 5-5。

表 5-5 不同功效药物使用频次统计表

药类		计数	频次	频率	药类	计数	频次	频率
补益药	补气药	8	2801	19.16%	祛风湿药	5	177	1.21%
	补阴药	12	2207	15.09%	化湿药	5	156	1.07%
	补血药	6	2072	14.17%	安神药	8	141	0.96%
	补阳药	15	1786	12.21%	化痰药	9	126	0.86%
清热药		22	1646	11.26%	止血药	8	122	0.83%
收涩药		7	1186	8.11%	平肝息风药	5	108	0.74%
活血化瘀药		19	875	5.98%	消食药	5	15	0.10%
利水渗湿药		6	529	3.62%	攻毒杀虫止痒药	1	9	0.06%
理气药		12	462	3.16%	温里药	4	6	0.04%
解表药		13	195	1.33%	泻下药	2	3	0.02%

3. 药物性味归经统计分析

对 172 味中药的药性、药味、归经进行统计分析，同一味中药的多个药性、药味、归经分别统计。在 172 味中药里，药性累计出现 14950 次，以平（4686 次，

31.34%)、温（3489 次，23.34%）、微寒（2365 次，15.82%）最为常见；药味累计出现 24262 次，以甘（11311 次，46.62%）、苦（5157 次，21.26%）、辛（3211 次，13.23%）居多；归经累计出现 38267 次，以肝经（8813 次，23.03%）、肾经（8605 次，22.49%）、脾经（6199 次，16.20%）最为常见（图 5-1）。

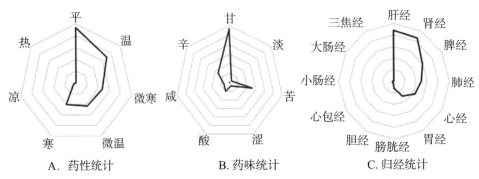

A. 药性统计　　　　　　B. 药味统计　　　　　C. 归经统计

图 5-1　药物性味归经出现频次统计图

（六）不同证型中药物关联规则分析

对不同证型中的药物进行关联规则，将前项支持度阈值设定为 ≥ 10%，置信度阈值设定为 ≥ 80%，分别提取支持度、置信度较高，提升度 > 1 的关联规则（表 5-6）。

表 5-6　不同证型中药物关联规则

证型	后项	前项	支持度（%）	置信度（%）	提升度
肾阴虚证	菟丝子	枸杞子	48.44	91.58	1.26
	龟甲	黄柏	47.48	87.37	1.51
	龟甲	知母	46.04	87.50	1.51
	黄柏	知母	46.04	85.42	1.80
	菟丝子	熟地黄＋当归	36.69	86.93	1.20
	麦冬	五味子	33.57	89.29	1.92
	麦冬	太子参＋五味子＋菟丝子	15.11	100.00	2.15
	麦冬	太子参＋五味子＋山药	14.15	100.00	2.15
	墨旱莲	女贞子	11.75	91.84	5.72

续表

证型	后项	前项	支持度（%）	置信度（%）	提升度
肾虚肝郁证	龟甲	黄柏	53.93	89.58	1.50
	菟丝子	枸杞子	50.94	81.62	1.42
	黄柏	知母	50.56	91.85	1.70
	枸杞子	覆盆子	31.84	81.18	1.59
	龟甲	川楝子＋黄柏	19.85	84.91	1.43
	知母	川楝子＋黄柏	19.85	83.02	1.64
	黄柏	川楝子＋龟甲	19.10	88.24	1.64
	川楝子	延胡索	13.86	100.00	2.90
	川楝子	蒲黄炭	13.11	94.29	2.74
脾肾两虚证	菟丝子	枸杞子	47.10	87.67	1.31
	甘草	党参	40.65	90.48	1.42
	菟丝子	党参	40.65	88.89	1.32
	菟丝子	黄芪	38.06	83.05	1.24
	枸杞子	覆盆子	32.26	94.00	2.00
	白术	黄芪＋党参	24.52	89.47	1.82
	麦冬	五味子	23.87	81.08	2.24
	菟丝子	黄芪	50.63	82.50	1.19
	菟丝子	茯苓	43.04	82.35	1.18
	菟丝子	枸杞子	40.51	87.50	1.26
	甘草	白术＋菟丝子	40.51	84.38	1.23
肾气虚证	菟丝子	续断	39.24	83.87	1.20
	菟丝子	白术＋甘草	39.24	87.10	1.25
	黄芪	党参＋白术＋甘草＋菟丝子	23.23	83.33	2.19
	桑寄生	山药＋续断	18.99	100.00	3.59
	续断	桑寄生	17.42	88.89	2.87
	桑寄生	山药＋续断＋白芍＋菟丝子	12.66	100.00	3.59
	续断	桑寄生＋白芍	11.61	100.00	3.23
	巴戟天	覆盆子＋党参＋白术＋甘草	11.39	100.00	3.29
	续断	桑寄生＋白术＋菟丝子	10.97	100.00	3.23

续表

证型	后项	前项	支持度（%）	置信度（%）	提升度
肾虚血瘀证	当归	菟丝子	59.02	80.56	1.07
	当归	熟地黄	59.02	80.56	1.07
	甘草	熟地黄＋当归	47.54	82.76	1.12
	五灵脂	蒲黄炭	18.03	81.82	5.55
	川楝子	蒲黄炭	18.03	81.82	3.56
	延胡索	五灵脂＋川楝子	13.11	87.50	5.93
	蒲黄炭	延胡索＋五灵脂	11.48	100.00	5.55
	川楝子	延胡索＋五灵脂	11.48	100.00	4.36
	川楝子	延胡索＋蒲黄炭	11.48	100.00	4.36
	熟地黄	赤芍＋菟丝子	11.48	100.00	1.69
	枸杞子	鹿角胶＋菟丝子	11.48	100.00	2.35

（七）高频药物关联规则分析

采用 IBM SPSS Modeler 18.0 软件中的 Apriori 模版对使用频次 ≥ 100 的药物进行关联规则分析，前项支持度阈值设定为 ≥ 20%，置信度阈值设定为 ≥ 80%，得到以下关联规则，具体见表 5-7、表 5-8。关联网络展示见图 5-2。

表 5-7　高频药物二项关联规则

后项	前项	支持度（%）	置信度（%）	提升度
知母	黄柏	45.66	80.97	1.91
龟甲	知母	42.29	89.73	1.64
甘草	党参	31.70	89.89	1.35
菟丝子	党参	30.70	89.89	1.36
菟丝子	甘草	29.70	80.00	1.21
菟丝子	枸杞子	27.70	87.19	1.32
龟甲	黄柏	26.70	87.18	1.59
枸杞子	覆盆子	25.70	87.23	1.85
菟丝子	覆盆子	24.70	86.63	1.31
麦冬	五味子	23.70	86.78	2.22
麦冬	太子参	22.70	82.81	2.12

表5-8　高频药物三项关联规则

后项	前项	实例	支持度（%）	置信度（%）	提升度
菟丝子	当归＋甘草	510	45.21	81.37	1.23
甘草	枸杞子＋菟丝子	463	41.05	81.86	1.23
甘草	熟地黄＋菟丝子	446	39.54	85.20	1.28
菟丝子	熟地黄＋甘草	424	37.59	89.62	1.36
龟甲	知母＋黄柏	417	36.97	92.33	1.69
菟丝子	熟地黄＋当归	413	36.61	80.63	1.22
甘草	熟地黄＋当归	413	36.61	80.39	1.21
菟丝子	枸杞子＋甘草	396	35.11	95.71	1.45
菟丝子	山药＋甘草	392	34.75	88.52	1.34
菟丝子	枸杞子＋熟地黄	369	32.71	90.24	1.37
菟丝子	枸杞子＋当归	360	31.91	91.39	1.38
菟丝子	枸杞子＋龟甲	356	31.56	85.39	1.29
龟甲	黄柏＋熟地黄	352	31.21	92.90	1.70
知母	黄柏＋熟地黄	352	31.21	86.65	2.05
龟甲	知母＋熟地黄	339	30.05	91.45	1.67
黄柏	知母＋熟地黄	339	30.05	89.97	1.97

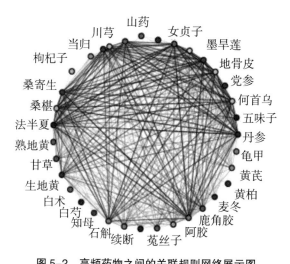

图5-2　高频药物之间的关联规则网络展示图

（八）药物聚类分析结果

运用SPSS Statistics 25.0软件对高频药物进行聚类分析，采用系统聚类法中的二分类变量资料的欧式算法，生成树状聚类图，具体见图5-3。结合药物主功效，将 35 味中药聚为 8 类，具体见表 5-9。

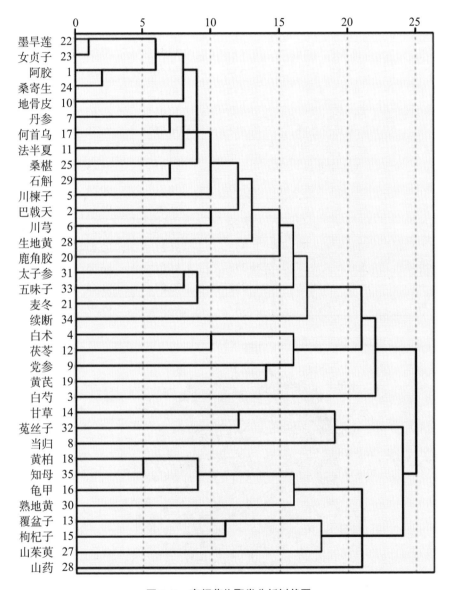

图 5-3　高频药物聚类分析树状图

表5-9　高频药物聚类分析树状图中药分类

序号	组成
C1	墨旱莲、女贞子、阿胶、桑寄生、地骨皮
C2	丹参、何首乌、法半夏、桑椹、石斛、川楝子
C3	鹿角胶、巴戟天、川芎、生地黄
C4	太子参、五味子、麦冬、续断
C5	白术、茯苓、党参、黄芪、白芍
C6	甘草、菟丝子、当归
C7	黄柏、知母、龟甲、熟地黄
C8	覆盆子、枸杞子、山茱萸、山药

（九）因子分析结果

采用主成分分析法，对使用频次 ≥ 100 的高频中药进行因子分析，抽取标准为特征值 > 1，采用最大方差法进行因子矩阵旋转，KMO 系数为 0.783 > 0.5；Bartlett 检验 F 为 11938.772，$P = 0$（$P < 0.001$），故说明变量间不具有独立性，可以进行因子分析。根据碎石图提示提取 10 个公因子（图 5-4），公因子分布情况见表 5-10。

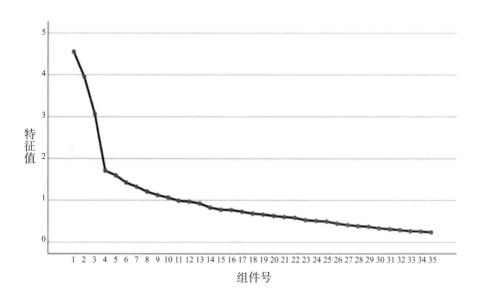

图 5-4　高频药物因子分析碎石图

表 5-10　高频药物因子分析

公因子	组成
F1	黄柏、龟甲、知母、石斛、桑椹、熟地黄
F2	桑寄生
F3	覆盆子、甘草、菟丝子、党参、枸杞子、山药
F4	五味子、麦冬、太子参
F5	女贞子、墨旱莲、地骨皮
F6	丹参、生地黄
F7	山茱萸、何首乌、鹿角胶、巴戟天、川芎、法半夏
F8	茯苓、白术、黄芪
F9	川楝子
F10	当归、白芍

三、讨论

（一）病机以肾阴亏虚为主，涉及肝、脾、心

在治疗卵巢储备功能减退的 1128 诊次医案中，从所辨证型分布可知卵巢储备功能减退的常见证型为肾阴虚证、肾虚肝郁证，脾肾两虚证，肾气虚证、肾虚血瘀证、肾阴阳两虚证、心肾不交证、肾阳虚证，结果提示卵巢储备功能减退以肾阴虚证为主，又伴有虚实夹杂之证，病位主要归于肾，同时与肝、脾、心相关，可见肾虚、肝郁、脾虚、血瘀等多种病理变化。

陈慧侬认为女性一生以阴为用，在卵之生及胎之育中，"阴精"均为重要物质基础。肾藏精，主生殖，肾中封藏先天之精及后天之精，卵泡为有形之物，靠有形的肾中阴精和癸水化生以及滋养，在肾阳的鼓动下生长、发育成熟。月经的来潮与停闭及女性生育能力盛衰与肾中精气有着莫大的关系。当肾阴亏虚，冲任虚衰，胞宫失于润养，卵子得不到滋养，生长发育受限，不能摄精成孕，而致不孕；肾阴亏虚，精血不足，胞脉失于濡养，血海空虚，无血可下，则经量少、月经后期，甚至闭经；阴虚内热，热迫血行，则月经先期、经期延长、经间期出血、崩漏；阴虚则生内热，虚热蕴证蒸，灼烧阴液，故见口干欲饮，阴道干涩；热扰心营，故见虚烦不眠，五心烦热；虚火迫津外泄，故见夜寐盗

汗。而肾虚日久累及他脏，如肾阴亏虚，"水不涵木"，肾阴不能滋养肝木，导致肝血虚，肝肾不足；肝血不足，肝木失养，疏泄失常，失于条达而肝气郁结；肾阴亏虚，不能充养脉道，血行迟缓，阴虚内热，热煎熬血液形成瘀血，瘀血阻于胞宫；若肾阴不足，肾水无法上济于心，润养心阳，心火无以牵制，出现水火不相济；而阴虚日久，阴损及阳，肾阳无法温煦脾阳，火不暖土，出现脾肾两虚。

（二）治以补肾滋阴固本，兼顾心、肝、脾，辅以养血活血

本研究共得出 172 味中药，使用频次达 14622 次，用药频次（表 5-4）显示，陈慧侬治疗卵巢储备功能减退常用药物主要由以下 7 类药物组合而成。

（1）补肾填精、滋阴养血药：龟甲、枸杞子、熟地黄、女贞子、墨旱莲。上药均为补肾填精之物，味甘质润，可滋补肝肾之阴血，调补冲任，滋养胞宫。

（2）清热泻火药：黄柏、知母。知母滋肾阴而降虚火，泻火之中而长于清润；黄柏以清相火、退虚热为长。二者配伍可直接作用于下焦，滋肾阴而降虚火，肾阴充盛而虚火得制，虚火得降，被灼烧之阴血则得以恢复。

（3）滋补肝肾药：菟丝子、山茱萸、覆盆子。三者皆可补益肝肾之亏损，固精收涩止泻，填精补髓，滋养冲任胞宫，以养卵。

（4）养血柔肝药：当归、白芍。白芍养血调经，柔肝止痛，可补肝血，敛肝阴，柔肝止痛；当归补血活血，调经止痛，补中有动，行中有补，为血中之气药，血行则气行，养肝血，疏肝气。

（5）交通心肾药：五味子、阿胶。五味子收敛固涩，补肾宁心，通过补益心肾而宁心安神；阿胶甘平质润，以滋阴润燥降火而除烦安神。

（6）温阳补肾药：续断、鹿角胶、巴戟天。三者皆可温补肝肾，强筋健骨，其中续断还可温通经脉，调理冲任以固经；而鹿角胶为血肉有情之品，滋补力强，禀纯阳之质，含生发之气，可补肾阳而温养督脉，补肝肾而益精血，具有调补冲任、固本调经的良效。

（7）补气健脾药：甘草、山药、白术、黄芪、党参、茯苓。山药平补气阴，党参、黄芪补益气血，三者既可健脾益气，又兼顾气血的生化；白术、茯苓益气健脾，利水渗湿。在气虚证上除了使用补气健脾药物，平时也要顾护脾胃，脾胃健运，气血生化方能化生有源，冲任气血才可旺盛，血海蓄溢方有常。

由此可见，陈慧侬治疗卵巢储备功能减退以补肾滋阴固本、清泻相火为主，兼以补肝柔肝，益气健脾，养血活血。而根据不同功效药物使用频次统计表（表5-5）显示，补益药使用频次高达8866次，占所有药物使用频次的60.63%，而补益药中又以熟地黄、龟甲、当归等补肾滋阴养血药物的使用频次居首位（29.17%）；清热药使用频次排第二位，占所有药物使用频次的11.26%，且以黄柏、知母、生地黄、地骨皮等清退虚热、滋阴润燥药物为主。上述治法规律与前文所述病机特点相符合，也说明陈慧侬治疗本病临证以滋肾阴、清相火、固本调经为核心，辅以疏肝养肝，益气健脾，交通心肾，养血活血。

（三）用药规律

1.药物关联规则分析

不同证型中药物的关联规则分析（表5-6）显示，陈慧侬在临床中治疗肾阴虚证卵巢储备功能减退的主要核心药物为菟丝子、熟地黄、龟甲、枸杞子、知母、黄柏、麦冬、五味子。以药测方，主方为陈慧侬治疗卵巢储备功能减退的经验方——育阴养卵方。育阴养卵方由大补阴丸加甘草、枸杞子、当归等滋阴补血药及补益肝肾的菟丝子等变化而来。大补阴丸出自朱震亨的《丹溪心法》，滋阴与降火相配伍，固本清源，养血填精，主治阴虚火旺之证。有动物实验证明，大补阴丸可以降低去卵巢更年期小鼠的FSH、LH水平，缓解肾上腺萎缩情况。

肾虚肝郁证的核心药物为黄柏、龟甲、菟丝子、枸杞子、知母、川楝子、延胡索、蒲黄炭，其中可以看出大补阴丸的踪影，可见，陈慧侬治疗肾虚肝郁证卵巢储备功能减退，以大补阴丸为基础，加以疏肝泄热、行气止痛的川楝子，活血行气止痛的延胡索、蒲黄炭，并予枸杞子、菟丝子滋补肝肾之阴。

脾肾两虚证的核心药物为甘草、菟丝子、枸杞子、党参、白术、黄芪、茯苓，主方为益气健脾的四君子汤，同时加黄芪益气健脾，加菟丝子、枸杞子补肝益肾，养血填精，加桑寄生、续断补肝肾，强筋骨。

肾气虚证的核心药物为菟丝子、黄芪、白术、山药、续断、桑寄生、覆盆子，此为归肾丸主要组成药物。有动物实验表明归肾丸可通过调节细胞因子白介素-1β和白介素-17改善自身免疫紊乱，并能增加次级卵泡、成熟卵泡和黄体数量，减少闭锁卵泡数量，从而起到改善卵巢卵泡功能的作用。

肾虚血瘀证的核心药物为菟丝子、枸杞子、熟地黄、当归、鹿角胶、延胡索、蒲黄炭、五灵脂、川楝子。该组方中菟丝子温补肾阳，滋补肝肾；枸杞子滋补肝肾；熟地黄补肾填精；当归养血活血；鹿角胶温补肾阳，养血填精；延胡索、蒲黄炭、五灵脂活血化瘀止痛；川楝子行气止痛。全方补肾填精，活血调经。

高频药物关联规则（表5-7、表5-8）显示，陈慧侬治疗卵巢储备功能减退的主要核心药物亦为育阴养卵方的主要组成药物，与肾阴虚证中药物关联规则结果相一致，从侧面印证了卵巢储备功能减退以肾阴亏虚为主要病机。

2. 药物聚类分析

表5-9显示，聚类分析得到8类核心药物组合。

C1 滋阴养血，清热凉血。女贞子、墨旱莲为《扶寿精方》二至丸组成用药，具有滋补肝肾、凉血止血的作用；阿胶为血肉有情之品，补血止血，滋阴润燥；桑寄生补肝益肾，强筋健骨，与阿胶同用，治疗肝肾阴虚所致崩漏、月经过多、经期延长等；地骨皮强阴凉血，除骨蒸。陈慧侬常用该组药物治疗阴血亏虚，肝肾不足所致的崩漏、经期延长、月经先期，妊娠早期胎漏、胎动不安。

C2 滋补肝肾，行气活血。丹参活血祛瘀，调经止痛；何首乌、桑椹功专滋补肝肾，滋阴养血；法半夏健脾燥湿，降逆消痞；石斛滋阴清热生津；川楝子疏肝泻热，行气止痛。陈慧侬常用此组方治疗肾虚肝郁所致的经行不畅、经夹血块、经前乳胀、痛经等症。

C3 温补肾阳，活血行气。鹿角胶、巴戟天温补肝肾，强筋健骨；川芎活血行气止痛；生地黄清热凉血，养阴生津，寓"阴中求阳"之意。陈慧侬常在治疗肾阳虚证卵巢储备功能减退时于患者经间期使用该组方。经间期为重阴转阳之时，阴精充盛，冲任气血活动较盛，此时使用补阳药物助阴阳转换顺利，并少佐活血药物，使经络通畅，促使卵子顺利排出。

C4 为生脉饮类方，具有益气养阴生津、复脉定悸之效，是治疗气阴两虚证的经典方剂。太子参益气健脾，生津润肺；麦冬养阴生津，润肺清心；五味子收敛固涩，益气生津，补肾宁心。该组方在三味补气养阴药的基础上，加以温阳的续断，以"阳中求阴"。陈慧侬常在此方基础上加减使用，以治疗脾肾两虚证卵巢储备功能减退所出现的口干、纳差、心肾不交、寐欠佳等症。

C5 为四君子汤类方，以益气健脾为主，加以白芍养血调经，柔肝止痛，敛阴止汗。正如张介宾在《景岳全书》所说："有形之血不能速生，无形之气需当速固。"故本组药物以补气健脾为主，养血调经为辅。陈慧侬常在此组方的基础上加减，治疗脾肾两虚证卵巢储备功能减退的不孕等。

C6+C7 组方药与关联规则所得方药相类似，在此不予赘述。

C8 补肝脾肾，收敛固涩。覆盆子、山茱萸补肝益肾，固精缩尿，能补能涩；枸杞子生精补髓，滋阴补肾；山药平补肺、脾、肾三脏之气，滋养补肺、脾、肾之阴。陈慧侬常在此组方的基础上加减，治疗肾精亏虚证卵巢储备功能减退。

3. 药物因子分析

因子分析与聚类分析虽是不同的数据挖掘方法，但结果有一定的相似性。这更能说明陈慧侬治疗卵巢储备功能减退用药的组方规律。二者所得药组中大体相同的药组有 F1-C7、F4-C4、F5-C1、F8-C5，其临床配伍意义不再赘述。F2、F9 仅为单味药，无分析意义。

F3 为五子衍宗丸类方，五子衍宗丸出自《悬解录》，被称为"种子第一方"，具有补阴益精的功效。纪丽娜研究发现加味五子衍宗丸具有调节内分泌激素水平、促进卵泡发育、提高卵子质量、改善卵巢储备功能、为 IVF-ET 技术增加获卵数量、提高妊娠率、改善妊娠结局的功能。加以甘草、党参、山药三者均为健脾补气之品，体现陈慧侬在诊疗卵巢储备功能减退上重视脾胃，治疗上脾肾双补，用药上"先后天并补"的学术思想。

F6 清热活血。丹参活血祛瘀，调经止痛，有研究证明，丹参素为强效的 ROS 清除剂，具有增强内源性抗氧化剂活力的作用；生地黄清热生津，凉血止血，《本经逢原》述其可清心热凉心血，补益肾中阴水。

F7 补肾助阳，兼以活血。山茱萸酸涩性温，为平补肝肾之阴阳要药；何首乌滋补肝肾，滋阴养血；巴戟天、鹿角胶补肾阳，强筋骨；法半夏燥湿化痰，降逆；川芎活血行气止痛。

F10 为补血调经、柔肝止痛药对，常配伍用来治疗血虚、肝郁、月经不调等症。在此体现了陈慧侬治疗卵巢储备功能减退时，除注重补肾养阴之外，还兼顾气血的调理。

综上可知，陈慧侬认为卵巢储备功能减退的主要病机为肾阴亏虚，临床常见肾阴虚证、肾虚肝郁证、脾肾两虚证。在治疗上以滋肾阴、清相火、固本调经为核心，辅以疏肝养肝、益气健脾、交通心肾、养血活血，以实现肾肝精充血足，阳气鼓动有力，冲任气血充盛，卵子得以滋养生长发育，从而提高卵巢储备功能，改善孕产结局。处方用药上喜用大补阴丸、归肾丸、二至丸、五子衍宗丸、生脉饮等补肾滋阴、益髓填精类方剂，同时喜用阿胶、鹿角胶等血肉有情之品。

第六章 育阴养卵方治疗肾阴虚证卵巢储备功能减退的临床观察

卵巢储备功能是指卵巢内存留卵泡的数量和质量，反映女性的生育能力。卵巢储备功能减退主要指卵巢产生卵子能力减弱，卵母细胞质量下降，导致生育能力下降，进一步发展还将出现卵巢功能早衰。调治和提高卵巢储备功能，对于治疗女性不孕症、提高 ART 成功率、防治卵巢功能早衰具有重要的临床意义。

中华民族传统医学并无"卵巢储备功能减退"这一病名，但根据卵巢储备功能减退的临床表现，可归属于中医学的"月经先期""月经过少""月经后期""不孕症""绝经前后诸证"等范畴。陈慧侬根据该病的临床表现，认为肾阴亏虚是该病的主要病机，结合中医的"肾藏精，主生殖""女子阴常不足"等理论及多年的临床经验，创制育阴养卵方，该方具有补肾填精、养阴清热的功效。本研究观察育阴养卵方治疗肾阴虚证卵巢储备功能减退的临床疗效，以期为今后的临床应用提供依据。

一、临床资料

（一）诊断标准

1.西医诊断标准

参照中国医师协会生殖医学专业委员会拟定:（1）10 IU/L < bFSH < 25 IU/L ;（2）bE$_2$ > 80 pg/mL ;（3）FSH/LH > 3 ;（4）AFC ≤ 5 个;（5）血 AMH < 8 pmol/L（或 1.1 ng/mL）。符合以上任意 2 项即可提示为卵巢储备功能减退。

2.中医辨证标准

参照《中药新药临床研究指导原则》《中医病证诊断疗效标准》有关内容，辨证属肾阴虚证。

主症:（1）月经先期或后期,经量少,色红质稠;（2）婚久不孕、不育、流产。

次症：（1）五心烦热；（2）烘热汗出；（3）头晕耳鸣；（4）腰膝酸软；（5）白带量少；（6）失眠多梦；（7）心悸。

舌脉：舌嫩红或偏红，苔薄黄或苔少；脉沉或细数。

以上主症具备1项或1项以上，次症具备2项或2项以上，结合舌苔脉相，即可辨证为肾阴虚证（主症具备2项，次症兼有1项亦可）。

3. 纳入标准

（1）年龄25～40岁且有生育要求。（2）符合西医诊断标准。（3）中医辨证属于肾阴虚证者。（4）近3个月内未使用过激素类药物。（5）自愿参加，并签署知情同意书。

4. 排除标准

（1）高催乳素血症、高雄激素血症、PCOS、甲状腺功能亢进等内分泌疾病影响排卵者。（2）先天性生殖器发育异常，或后天器质性病变及损伤而致的原发或继发性闭经者。（3）肿瘤患者，染色体异常，合并内外科、精神科严重原发性疾病。（4）3个月内服用过性激素药物如避孕药、促排卵药等者。（5）对研究药物过敏者。（6）未按规定用药，或资料不全等影响疗效评价者。

5. 一般资料

选取2015年12月至2016年12月在广西中医药大学第一附属医院仁爱分院妇科就诊并符合纳入标准的患者60例。按随机数字表分为治疗组和对照组各30例。治疗组：年龄29～40岁，平均（33.57±4.94）岁；月经失调21例；病程0.5～10年，平均（2.44±2.39）年；不孕症28例，其中原发性8例，继发性20例。对照组：年龄29～40岁，平均（33.23±3.88）岁；月经失调22例；病程1～8年，平均（2.8±2.02）年；不孕症29例，其中原发性5例，继发性24例。两组病例在年龄、月经情况、病史情况及中医证候评分等方面比较差异无统计学意义（$P > 0.05$），具有可比性。

（二）治疗方法

1. 治疗组

以育阴养卵方治疗。方药：龟甲10 g，熟地黄10 g，山茱萸10 g，菟丝子10 g，枸杞子10 g，覆盆子10 g，黄柏10 g，知母10 g，山药10 g，甘草6 g。由广西中医药大学第一附属医院仁爱分院中药房提供（采用机配免煎剂，江阴天江药业有限公司生产）。每天1剂，开水冲200 mL，分早、晚2次温服。月经第三天开始连续使用 21 天，若无月经来潮，停药后 7 天继续按上述方法服用下一周期，3 个周期为 1 个疗程。

2. 对照组

口服坤泰胶囊（药物组成：熟地黄、黄连、白芍、黄芩、阿胶、茯苓，由贵阳新天药业股份有限公司生产，国药准字 Z20000083），每粒 0.5 g，每次 4 粒，每天 3 次，饭后半小时口服，从月经周期第三天开始服用，连续服用 21 天，若无月经来潮，停药后 14 天继续按上述方法服用下一周期，3 个周期为 1 个疗程。

服药期间两组病例中若有患者出现妊娠，停服上药，并常规保胎治疗。

二、观测指标与统计学方法

（一）临床表现和中医证候评分

分别在治疗前及治疗周期结束后，观察患者的月经、临床证候变化情况。

（二）性激素六项与 AMH

分别于治疗前后在月经周期第二至第三天清晨空腹，抽取静脉血检测。性激素试剂盒采用美国雅培原装配试剂盒，批号 73350Q1OO，采用美国雅培制药有限公司的 ARCHITECT i2000 免疫检测系统检测。

（三）AFC

于治疗前后月经周期第二至第三天，在阴道超声下（严格消毒后）监测双侧卵巢 AFC。

（四）妊娠结局

观察治疗期间或停药后 3 个月的妊娠例数；对妊娠者予以常规保胎治疗，并观察其妊娠结局（活产、胚胎停育、自然流产等）。

（五）临床疗效

1. 总体疗效

参照《临床疾病诊断与疗效判断标准》制定。

痊愈：妊娠或月经周期、行经期、经量均恢复正常。

显效：实验室诊断指标有 1 项恢复正常，其他指标得到改善，临床症状基本消失。

有效：诊断指标有 1 项及以上得到改善，临床症状减轻。

无效：服药 1 个疗程，症状及观察指标均无改变，无恶化，未妊娠。

总有效率 =（痊愈例数 + 显效例数 + 有效例数）/ 总例数 ×100%。

2. 中医证候疗效

评定标准参照《中药新药临床研究指导原则》制定。

疗效指数（N）=（治疗前积分 − 治疗后积分）×100%。

痊愈：治疗后各症状消失（N ≥ 95%）。

显效：治疗后各症状明显减轻（95% > N ≥ 70%）。

有效：治疗后各症状有所减轻（70% > N ≥ 30%）。

无效：治疗后各症状明显无改善或有所加重（N < 30%）。

（六）安全性评价

分别于治疗前后检测血、尿、便常规，肝肾功能，心电图，观察用药期间出现的不良反应。

（七）统计方法

所有数据采用 SPSS 19.0 统计学软件进行分析，计量资料用均数 ± 标准差（$\bar{x} \pm s$）表示，组间比较，正态分布用 t 检验，非正态分布采用秩和检验。计数资料用例数表示，采用卡方检验，检验水准 $\alpha = 0.05$。

三、结果

（一）两组病例月经周期、行经期、经量变化情况

两组病例月经周期、行经期、经量变化情况见表 6-1。治疗前两组病例月经周期、行经期、经量比较差异不显著（$P > 0.05$），具有可比性；两组病例治疗前后比较，差异具有统计学意义（$P < 0.05$）；治疗组与对照组比较，差异具有统计学意义（$P < 0.05$）。说明治疗组和对照组均可调节月经周期、行经期，增加经量，但治疗组优于对照组。

表6-1　两组病例治疗前后月经周期、行经期、经量变化情况

组别	时间	例数	月经周期		行经期		经量	
			正常例数	异常例数	正常例数	延长例数	正常例数	减少例数
治疗组	治疗前	30	9	21	11	19	7	23
	治疗后	30	21	9	19	11	20	10
对照组	治疗前	30	7	23	12	18	5	25
	治疗后	30	13	17	11	19	12	18

（二）两组病例临床疗效比较

两组病例临床疗效比较见表6-2。治疗组有效率为86.67%，对照组有效率为63.33%，两组病例临床疗效比较，有显著差异（$P < 0.05$），治疗组疗效优于对照组。

表6-2　两组病例临床疗效比较

组别	例数	痊愈例数	显效例数	有效例数	无效例数	总有效率	Z	P
治疗组	30	8	13	5	4	86.67%	-2.109	0.035
对照组	30	4	10	5	11	63.33%		

注：经秩和检验，$P < 0.05$，表示有显著差异。

（三）两组病例中医证候积分比较

两组病例治疗前后中医证候积分比较见表6-3。治疗组与对照组治疗前中医证候积分相比较，差异无统计学意义（$P > 0.05$），具有可比性。两组病例治疗后与治疗前比较，差异具有统计学意义（$P < 0.05$），且治疗后两组病例比较，差异具有统计学意义（$P < 0.01$），说明治疗组与对照组临床症状均能得到改善，但治疗组优于对照组。

表6-3　两组病例治疗前后中医证候积分比较（$\bar{x} \pm s$，$n=60$）

组别	例数	治疗前	治疗后	t	P
治疗组	30	12.67±3.16★	9.43±3.05★△	5.81	0.00
对照组	30	11.96±3.10★	9.73±3.06★△	5.89	0.00

注：两组病例治疗前后比较，★代表 $P < 0.05$；治疗后治疗组与对照组比较，△代表 $P < 0.05$，均表示有显著差异。

（四）两组病例单项中医证候积分比较

两组病例治疗前后单项中医证候积分比较见表 6-4。两组病例的单项中医证候均有所改善，差异具有统计学意义（$P < 0.05$），且治疗组在改善失眠多梦、五心烦热、腰膝酸软、烘热汗出及耳鸣心悸方面较对照组疗效明显，差异具有统计学意义（$P < 0.05$）。

表 6-4　两组病例治疗前后单项中医证候积分比较（$\bar{x} \pm s$）

中医证候	治疗组		对照组	
	治疗前	治疗后	治疗前	治疗后
腰膝酸软	1.50 ± 0.97	0.30 ± 0.47 ☆☆	1.93 ± 0.69 ▲	0.47 ± 0.51 ☆☆★★
唇舌干燥	1.87 ± 0.68	0.27 ± 0.45 ☆☆	1.97 ± 0.67 ▲	0.47 ± 0.57 ☆☆★
烘热汗出	1.43 ± 0.73	0.27 ± 0.45 ☆☆	1.73 ± 0.74 ▲	0.33 ± 0.48 ☆★
五心烦热	1.27 ± 0.69	0.17 ± 0.38 ☆☆	1.23 ± 0.68 ▲	0.17 ± 0.38 ☆☆★
失眠多梦	1.63 ± 0.93	0.57 ± 0.63 ☆☆	1.50 ± 0.86 ▲	0.60 ± 0.62 ☆▲
耳鸣心悸	0.77 ± 0.68	0.20 ± 0.41 ☆☆	1.00 ± 0.74 ▲	0.60 ± 0.77 ☆★★
头晕	1.20 ± 0.66	0.37 ± 0.49 ☆☆	0.97 ± 0.77 ▲	0.47 ± 0.45 ☆▲
乳房胀痛	1.27 ± 0.69	0.70 ± 0.54 ☆☆	1.30 ± 0.70 ▲	0.50 ± 0.63 ☆★▲
白带量少	1.27 ± 0.69	0.53 ± 0.57 ☆☆	1.33 ± 0.71 ▲	0.47 ± 0.57 ☆☆▲

注：两组病例治疗前后比较，☆☆代表 $P < 0.01$，☆代表 $P < 0.05$，△代表 $P > 0.05$；组间比较，★★代表 $P < 0.01$，★代表 $P < 0.05$，▲代表 $P > 0.05$。

（五）两组病例性激素水平、AMH 水平、AFC 比较

两组病例治疗前后性激素水平、AMH 水平、AFC 比较见表 6-5。两组病例治疗前性激素水平、AMH 水平及 AFC 比较，差异均无统计学意义（$P > 0.05$）。治疗后两组病例性激素水平、AMH 水平及 AFC 较治疗前均有改善（$P < 0.05$），组间比较表明治疗组效果明显优于对照组，差异具有统计学意义（$P < 0.05$）。

表 6-5　两组病例治疗前后性激素水平、AMH 水平及 AFC 比较（$\bar{x} \pm s$）

组别	时间	例数	FSH（mIU/mL）	LH（mIU/mL）	FSH/LH	E_2（pg/mL）	AMH（ng/mL）	AFC（个）
治疗组	治疗前	30	33.54 ± 20.93	17.27 ± 10.76	2.78 ± 1.57	32.57 ± 27.99	0.43 ± 0.42	2.70 ± 1.86
	治疗后	30	15.34 ± 11.00	7.25 ± 4.12	2.11 ± 0.89	43.09 ± 25.38	0.71 ± 0.51	4.83 ± 1.58
对照组	治疗前	30	34.22 ± 16.53	14.52 ± 10.15	3.41 ± 2.48	34.59 ± 27.65	0.43 ± 0.46	2.40 ± 1.22
	治疗后	30	20.52 ± 11.20	9.06 ± 6.23	2.60 ± 1.74	38.74 ± 25.67	0.61 ± 0.53	4.17 ± 1.51

（六）两组病例妊娠结局比较

两组病例妊娠结局比较见表6-6。本研究60例患者，有生育要求51例，其中治疗组25例，对照组26例；经治疗后共15例患者妊娠，其中治疗组10例，对照组5例；随访期间妊娠丢失患者3例，其中治疗组1例，对照组2例。两组病例妊娠时间比较，差异不显著（$P > 0.05$）；两组病例总妊娠率比较，差异不显著（$P > 0.05$）；两组病例妊娠成功率比较，差异显著（$P < 0.05$），治疗组优于对照组。

表6-6　两组病例妊娠结局比较

组别	有生育要求例数	总妊娠例数	妊娠丢失例数	妊娠成功例数	平均妊娠时间（天）
治疗组	25	10	1	9	221.0±92.18
对照组	26	5△	2	3☆	183.8±117.55*

注：妊娠时间比较，*代表 $P > 0.05$，表示无显著差异；总妊娠率比较，△代表 $P > 0.05$，表示无显著差异；妊娠成功率比较，☆代表 $P=0.044 < 0.05$，表示有显著差异。

（七）安全性评价

研究过程中两组病例未发现有不良反应。

四、讨论

卵巢储备功能减退的病因目前尚不完全清楚，随着生活环境、工作节奏等的改变，卵巢储备功能减退发病率呈现逐年上升趋势，因此如何有效防治储备功能减退，是当今生殖医学和生殖健康研究的热点和难点之一。西医治疗卵巢储备功能减退主要采用HRT，建立正常的月经周期，但无法改善卵子质量，而且服药有一定的不良反应和禁忌证。中医药治疗卵巢储备功能减退有一定的优势和良好的疗效。

卵巢储备功能减退时卵巢内卵泡生成减少，引起黄体功能下降，雌激素的减少信号导致垂体反馈性地分泌刺激激素，直接引起FSH和LH水平升高，对卵泡的发育和卵子的生长产生抑制作用而导致不孕症。临床表现为月经先期、过少，或月经后期、闭经、不孕，五心烦热、腰膝酸软、眩晕耳鸣、咽干口渴、潮热盗汗或骨蒸发热、形体消瘦、失眠健忘、舌红苔少、脉细数。

陈慧依根据卵巢储备功能减退月经先期、量少、不孕的临床表现，认为肾阴亏虚是本病的主要病机。患者多因先天禀赋不足，或劳逸失调，或七情化火，或房劳多产，或手术损伤肾气，导致肾精匮乏则天癸不充，冲任气血亏虚，继而胞宫、胞脉失养，直至血枯经闭。此即《医学正传》所云："月水全赖肾水施化，肾水既乏则精水日以干涸。"由于女性卵巢的功能与肾主生殖密切相关。肾藏精，内寓元阴元阳。《黄帝内经·素问·上古天真论》云："女子七岁肾气盛，齿更发长。二七天癸至，任脉通，太冲脉盛，月事以时下，故有子……七七任脉虚，太冲脉衰少，天癸竭，地道不通，故形坏而无子也。"卵泡为有形之物，靠有形之肾阴精血和癸水化生以及滋养发育成熟。肾之阴精"天癸"的充盛与衰竭具体表现为月经来潮与绝经，以及生殖能力的开始与丧失，是影响卵巢储备功能的关键因素。肾中精气不足，则天癸不充，冲任气血亏少，经血无以化生，经水渐衰，胞脉失养，而出现月经不调、不孕之症。由于阴虚则生内热，虚火灼伤阴液则见咽干口渴；上扰心神出现五心烦热、失眠健忘、潮热盗汗或骨蒸发热、舌红苔少、脉细数等症。

陈慧侬根据中医的"肾藏精，主生殖""女子阴常不足"等理论以及多年的临床经验创制育阴养卵方，该方具有补肾填精、养阴清热的功效。方药由龟甲、熟地黄、知母、黄柏、白芍、枸杞子、菟丝子、山茱萸、山药、甘草组成。方中熟地黄味甘性温，归肝肾经，补血滋阴，益精填髓；龟甲甘咸而寒，直入肾经，滋补肾水，为壮水涵木之品；黄柏、知母味苦性寒，入肾经，同具清热泻火功效，相互配伍，可以增强清相火、退虚热的功效。菟丝子为阴中阳药，性润而辛香流通，不温不燥，补而不腻；山茱萸、枸杞子甘平质润，功专滋补肝肾，与菟丝子相配，前者补精血兼顾利水，后者补精血兼顾通调；白芍酸寒入肝，养血敛阴，柔肝平肝。以上4味共奏平补肾中阴阳之效，肾有所藏则精旺，精旺则气足，气足则天癸至竭有常。山药健脾益气补后天以资先天为佐药；甘草益气补中，调和诸药。统观全方，药物配伍自有精妙之处，起补肾填精、清热养阴之效，阴足则卵成，在临证治疗屡见奇效。

本研究结果表明，育阴养卵方可通过补肾填精，养阴清热，起到调经助孕的效果，明显改善卵巢储备功能减退的临床症状，降低 FSH 水平，调节患者性激素和 AMH 水平，改善患者的内分泌功能，增加卵巢 AFC，提高卵巢储备功能和卵子的质量，且其疗效明显优于坤泰胶囊，未观察到有明显的不良反应，值得进一步研究和临床推广应用。

第七章　更年期综合征与肾虚血瘀的关系

更年期综合征，相当于中医学的绝经前后诸证。据有关资料统计，80%的妇女在更年期出现症状，而其中只有15%的人主诉有症状并需治疗（王淑贞等，《妇产科理论与实践》）。其病理多认为是更年之时，肾气渐衰，精血日渐不足，肾之阴阳失调，使脏腑功能失常所致。治疗拟调补肾之阴阳为法（罗元恺，《中医妇科学》）。但由肾气渐衰、精血不足引起的瘀血这一病理现象，和由此出现的顽固性症状，如头痛、心悸、失眠、肌肤麻木、情志异常等却鲜为人们所重视。笔者在临床实践中体会到，治疗更年期综合征，采用调补肾之阴阳与活血祛瘀法同步进行，可收到很好疗效。下面就其病理变化及治疗应用进行探讨。

一、肾虚血瘀是更年期综合征的主要病理

更年期综合征，血瘀病理本于肾虚，而心失其制，肝失所养，是血瘀产生的继发性因素。

（一）瘀血之本，本于肾虚

更年期综合征出现于绝经前后的特殊生理时期。《黄帝内经·素问·上古天真论》指出：“（女子）七七任脉虚，太冲脉衰少，天癸竭，地道不通。”说明肾气渐衰、冲任脉衰少是更年期的特殊生理状况。而《景岳全书》在论述肾之阴阳的功能时指出：“五脏之阴气，非此不能滋；五脏之阳气，非此不能发。”肾气渐衰必失去对人体各脏腑、经络、组织气血的濡养和温煦，气血也因肾气渐衰而功能日趋紊乱，血之量、色、流动亦因此而改变，血滞成瘀，瘀血则由此生成。

肾水能化气，肾水不足而血瘀郁结。唐容川在《血证论》中明确指出“气生于肾水”“气乃肾中水化之阳”。更年之时肾精不足，化气不利，气弱血行不力，滞结经脉，瘀血由生；精之不足而致血营稠结，血行障碍，瘀阻必生；故谓瘀血之本，本于肾虚。不论肾阴或肾阳衰弱，均可导致血滞成瘀。

（二）心失其制，血瘀为疾

心属火，肾属水，人体生理平衡应是水火相济，阴阳平衡。如若肾水不足，而致心火太盛，则火盛必灼津耗液。津血同源，津枯血必稠，液耗血必少，心主血脉，血稠或血少势必导致血液不能畅流于血脉，而瘀阻由生。

血生于心，心火为患，血瘀为疾。《血证论》在血的生化中有"血者火化之阴汁""血生于心火"的说法，指出"变化而赤""化而为血"乃是心阳布其水化的结果。又说"血色，火赤之色也，火者心之所主，化生血液，以濡周身"。因而心火的病变，可直接使血的量、质和血的循行发生改变，从而影响全身的濡养功能。心是制约血液的主要脏器，其制失约，血行障碍而成瘀。

（三）肝失所养，血滞成瘀

肾为癸水，肝为乙木，两者有母子相生的关系，有"乙癸同源"之说。肾阴亏损，肝失柔养，失其疏达之性，则郁而阻滞；肾阳衰虚，肝木不发，肝气虚，血行无力而致血液不能畅行，血脉出现阻滞或血瘀。

肝藏血。肝对于血之治乱至关重要。肝藏血并内司相火，肝血足则火温而不烈，激行三焦，达腠理，温养肌肉。如若肝血亏虚则木火内燃，亢烈为害，致血不能藏。故《血证论》说："木气冲和条达，不致遏郁，则血脉得畅；设木郁为火，则血不和；火发为怒，则血横决，吐血、错经、血痛诸证作焉。"

二、补肾化瘀治法的应用

更年期综合征瘀血病理的产生，与肾、肝、心功能失常关系密切，治则应补肾益心调肝。然因该病普遍存在着瘀血现象，所以补肾益心调肝与活血祛瘀应同步进行。具体运用时应权衡其脏腑损伤的轻重及瘀血病变的多少，治以补肾益心调肝为主或活血化瘀为主，但均不能离开补肾之本而兼以活血化瘀的治法。在临证时又需审视病之虚实，标本之间孰轻孰重，而灵活处方。若肾阴虚则育阴化瘀，肾阳虚则补肾化瘀，若瘀血重则化瘀补肾为治。化瘀有凉血化瘀、温通化瘀、行气化瘀、补气化瘀、益气养阴化瘀等。药物应用：补肾阴者用熟地黄、黄精、枸杞子、山药、紫河车；补肾阳者阴中求阳，以达肾水化气，阴足阳生，肾水化气，气行血行而瘀阻除，可用上面补阴之品加巴戟天、菟丝子、覆盆子、鹿角霜、二仙汤等。肝郁气滞血瘀，方选血府逐瘀汤（《医林改错》）；肾阴亏虚，肝火横决，当滋肾泻肝，方选六味地黄丸合龙胆泻肝汤；心火不足化血衰少，瘀阻营卫，方选黄芪桂枝五物汤（《医林改错》）或身痛逐瘀汤（《医林改错》）；肾水不济，心阴不足，心火过盛，津枯血稠，瘀阻经络，必滋肾养心，方选二至丸（《六科准绳》）合甘麦大枣汤（《金匮要略》）。

笔者临证曾治一经行胁痛 1 年多的患者。患者痛时呈针刺样，每遇行经期加重。伴头痛，目眩，心悸，心神不宁，烘热，但怕冷，汗自出，体倦无力，易惊，下肢浮肿，肌肤麻木，肤似蚁行，月经紊乱，后期而量少。曾于某省级医院行心电图、B 超多脏器检查，均未发现实质性病变。长期服用谷维素、更年康、利眠宁等药，未见好转。妇科检查未发现盆腔异常情况。舌暗、苔薄白，脉弦紧。诊为更年期综合征（心肾阳虚瘀阻营卫）。治拟补肾益心阳，化瘀调营卫。方选黄芪桂枝五物汤加味。方药：黄芪 30 g，白芍 20 g，桂枝 12 g，生姜 10 g，大枣 10 g，紫河车 12 g，巴戟天 12 g，甘草 5 g，补骨脂 10 g，乌药 5 g，桃仁 15 g，姜黄 10 g。服药 2 剂，胁痛大减，夜能入寐，脉细不弦。遂于上方加熟地黄 50 g、黄精 50 g，以加强肾水化气之效而使心阳更足，营卫得调。服药 3 剂后诸症大减。继续调治半月，告愈。

第八章　淫羊海马散治疗绝经后骨质疏松症75例

骨质疏松症（osteoporosis，OP）是一种以骨量减少和骨组织微细结构破坏为特征的全身骨强度降低性疾病，主要表现为胸背和腰部疼痛、畸形与易于骨折，是危害老年人健康的主要慢性疾病之一。尤其妇女绝经后雌激素降低后发病率明显增高，老年（60岁以上）妇女骨质疏松症发生率为50%～70%。从20世纪90年代起陈慧依拟淫羊海马散立院级项目，应用淫羊海马散对75例绝经后骨质疏松症（PMOP）妇女进行治疗，并设25例西药对照组进行比较。

一、临床资料

（一）入选条件

（1）年龄45～55岁，绝经平均半年以上妇女；（2）有自发的腰痛和（或）负重性疼痛，身高变矮或驼背；（3）应用双能X射线骨密度仪检测示腰椎L2、L4或股骨上段至少有一个部位骨密度（BMD）低于正常同性别患者BMD峰值2～5个SD；（4）余符合《中国人原发性骨质疏松症诊断标准（试行）》的诊断标准。

（二）一般资料

100例患者按3∶1比例随机分成两组。治疗组75例，年龄52.5±4.3岁，绝经时间1.90±0.62年；对照组25例，年龄53.1±3.8岁，绝经时间2.10±0.41年。两组患者在年龄、绝经时间上均无显著差异（$P > 0.05$），具有可比性。

二、治疗方法

治疗组予淫羊海马散（淫羊藿粉、海马粉、白术粉）3 g，冲服，每天3次。对照组予葡萄糖酸钙片1片，口服，每天3次。疗程均为3个月。

三、疗效观察

（一）观察指标

两组患者于治疗前及治疗后3个月采用双能X射线骨密度仪测量L2～

L4，并测血常规、尿常规、血脂、血糖及肝肾功能。

（二）疗效标准（自拟）

每例患者治疗前后及随诊中均由同一位医生对其疼痛程度进行评分：无法忍受为3分；可忍受为2分；剧烈疼痛为1分；无痛为0分。观察3个月后计算改善率。显著改善：疼痛程度减轻50%～100%。轻度改善：疼痛程度减轻20%～49%。无改善：疼痛程度减轻10%～19%。

（三）统计学处理

所有资料均用SAS10.0软件处理，计量资料结果以均数±标准差（$\bar{x}\pm s$）表示。两组均数之间比较用 t 检验，疼痛症状改善采用Ridit分析进行统计学处理。

（四）治疗结果

1.治疗后两组患者疼痛症状改善比较

治疗后两组患者疼痛症状改善比较见表8-1。治疗后两组患者疼痛均有不同程度的减轻，以治疗组尤为显著，改善率达100%，患者非常乐意接受。

2.治疗前后两组患者BMD变化比较

治疗前后两组患者BMD变化比较见表8-2，可见用药3个月后两组患者BMD较治疗前均有所增高，以治疗组的尤为显著。

表8-1　治疗后两组患者疼痛症状改善比较

组别	例数	显著改善例数	轻度改善例数	无改善例数	总改善率（%）
治疗组	75	64	11	0	100
对照组	25	2	11	12	52

注：经Ridit分析，$u = 6.328$，$P < 0.01$。

表8-2　治疗前后两组患者BMD变化比较

组别	例数	治疗前（mg/cm³）	治疗3个月后（mg/cm³）
治疗组	75	0.0589±0.054	0.832±0.08[1]
对照组	25	0.591±0.08	0.697±0.06

注：经 t 检验，与对照组比较，[1]表示 $P < 0.01$。

四、讨论

骨代谢是一个由成骨细胞的骨形成和破骨细胞的骨吸收构成动态平衡的过程。1987 年 Gray 首先在体外培养的成骨细胞上发现雌激素受体的存在，揭示了雌激素对成骨细胞的直接作用，指出更年期雌激素下降是出现骨质疏松症的直接原因。中医学尚无"绝经后骨质疏松症"这一病名，其以腰体软弱无力、身高缩短、脊柱畸形、胸背腰腿疼痛为主要症状，当属中医"骨痿""骨痹""骨枯"的范畴，是发生于绝经后的"骨痿""骨痹"之症。绝经后妇女是处于"七七"肾气衰的特殊生理时期，此时期精枯髓少，骨之充养少源，骨体枯萎，无以作强，养骨精少，骨失所养而痹，不长反枯，失养而短。由于肾精不足，因此补肾填精为此病之首选治疗原则，药选淫羊藿、海马。海马为海中动物，性温入肝肾经，有补肾壮阳、调气活血的作用，选用海马符合《黄帝内经》所说的"精不足者，补之以味"的思想。现代研究证实，海马的乙醇提取物可延长正常雌性小鼠的动情期，还可让去势小鼠出现动情期并提高雌激素水平，对子宫和卵巢有增重的作用。淫羊藿辛甘温，亦入肝肾两经，有补肾壮阳、强筋、健骨、祛风除湿的作用，配以海马助淫羊藿之补肾填精的功用，能缓解骨质疏松症引起的疼痛。白术味甘、苦，性温，归脾胃经，可补气健脾，有强壮的作用，与补肾药合用，可促进补肾药的吸收，助补肾药发挥药效，其药理作用机制有待进一步证实。

第九章　卵巢储备功能减退的调护

卵巢储备功能减退指卵巢内存留的可募集卵泡数量减少，卵母细胞质量下降，进而导致经量少、闭经、不孕及围绝经期的一系列症状。该病在不孕症人群中发病率约为 10%，进一步可发展为卵巢功能早衰。陈慧侬认为卵巢储备功能减退需要早防早治，防治关口前移，避免出现不孕不育症和卵巢功能早衰。

一、概念

在 2016 年中华医学会妇产科学分会专家共识中，为卵巢功能早衰拟了 3 个概念，一是早发性卵巢功能不全，二是卵巢功能早衰，三是卵巢储备功能减退。虽然卵巢功能早衰在中医学上没有专有的名词，但是中医治疗卵巢功能早衰效果显著，而且很有挖掘潜力，中医专家们包括国医大师刘敏如都提出要把"卵巢功能早衰"这个病名加在教科书上，刘敏如还认为应该找出一个相当于卵巢功能早衰的中医病名。陈慧侬提出该病的中医病名为"天癸早衰、经水早断"。

这 3 个概念中，早发性卵巢功能不全指的是女性在 40 岁以前卵巢活动衰退的一个临床综合征，以月经紊乱如停经、稀发月经，伴有持续性的高 Gn、低雌激素等为特征，具体表现为停经或月经稀发 4 个月，或间隔 4 周以上连续两次出现 FSH > 20 IU/L，或 FSH > 40 IU/L。根据早期卵巢功能不全诊断标准，不管从中医还是西医的角度来看，是这个关口提前缩小了，也就是"关口前移"。

卵巢功能早衰指的是女性在 40 岁以前达到卵巢功能衰竭，闭经时间 > 4 周至 6 个月，两次间隔 4 周以上，FSH > 40 IU/L，或伴有雌激素降低。但有些学者认为，卵巢功能早衰不能反映卵巢衰竭的病情发展，因此更趋向于早发性卵巢功能不全这个概念。

卵巢储备功能减退本属于生殖领域的常用名词或专有名词，它没有很严格的定义。一般指在双侧卵巢（在月经的第二天测量）发现 AFC < 6 个，或在40 岁之前出现前述表现。因其诊断标准前移，故该病发病率高，提醒大家高度

重视其发病年龄，如果在 40 岁以前出现前述症状就应该高度重视该病的发生，早防早治。

二、卵巢储备功能减退生理病理

（一）生理

女子生长发育有一定的规律。《黄帝内经·素问·上古天真论》曰："女子七岁肾气盛，齿更发长。二七而天癸至，任脉通，太冲脉盛，月事以时下，故有子。三七肾气平均，故真牙生而长极。四七筋骨坚，发长极，身体盛壮。五七阳明脉衰，面始焦，发始堕……七七任脉虚，太冲脉衰少，天癸竭，地道不通，故形坏而无子也。"陈慧侬认为这段文字记录了女性经之成、孕之成的时间变化和生理变化。一是时间变化，包括女子从 7 岁到"七七"49 岁生长、发育、生殖功能的变化，经历了 7 个周期。二是经之生、孕之成必须具备的条件，包括肾气、天癸、任脉之盛、冲脉之通以及作用于胞宫，即在肾 – 天癸 – 冲任 – 胞宫生殖轴的作用下才出现月经或妊娠。

1. 冲任二脉与五脏六腑关系密切

任脉主司全身阴液，具有统任、滋润、任养的功能，任脉就是精血、精液运行的通道。太冲脉盛，因为冲脉隶属阳明、后天之本，冲为血海。脾胃化生水谷精微，在心的化赤作用下生成血液，在心气的推动下滋养周身，所剩皆藏于肝，肝之藏血及疏泄功能正常则血海按时满溢，出现月经，反之则月经紊乱、闭经。

2. 天癸是产生月经、妊娠的一个特殊条件

天癸是促进人体生殖功能的发育、成熟、旺盛的一种精微物质。所谓物质就是有形之品，陈慧侬认为天癸是经络的一种重要物质。在月经、妊娠过程中，天癸具备阳的功能作用，需要气化才发挥其作用，依靠五脏六腑的气机升降来完成其功能。天癸产生于心脑，藏于肾，受后天脾胃化生水谷精微的滋养，通达于冲任经脉，作用于胞宫的精微，具有体阴（阴精）而用阳的特性，需要气化和中焦肝胆脾胃的气机升降出入运动来发挥其功能。这是陈慧侬对于月经、妊娠的看法。

3. 经水出诸肾

《傅青主女科》说"经水出诸肾"，陈慧侬认为其具有跨时代的意义。在明代之前对月经的看法都是"经者血也"，而傅山认为"经水出诸肾"，经水并不

是血，而是来源于肾中的癸水。"经原非血也，乃天一之水，出自肾中，是至阴之精而有至阳之气。"《类经》曰："人始生，先成精。"精者，人之水也。万物之生，其初皆水。故曰"天一生水"。"天一生水"的观念源自"河图洛书"，是古人基于朴素的唯物观对世界的认知，认为水是万物化生的来源。将"天一生水"的概念应用于人体，则精为水中之精华，是人体始成及生长发育的物质基础。肾藏精，为精之所，封藏有先天之精和脾胃运化水谷所产生的后天之精。当肾精充足，在精气互化作用下，则肾气充盈，产生天癸，精气溢泄，使月事以时下。所以经水是肾精肾气充盈到一定水平后定期盈泄的物质，色似血，实非血。

陈慧侬认为，女性卵巢的功能与肾主生殖密切相关。肾藏精，内寓元阴元阳。卵泡为有形之物，靠有形之肾阴精血和癸水化生及滋养而发育成熟。《景岳全书·阴阳篇》曰："元阴者，即无形之水，以长以立，天癸是也。"陈慧侬认为女性一生以阴为用，卵之生及胎之育，阴精为重要的物质基础。肾之阴精"天癸"的充盛与衰竭具体表现为月经来潮与绝经，以及生殖能力的开始与丧失，是影响卵巢储备功能的关键因素。

4. 心、肝、脾与经孕密切相关

《傅青主女科》曰："有年未至七七而经水先断者，人以为血枯经闭也，谁知是心肝脾之气郁乎。""然则经水早断，似乎肾水衰涸，吾以为心肝脾气之郁者。盖以肾水之生，原不由于心肝脾，而肾水之化，实有关于心肝脾。使水位之下无土气以承之，则水滥灭火，肾气不能化；火位之下无水气以承之，则火炎铄金，肾气无所生；木位之下无金气以承之，则木妄破土，肾气无以成。"明确提出心、肝、脾三脏的功能失调，也可导致天癸过早衰竭而引起过早绝经。

陈慧侬认为，如果血枯，那就会闭经。傅山认为闭经当然与血枯有关，但根本原因是"心肝脾之气郁乎"，这个"郁"不是忧郁，而是堵了、滞了。傅山明确提出这三脏的功能失调可以导致天癸过早衰竭而引起过早绝经。这些启发很重要，月经不是纯粹的"血"，月经的产生必须经过肾的气化，在天癸的作用下产生。这种思想对治疗的指导也具有跨时代意义。之前治疗月经未至，通常选用破血之法攻之、破之，但是用活血攻破之法治疗月经未至多效果不佳，如果心、肝、脾功能失调，月经未至，医生运用攻之、破之的方法不但没有效果，反而会伤了患者的心、肝、脾。近年来，通过调理心、肝、脾功能，使冲任气血充盛，可恢复月经正常。另一个启发是，西医认为卵巢功能早衰，特别是

AMH 数值是不可逆的，但中医认为可逆。临床多见用中药调理提高 AMH 数值，也可以减缓卵巢功能早衰，甚至使卵巢功能恢复正常水平。FSH、LH 数值在临床上通过中药调理降下来的例子很多，而且效果很好。陈慧侬运用中医药治疗该病，使高 Gn 的降低率达到 60% 以上。因此，中医治疗卵巢功能早衰的确有其独特之处。《傅青主女科》提出源于心、肝、脾三脏的功能失调，三脏郁滞就会出现月经失调，因此通过对心、肝、脾的调节，使癸水充，肾精足，月经和妊娠能力都可以恢复。《傅青主女科》对妇科疾病的治疗具有重要的指导意义。

从中医整体观来看，经之生、孕之成与五脏六腑之间的相生相克有关。经水出诸肾，肾水的生成虽不在于心、肝、脾，但与心、肝、脾密切相关。心、肝、脾与经孕明显相关，如果肾水失去脾土的制约，则过多的水气会上泛于心，消伐心火，使心火不足以下暖肾水；同样，若肾水亏虚，不能上济于心，心火失去了肾水的制约则独亢于上，心气亦不能下降，使心肾不交；同时，心火克肺，则使肾水无以生；肝木失去肺金制约，则木妄克土，使肾水失去后天脾土的长养而亏虚。这个五行生克制化的循环中任何一个环节失去平衡，都可能导致月经紊乱，甚者经水早断而不孕。其实卵巢功能早衰就是月经问题和不孕问题。

陈慧侬认为，如果中医学是一个宝库的话，那中医妇科学就是宝中之宝。作为一名中医妇科学研究者，陈慧侬感到非常荣幸、骄傲。

（二）病理

1. 肾精血虚弱是卵巢储备功能减退的关键病机

在生理上，妇女的一生是耗损精血的一生。经、孕、产、乳需要的物质基础是阴血，靠肾合天癸的气化，故女子阴常不足，阳常有余，容易出现阴虚内热。因此平素围绕女子的生理特点，予以补肾养阴，可以防止出现卵巢储备功能减退。病理上，肾气渐衰，天癸逐竭，冲任衰少，是卵巢储备功能减退的不孕不育病机。陈慧侬认为，肾是藏精之处，冲任之本，气血之根。在五脏生理功能中，肾和脑相通，肝肾同源，脾肾相资，心肾相济，肺肾相生。一名女性从生下来一直到衰老，这一过程肾都在参与，肾是生长及出现月经、生殖等生理功能的根本。人从 7 岁到"七七"这么一个生长衰老的过程，其实是肾气自然盛衰的反应。因此肾在妇人的生理上起关键的作用。陈慧侬认为，女性一生以阴为用，卵之生及胎之育，"阴精"为重要的物质基础。肾之阴精"天癸"的充盛与衰竭具体表现为月经来潮与绝经，以及生殖能力的产生与丧失，是影响卵巢储备功能的关键因素。肾藏精，精化气，肾中精气的盛衰主宰着人体的生长、发育与生殖。肾气不足会影响天癸的成熟、泌至和冲任的充盈、通畅，使人呈现卵巢储备功能不足或减退的状态。若先天肾气不足，或房事不节、久病大病、反复流产损伤肾气，或高龄肾气渐衰，均会因肾气虚则冲任虚衰而不能摄精成孕；肾虚封藏失职，冲任不固，故月经先期、月经过多、崩漏；肾精亏虚，血海空虚，不能充养冲任，故经量少。

2. 肝气郁结是卵巢储备功能减退的促发剂

肝藏血，主疏泄，喜条达，恶抑郁。肝司冲脉，冲为血海，为十二经之海。肝气平和，妇女经、孕、产、乳正常；反之则肝失条达，肝血不足，诸病丛生。肾属水，肾藏精，肝属木，又藏血，肾为肝之母，而精血又同源，相互滋生濡养。若肾精亏虚，"水不涵木"，肝体失于濡养，则疏泄失常；且女性较为感性，若七情太过，气机不畅，肝郁气滞，郁久化火则会导致肾虚肝郁之证。《傅青主女科·经水先后无定期》提出："夫经水出诸肾，而肝为肾之子，肝郁则肾亦郁矣……殊不知子母关切，子病而母必有顾复之情，肝郁而肾不无缱绻之谊。"肝肾之间的母子关系在卵巢储备功能减退的疾病发展机制中主要表现为藏泄互用。女子情志调达，肝之疏泄功能正常，则血海蓄溢有常，肾精化生有序；肾之封藏功能正常，肾精充盛有度，则肝之阴血生化有源，肝气疏泄调畅。现代女性在生活、工作中面临的压力较大，常会出现焦虑、抑郁等不良情绪，使肝气郁结。肾中精气的充盛有赖于肝血滋养，肝血不足会导致肾中精气失养，继而出现经量减少甚或闭经，促使卵巢功能提前衰退。情志不畅，肝气郁结，疏泄失常，血气不和，冲任不能相资，以致不能摄精成孕；或肾阴亏损，以致冲任血少，不能凝精成孕；甚则阴血不足，阴虚内热，热伏冲任，热扰血海，以致不能凝精成孕；肾虚失于封藏，胎元不固，则堕胎或小产。不孕、堕胎、小产均会加重患者的焦虑、抑郁，肝气郁结，耗伤阴血，从而加重肾精亏虚，导致卵巢储备功能的进一步减退。

3. 脾胃功能异常是导致卵巢储备功能减退的重要因素

脾统血，胃主受纳腐熟，与脾同为生化之源；肾气盛，则先天之精，化生的天癸在后天水谷之精的充养下最后成熟，同时通过天癸的作用，促成月经的出现。妇女有经、孕、产、乳等生理特点，最赖于气血充养，同时也最容易耗伤气血，故有"妇女以血为本"之说。若平素体弱或久病失血伤营，或脾胃虚弱，化源不足（充）均能导致营血不足，冲任空虚，胞脉失养，以致不能摄精成孕。冲任不固，胎失所载，可致胎动不安、胎漏、堕胎、小产等；冲任不固，系胞无力，可致子宫脱垂；脾虚血少，化源不足，冲任血虚，血海不按时满，可致月经后期、月经过少、闭经等；冲任血虚，胎失所养，可致胎动不安、堕胎、小产等。

一方面脾主思，如思虑太过容易损伤脾胃，暗耗心血，或忧思伤心神，母病及子；另一方面脾虚不思饮食，则气血亏虚。《景岳全书·妇人规》云："凡欲念不遂，沉思积郁，心脾气结，致伤冲任之源，而肾气日消，轻则或早或迟，重则渐成枯闭。"此意即为心脾气结，无源化生气血，后天无以养先天，则肾气日渐削减。轻则开合胞宫失司导致月经紊乱，甚则气血大亏，而致血枯经闭。治宜健脾理气，养心安神。

4. 心肺功能失调也会导致卵巢储备功能减退

生理上心肾与胞宫通过经络直接联系。《傅青主女科·种子》中提到："胞胎上系于心包，下系于命门。系心包者通于心，心者阳也；系命门者通于肾，肾者阴也。"该理论从生理方面阐明了心肾与子宫的胞脉有直接联系。肾阴上济心阴，以防止心阳偏亢，心阳下温肾水，助其蒸腾，此为心肾相交。心肾水火交济，阴阳消长才能处于动态平衡。心主一身之血脉，推动调节血液的运行，心气下降，则胞脉通畅行泻，肾中藏精，生殖之精充足，则子宫闭合有序。

病理上心肾不交会导致卵巢储备功能减退。《黄帝内经·素问·评热病论》曰："月事不来者，胞脉闭也。胞脉者，属心而络于胞中。今气上迫肺，心气不得下通，故月事不来也。"心主血脉，统辖一身上下，胞宫的行经、胎孕都与心的功能有关。若心肾相交，水火共济，阴阳平衡，君相安位，则能共同主宰月经及生殖功能。若心肾之间水火阴阳的平衡关系失调，心肾不交，则心气不能下通于肾，或心肾阴阳失衡，则易导致月经失调、不孕，腰酸耳鸣，失眠健忘等症。女性承受压力日久，肾精本虚，肾水不能上济心火，心火独亢，下灼肾阴，使精血更虚，天癸乏源，血海无源以泄而月经早绝。心藏神，主血脉，为君主之官。若忧思积念，阴血暗耗，心气不得下达，冲任血少，血海不能按时满盈，可致月经过少、闭经；若营阴不足，神失所养，可致脏躁、绝经前后诸证。

肺主气，主肃降，朝百脉而输布精微。肺属金，肾属水，肺金与肾水为母子关系，在生理、病理上均相互影响。如肺为水之上源，肾为水之下源，肺主通调水道，肾为水脏，主津液，二脏相互配合，共同调节人体水液代谢。又如肺主气，司呼吸，肾主纳气，二脏共同维持正常呼吸。《类证治裁》云："肺为气之主，肾为气之根，肺主出气，肾主纳气，阴阳相交，呼吸乃和。"病理上多见肺肾两虚，治疗时则肺肾同治，故有"肺肾同源"之说。肺虚不能输布津液以滋肾，或肾阴不足，精气不能上滋于肺，而致肺肾阴虚。临床上可见卵巢储备功能减退患者由于肾阴亏虚，出现口干口渴，甚至干咳、鼻出血等肺阴不足的症状；或是患者由于素有肺结核、哮喘等病史，容易出现卵巢储备功能减退等月经失调、不孕不育等，均为金与水之间母子相及的病变。

陈慧侬认为，卵巢储备功能减退的病机为以肾虚为本，与心、肝、脾三脏功能失调密切相关。肾阴亏虚，不能上济心火，使心肾不交，心火不能下降出现的病机；肾阴亏虚，乙癸同源，使肝肾阴虚；肝木失养，肝体阴而用阳，肝失疏泄，使肾虚肝郁；肾阴亏虚，肾气无以化生，脾土失于温煦，先后天不能相资，则脾肾两虚。因此卵巢储备功能减退的关键病机中肾虚是根本，与心、肝、脾三脏的功能失调密切相关。

三、临床表现

（一）月经的改变

卵巢储备功能减退早期可表现为月经周期、行经期、经量异常。多数早期为月经先期、量少，逐步发展为月经后期甚至闭经，以上表现超过4个月以上。陈慧侬总结卵巢储备功能减退病例时发现，月经先期和经量少这两个症状同时存在的病例在卵巢储备功能减退病例中占70%。如果在临床中月经紊乱、月经过少而月经先期两者同时出现，则考虑为卵巢储备功能减退。陈慧侬运用中医治疗月经病、不孕症，重视辨证论治，发现多年不孕的患者多伴有月经紊乱，出现经量少和月经先期，进一步发展为月经后期，甚至闭经。肾虚封藏失职，冲任不固，故月经先期；肾精亏虚，血海空虚，不能充养冲任，故经量少；进一步发展则出现月经后期、闭经。

（二）生殖能力的下降

陈慧侬发现卵巢储备功能减退多引起不孕症和反复流产，肾虚则冲任虚衰不能摄精成孕，则不孕；肾虚封藏失职，冲任不固，故月经先期、月经过多、崩漏；肾精亏虚，血海空虚，不能充养冲任，故经量少。

（三）雌激素缺乏症状

雌激素下降明显，就会出现失眠、心悸、潮热、盗汗、阴道干涩、性交疼痛、情绪障碍等一系列症状。陈慧侬认为以上症状的关键病机是肾阴亏虚。不能濡养心神，故出现失眠、心悸；阴虚内热，则出现潮热盗汗、五心烦热；阴液亏虚，不能濡养阴窍，则出现阴道干涩、性交疼痛；肾阴亏虚，水不涵木，肝失疏泄，则容易出现情绪障碍，如心烦易怒、焦虑抑郁等。

四、治疗

（一）补肾养阴清热为治疗大法

陈慧侬根据卵巢储备功能减退不孕的病机为肾阴亏虚，治以补肾养阴清热为大法，方选大补阴丸和生脉饮化裁。处方由人参、麦冬、五味子、龟甲、生地黄、熟地黄、知母、黄柏、白术、山药等组成，可加鹿角胶、紫河车、鳖甲等血肉有情之品。大补阴丸的治疗出发点是治肾。月经、妊娠需要的物质是阴血，女子阴常不足，阳常有余。女人一生因经、孕、产、乳而容易耗伤阴血，阴血亏虚，阳常有余，故容易出现阴虚内热。方中熟地黄、生地黄味甘性温，归肝肾经，补血滋阴，益精填髓；龟甲甘咸而寒，直入肾经，滋补肾水，为壮水涵木之品；黄柏、知母味苦性寒，入肾经，同具清热泻火功效，相互配伍，可以增强清相火、退虚热的功效。大补阴丸可补肾填精，养阴清热。生脉饮中人参、麦冬、五味子益气养阴；菟丝子、枸杞子滋补肝肾，填精养卵；山药合人参健脾益气，补后天以资先天，为佐药；甘草益气补中，调和诸药。统观全方，药物配伍自有精妙之处，具填精、补肾、养阴清热、健脾益气之效，阴足则卵成，经调有子。

陈慧侬在临床用药上常将生地黄、熟地黄同用，起到补肾养阴效果，但如果患者出现大便烂症状，脾的运化功能不好，则应少用。陈慧侬发现卵巢储备功能减退患者的临床表现以月经先期而量少为多见，月经先期在临床常见两个证型，一是气虚，气不摄血所致，治疗需要补气；二是阴虚内热，血热迫血妄行所致，卵巢储备功能减退在临床上以该证型为多见。方用两地汤，因此临床用药常用生地黄清热养阴；知母、黄柏是大补阴丸里主要的两味药，苦寒入肾经，清热泻火，相互配伍，可以增强清相火、退虚热的功效。用药中注重心、肾与脾的关系，加用健脾药白术、山药；临床用药中常加鹿角霜、紫河车、鳖甲等血肉有情之品治疗卵巢功能早衰和虚损性的疾病，尤其是对肾虚证有很好的疗效。同时常用蛤蚧，尤其对子宫内膜不长、瘢痕子宫引起的经量少、月经后期、闭经等临床症状，均有较好的疗效。如患者出现低雌激素相关综合征，则合用甘麦大枣汤。

（二）兼顾心、肝、脾，调理气血

卵巢储备功能减退发病以肾虚为本，同时与心、肝、脾相关。《黄帝内经·素问》云："二阳之病发心脾，有不得隐曲，女子不月……"指出月经后期、闭经与心、肝、脾有关。陈慧侬在临证中随证加减，兼顾心、肝、脾，调理气血，主要体现在以下四个方面。

一是柔肝养肝。多见患者婚久不孕，月经先期、量少，经行乳房胀痛，精神抑郁，烦躁易怒，胸胁胀满，少腹胀痛，舌边暗红或有瘀点，脉细弦。治疗以滋肝、柔肝为主，方选大补阴丸合一贯煎加减，常用当归、生地黄、白芍、女贞子、枸杞子、山茱萸、沙参、制何首乌等。肝郁化火，症见口苦心烦、胸胁胀满、舌暗红苔薄黄、脉弦而数者，可选小柴胡汤或丹栀逍遥散加减，加钩藤、川楝子、山栀子以清泻肝火；肝阴不足、肝阳上亢，症见头晕目眩、头痛者，加滋阴潜阳之菊花、石决明、钩藤、天麻、牡蛎、鳖甲等。

二是健脾益气。多见患者月经逐渐后延或闭经、不孕，经量少，经色淡而质薄，或神疲乏力，头昏肢倦，食欲缺乏，大便溏薄，舌淡苔少或白薄，脉沉缓或弱。治以健脾益气，方选大补阴丸合归脾汤加减。常用党参、白术、茯苓、山药、黄芪等；或以山药、石斛、沙参、麦冬等养脾阴；或加远志、茯神、龙眼肉补益气血，宁心安神。

三是滋肾清心。多见患者月经后期甚至闭经、潮热盗汗、烦躁失眠、五心烦热、舌红苔少、脉细数等心肾不交的症状。治以滋肾清心，方选生脉散合甘麦大枣汤加减。可酌加远志、柏子仁、夜交藤、合欢皮等养心气，润肾燥，宁心安神；敛汗可酌加浮小麦、煅龙骨、煅牡蛎；除烦加竹叶、莲子心；交通心肾加黄连、阿胶；养血安神解郁加合欢花、酸枣仁；清热加青蒿、鳖甲、银柴胡。

四是养血活血。多见患者由于堕胎、小产等子宫手术或卵巢、输卵管手术损伤卵巢组织或影响卵巢血液供应，从而损伤肾气冲任；或久病及肾，阴精损耗；或产时大出血，血去精亏，致肾气不足，精血匮乏，肝失所养，冲任俱虚，月经停闭。治以养血活血，方选四物汤加减，常用熟地黄、当归、白芍、川芎、丹参、鸡血藤等。

五、预防

从治未病的角度出发，本着"未病先防、已病防变"的思想，陈慧侬临证在予卵巢储备功能减退患者药物治疗的同时还注重预防，建议患者起居有常，饮食有节，心情舒畅，以预防肾－天癸－冲任－胞宫生殖轴功能过早过快衰竭。陈慧侬认为精神焦虑抑郁、社会压力增加等均会影响卵巢储备功能，故其强调临证应注重调适患者的心态，嘱患者调理情志，劳逸结合以利于肝之疏泄，而且要早睡早起，加强锻炼，建立乐观向上的生活观念。同时还强调健康饮食，平衡饮食，少食辛辣刺激及油腻食物，以免伤阴血。主要措施如下。

（一）早诊早治

如患者出现月经先期、量少等症状，就应考虑是否出现卵巢储备功能减退，及时进行血 AMH、性激素和 B 超查看窦卵泡等辅助检查，早发现，早治疗，并结合患者证候运用中医药辨证论治，调理脏腑气血，恢复肾－天癸－冲任－胞宫生殖轴的功能，使其肾气盛，冲任气血充盛，月经按时来潮，才能收效良好。如未经及时治疗，则会使病情发展为不孕不育，影响患者的生殖健康。临床上很多不孕症是卵巢储备功能减退所致，如果能早诊断、早治疗，很多患者可以恢复妊娠。当然治疗的同时也需要考虑年龄因素，如果患者已经超过40岁，疗效就会受到影响，但如果患者刚开始发现月经先期、量少，采取积极治疗，就会取得比较好的疗效，妊娠的成功率也会提高。建议连续治疗 3 个月经周期后复查，如 FSH 基础值下降至 10 U/L 以下方可试孕。

（二）配合针刺和耳穴压豆等外治法

外治法包括针刺、耳穴压豆、推拿、外敷、灌肠。针刺常于任脉、脾经、肾经、胃经上取穴；耳穴压豆常取神门、内分泌、皮质下、卵巢、心、肝、脾、肾等穴。

（三）起居有常

女子在起居作息上要顺应阴阳变化自然规律，白天阳气升发，精力充沛，工作效率高；夜间要按时睡眠，保证充足的休息时间，以利于气血精气的恢复和长养，通过夜间的养精蓄锐，可以保养阴精；又因女子以阴血为用，且经、孕、产、乳易耗伤阴血，导致阴常不足，而且与卵巢功能有关的卵子发育成熟也要靠肾之阴精的充养，因此在起居要睡子午觉，不要熬夜，以免耗伤阴血和肾精，导致卵巢储备功能减退，出现月经先期、经量过少、月经后期、闭经、不孕等。

（四）饮食有节

《黄帝内经·素问·上古天真论》曰："五七阳明脉衰，面始焦，发始堕。"女子从"五七"开始生殖功能衰老，面色开始变黄长斑，头发开始脱落，其根本原因是阳明经脉的气血开始衰惫。水谷入口，经脾胃的受纳腐熟和运化，完成水谷精微化生为气血的过程，最后由脾气散精，滋养全身。女子以阴血为用，经、孕、产、乳容易耗伤气血，气血亏虚，所以衰老首先反应于阳明经脉，其本质是脾胃功能的虚衰。《黄帝内经·素问·平人气象论》曰："人以水谷为本。"因此女子的养生要重视调理脾胃，可通过均衡饮食、调和五味、饮食有节等饮食的调养来调理脾胃。饮食要多补充黑色的食物，如黑枣、黑木耳、黑豆、桑椹、黑芝麻等；甘凉滋润食物如山药、百合、五味子、麦冬、玉竹、白芍、阿胶、冬虫夏草、枸杞子等；补养阴血之品鸡蛋、猪肝、红枣、猪肉等；豆类等含有丰富鞣酸的滋润物质，起到滋润补肾填精的作用；以及少吃辛辣香燥的食物以免耗伤阴血。如果长期以素食为主，不吃荤食，缺少血肉有情之品化生精血，冲任血海不充，则容易出现头晕、贫血、面色苍白、月经过少、闭经，甚至不孕。反之，长期荤食为主，少吃或不吃碳水化合物，则出现代谢异常表现，如肥胖、高尿酸、高血脂、闭经、脂肪肝等。饮食的偏嗜容易导致营养失衡，也会引起卵巢储备功能减退。

（五）心情舒畅

女子的生理特点以阴血为用，容易耗伤阴血。阴血亏虚，水不涵木，肝失疏泄，容易出现忧思郁结、嗳气叹息、烦躁易怒、焦虑抑郁等情志失调，影响气机的运行；气血运行阻滞，气滞血瘀，容易出现月经失调、痛经、不孕、癥瘕、乳腺疾病（增生、囊肿、癌症等）、失眠等疾病，进一步导致卵巢储备功能减退。因此，陈慧侬在诊疗过程中，常与患者沟通，耐心解释病情，给患者讲解疾病相关知识、注意事项等，解答患者疑问，抓住症结所在，巧妙化解患者心结，鼓励患者保持积极的心态并配合治疗等，为其树立信心。同时让患者保持良好的心态，不要过于急躁或焦虑，保有包容心态与愉快心情，调畅情志，使得气血通畅，则身心健康。

（六）不妄作劳

陈慧侬还强调要以劳逸结合、规律起居等方式保养形体，可通过瑜伽、慢跑、游泳、太极拳、太极剑、八段锦等运动养生，调节人体的精、气、神三宝，调理呼吸，推动血液的运行，运动四肢百骸，使得全身气血运行通畅，营养周身，则脏腑功能协调，形神兼备。同时强调要重视房事养生，减少肾精的损耗，保养肾精，以维护女子的生殖健康。女子要防止房劳多产损伤肾精，若房事不节，过早结婚，产育过多，多次堕胎、小产等，则容易耗伤肾精阴血，引起卵巢储备功能减退所致月经过少、闭经、不孕等。对暂时无生育需求的患者需进行避孕及性健康指导，避免人工流产。和谐的性生活有利于患者身心健康，增进夫妻感情，促进家庭和谐。

下　篇

验案荟萃

第一章　月经过少

【验案 1】高龄，月经过少、胚胎停育、子宫内膜薄，自然妊娠（肾阴虚证）

侯某，女，44 岁，已婚，2016 年 8 月 9 日初诊。主诉经量少近 1 年。自述近 1 年月经开始出现经量减少。现月经周期第七天，末次月经 8 月 2 日，行经 6 天，8 月 2 日点滴出血，8 月 3 日开始量稍多、色红，无痛经。上次月经 7 月 2 日，周期 30 天。孕 1 产 0。舌红、苔薄白，脉弦。

经孕胎产史：患者月经 12 岁初潮，周期 30 天，行经 6 天，经量中等，色红，无血块，无痛经。末次月经 2016 年 8 月 2 日，行经 6 天。

既往史：有畸胎瘤史。无传染病史。否认药物、食物过敏史。

2016 年 4 月 2 日检查性激素六项，FSH 10.26 mIU/mL，LH 6.78 mIU/mL，E_2 90.00 pg/mL，P 0.85 ng/mL，PRL 522.19 ng/mL，T 0.88 ng/mL。

病情分析：患者经量偏少，月经周期第一天点滴量，检查性激素六项提示 FSH > 10 mIU/mL，故西医诊断为卵巢储备功能减退；中医诊断为月经过少。月经过少的中医关键病机有虚、实两个方面，虚者可因素体虚弱、肝肾不足，或后天损伤、营阴暗耗，或脾虚不运、化血乏源，以致血海空虚，下之亦少；实者因痰湿瘀血阻于冲任，以致经行不畅，血量减少。患者现已逾"六七"之年，考虑肾精气不足，精不能生血，则冲任血海空虚，经血化源不足，以致经量少。

诊疗思路：患者已逾"六七"之年，考虑肾精气不足，精不能生血，冲任血海空虚，经血化源不足，以致经量少。结合患者舌红、苔薄白，脉弦，辨证为肾阴虚证，治法为滋阴补肾，填精益髓。处方为大补阴丸加减。

方药：知母 10 g，黄柏 10 g，龟甲 10 g，熟地黄 15 g，当归 10 g，白芍 20 g，菟丝子 10 g，枸杞子 10 g，川楝子 10 g，甘草 6 g，山茱萸 10 g，山药 10 g，麦冬 10 g。7 剂，每天 1 剂，水冲服。

方解：方中熟地黄味甘性温，归肝肾经，补血滋阴，益精填髓；龟甲甘咸而寒，直入肾经，滋补肾水，为壮水涵木之品；黄柏、知母味苦性寒，入肾经，均具有清热泻火功效，相互配伍，可以增强清相火、退虚热的功效。菟丝子为阴中阳药，性润而辛香，不温不燥，补而不腻；枸杞子、山茱萸甘平质润，功专滋补肝肾，与菟丝子相配，前者补精血兼顾利水，后者补精血兼顾通调；白芍酸寒入肝，养血敛阴，柔肝平肝；四药共用平补肾中阴阳，肾有所藏则精旺，精旺则气足，气足则天癸至。川楝子疏肝泄热；当归养血活血调经；麦冬养阴生津；山药健脾益气，补后天以资先天，共为佐药。甘草益气补中，调和诸药。统观全方，药物配伍自有精妙之处，共奏填精、补肾、调和气血之效。

二诊（2016 年 8 月 18 日）：患者月经周期第十八天，末次月经 8 月 2 日。患者口干不苦，脱发，寐欠佳，难入睡，纳可，大便黏，每天 1 次，小便正常，舌嫩红、苔少，脉弦。2016 年 8 月 18 日 B 超检查提示子宫内膜厚 4 mm，A 型，左侧卵泡 19 mm×16 mm、12 mm×12 mm。方选大补阴丸合生脉散加减。

方药：太子参 15 g，麦冬 10 g，五味子 5 g，黄芪 20 g，覆盆子 10 g，知母 10 g，黄柏 10 g，龟甲 10 g，熟地黄 15 g，菟丝子 10 g，枸杞子 10 g，鹿角胶 10 g（烊化），合欢皮 10 g，白术 10 g。14 剂，每天 1 剂，水冲服。

患者口干，寐欠佳，结合舌嫩红、苔少，考虑为阴虚生内热，虚热蕴蒸，灼伤阴液，热扰心神所致，在前方的基础上加太子参、麦冬、五味子养阴生津止渴，合欢皮宁心安神；肾之华在发，故脱发考虑为肾精亏虚所致，加鹿角胶血肉有情之品填精益髓；大便黏，为脾虚湿盛所致，加黄芪、白术健脾益气祛湿。

三诊（2016 年 9 月 10 日）：患者月经周期第八天，末次月经 9 月 3 日，行经 6 天，周期 32 天，经量少，无痛经。患者无口干，脱发，寐欠佳，二便调，舌红苔薄，脉细弦。2016 年 9 月 5 日检查性激素，FSH 12.28 mIU/mL，LH 6.21 mIU/mL，E_2 145 pg/mL，PRL 329.93 ng/mL。方选大补阴丸合生脉散加减。

方药：知母 10 g，黄柏 10 g，龟甲 10 g，熟地黄 10 g，山茱萸 10 g，山药 15 g，太子参 15 g，麦冬 10 g，五味子 5 g，菟丝子 15 g，甘草 6 g，当归 10 g，白芍 20 g，川楝子 10 g，枸杞子 10 g。14 剂，每天 1 剂，水冲服。

患者经量少，连续两次 FSH ＞ 10 mIU/mL，卵巢储备功能减退诊断明确。继续守大补阴丸合生脉散加减。

四诊（2016 年 10 月 15 日）：患者月经周期第十二天，末次月经 10 月 4 日，行经 6 天，周期 31 天，经量少，无痛经。仍脱发，时觉左少腹胀痛，寐欠佳，易醒，梦多，二便调，舌红苔少，脉弦。10 月 6 日检查性激素六项，FSH 16.82 mIU/mL，LH 10.09 mIU/mL，E_2 11.5 pg/mL，P 1.94 ng/mL，PRL 910.57 ng/mL，T 0.03 ng/mL。方选大补阴丸合小柴胡汤加减。

方药：当归 10 g，白芍 20 g，川楝子 10 g，山茱萸 10 g，党参 20 g，黄芩 10 g，柴胡 9 g，法半夏 10 g，知母 10 g，龟甲 10 g，菟丝子 10 g，熟地黄 10 g，甘草 6 g，枸杞子 10 g，麦冬 10 g。14 剂，每天 1 剂，水冲服。

患者经量仍少，复查 FSH 未见下降，继续予大补阴丸滋阴补肾。患者寐多梦、易醒，觉左少腹胀痛，结合舌红苔少、脉弦，考虑少阳枢机不利，病位责之在肝，在大补阴丸的基础上加小柴胡汤使枢机得利。方中柴胡疏泄气机之郁滞；黄芩苦寒清热；川楝子疏肝泄热；佐以半夏燥湿祛痰；党参、麦冬益气健脾，生津止渴；当归、川芎行气活血调经；甘草调和诸药。

五诊（2017 年 3 月 11 日）：患者月经周期第十一天，末次月经 3 月 1 日，行经 6 天，经量少，量多时每天用卫生巾 4 片，每片湿透 1/2，色红，少许血块，无痛经。患者脱发缓解，晨起左下腹隐痛，易上火，手脚凉，寐差，易醒，多梦，二便可，舌暗红、苔少，脉弦。方选大补阴丸合当归芍药散加减。

方药：当归 10 g，白芍 15 g，知母 10 g，黄柏 10 g，龟甲 10 g，熟地黄 10 g，白术 10 g，茯苓 15 g，菟丝子 10 g，枸杞子 10 g，甘草 6 g，桑椹 10 g，石斛 10 g。14 剂，每天 1 剂，水冲服。

患者经量较前增多，脱发等不适症状缓解，继续守大补阴丸补肾填精。晨起左下腹隐痛不适，结合舌脉象，考虑病位仍在肝，肝血不足，不荣则痛，予当归芍药散养血调肝。方中当归、白芍养血柔肝；茯苓、白术健脾益气；菟丝子、桑椹、枸杞子滋肾养阴；石斛养胃生津；甘草调和诸药。

六诊（2017 年 5 月 13 日）：患者月经周期第七天，末次月经 5 月 7 日，周期 33 天，患者月经未净，现量少，此次经量少，色红，少许血块，无痛经。无口干口苦，易上火，仍有脱发，易累，乏力，偶有腰痛，弯腰时明显，晨起左下腹扯痛，纳可，寐欠佳，早醒，二便调，舌嫩红、苔少，脉弦。检查性激素六项，FSH 10.66 mIU/mL，LH 5.84 mIU/mL，E_2 161 pg/mL，P 2.72 ng/mL，PRL 451.93 ng/mL，T 0.82 ng/mL。方选大补阴丸合生脉散加减。

方药：太子参 10 g，麦冬 10 g，五味子 5 g，菟丝子 10 g，枸杞子 10 g，桑椹 10 g，知母 10 g，黄柏 10 g，熟地黄 10 g，甘草 6 g，山药 10 g，鹿角胶 10 g（烊化），续断 10 g。7 剂，每天 1 剂，水冲服。

复查性激素六项，FSH 水平较前稍下降。继续守大补阴丸合生脉散补肾填精，清热生津。患者腰酸痛，加续断补肝肾强筋骨。

七诊（2017 年 5 月 23 日）：患者月经周期第十六天，末次月经 5 月 7 日，行经 7 天，周期 33 天。舌红、苔薄黄，脉弦。方选大补阴丸合生脉散加减。

方药：太子参 10 g，麦冬 10 g，五味子 5 g，菟丝子 10 g，枸杞子 10 g，桑椹 10 g，知母 10 g，黄柏 10 g，熟地黄 10 g，甘草 6 g，山药 10 g，鹿角胶 10 g（烊化），蛤蚧 10 g，当归 10 g。14 剂，每天 1 剂，水冲服。

继续守大补阴丸合生脉散补肾填精，清热生津。患者现处于经间期，加蛤蚧补肾益精养卵。

八诊（2017 年 7 月 18 日）：患者月经周期第十一天，末次月经 7 月 8 日，行经 6 天，周期 32 天，经量少，无血块，无痛经。时有乳房胀痛，易疲劳，掉发多，纳可，寐易醒，近 2 日大便溏，每天 2 次，小便正常，舌红苔少，脉弦。B 超检查提示子宫内膜厚 5.6 mm，右侧卵泡 12 mm×11 mm。方选大补阴丸合生脉散加减。

方药：知母 10 g，黄柏 10 g，龟甲 10 g，熟地黄 10 g，石斛 10 g，当归 10 g，白芍 20 g，麦冬 10 g，川楝子 10 g，枸杞子 10 g，菟丝子 10 g，山药 15 g，甘草 6 g，太子参 10 g，鹿角胶 10 g（烊化）。14 剂，每天 1 剂，水冲服。

患者经后期，继续予大补阴丸合菟丝子、枸杞子、鹿角胶养阴育卵；乳房胀，考虑肝气郁滞，予当归、白芍养血柔肝，川楝子疏肝泄热；大便溏，考虑脾虚湿盛，予山药健脾益气，太子参、麦冬、石斛养阴生津。

九诊（2017 年 8 月 19 日）：患者月经周期第十三天，末次月经 8 月 7 日，行经 5 天，周期 30 天，经量少，无痛经，无腰酸。患者口干，纳可，寐易醒，二便调，舌红、苔薄白，脉弦。患者丈夫精液浓度 1.64×10^8/mL，a+b=30.6%+24.39%。上个月月经周期第十五天 B 超检查提示子宫内膜厚 5.5 mm，有优势卵泡，右侧卵泡 19 mm×15 mm。有同房但未孕。方选大补阴丸加减。

方药：知母 10 g，龟甲 10 g，黄柏 10 g，熟地黄 10 g，当归 10 g，白芍 10 g，菟丝子 10 g，枸杞子 10 g，桑椹 10 g，甘草 6 g，山药 10 g，鹿角胶 10 g（烊化），覆盆子 10 g，太子参 10 g。14 剂，每天 1 剂，水冲服。

患者经后期，继续守大补阴丸育阴养卵。

十诊（2017 年 9 月 9 日）：患者月经周期第四天，末次月经 9 月 6 日，现月经未净，量偏少，色暗红，无血块，无痛经，周期 30 天。疲乏，易上火，咽痛，干咳，无口干口苦，纳可，夜寐欠佳，易醒，二便调，舌暗红、苔薄，脉细弦。2017 年 9 月 9 日检查性激素六项，FSH 10.16 mIU/mL，LH 5.25 mIU/mL，E$_2$ 180.9 pg/mL，P 1.19 ng/mL，PRL 716.3 ng/mL，T 0.88 ng/mL。AMH

0.58 ng/mL。B超检查提示子宫内膜厚3.3 mm。嘱咐月经干净后行B超造影。方选左归丸合生脉散加减。

方药：当归10 g，白芍10 g，山茱萸10 g，熟地黄10 g，菟丝子10 g，续断10 g，太子参15 g，枸杞子10 g，龟甲10 g，黄柏10 g，甘草6 g，山药10 g，麦冬10 g。14剂，每天1剂，水冲服。

患者备孕1年未孕，检查性激素六项、AMH提示卵巢储备功能减退，既往监测排卵有优势卵泡，丈夫精液分析未见明显异常，予完善输卵管造影排除输卵管因素导致不孕。现为行经期，经量较前增多，予左归滋阴补肾。方中"三补"山茱萸、熟地黄、山药三药相配，滋养肝、脾、肾；龟甲为血肉有情之品，峻补精髓；枸杞子、菟丝子滋补肝肾；续断补肝肾强筋骨；黄柏清热养阴；太子参、麦冬养阴生津；甘草调和诸药。

十一诊（2017年9月30日）：患者月经周期第二十五天，末次月经9月6日，行经6天，周期30天，经量少，色暗红，无血块，无痛经。近两日白带分泌量减少，易上火，乏力，犯困，寐欠佳，难入睡，易醒，无口干口苦，二便调，舌红、苔薄白，脉弦。方选大补阴丸加减。

方药：知母10 g，黄柏10 g，龟甲10 g，熟地黄10 g，石斛10 g，菟丝子10 g，当归10 g，沙参10 g，麦冬10 g，枸杞子10 g，覆盆子10 g，山药10 g，甘草6 g，川楝子10 g。10剂，每天1剂，水冲服。

患者现处于经前期，继续予大补阴丸加减补肾填精。

十二诊（2018年2月10日）：患者清宫术后3月余，2017年10月5日发现妊娠，经保胎失败，于2017年11月9日因稽留流产行清宫术。现月经周期第八天，末次月经2月3日，行经6天，上次月经1月6日，周期28天，经量少，无痛经。无口干口苦，手脚冰凉，舌淡、苔薄白，脉弦。2018年2月10日B超检查提示子宫46 mm×33 mm×45 mm，子宫内膜厚4 mm；左侧卵巢囊性结构20 mm×16.2 mm。AMH 0.68 ng/mL；PRL 503.9 nmol/L。甲状腺功能三项未见异常。白带常规清洁度Ⅲ°，乳酸杆菌（+），脓细胞（+），白细胞（++）。方选左归丸合生脉散加减。

方药：当归10 g，白芍10 g，山茱萸10 g，熟地黄10 g，菟丝子10 g，续断10 g，太子参15 g，枸杞子10 g，龟甲10 g，黄柏10 g，甘草6 g，山药10 g，麦冬10 g，覆盆子10 g，五味子5 g。14剂，每天1剂，水冲服。

患者胚胎停育，概因肾虚精亏，不能系胎养胎。清宫术后经量偏少，亦责之于肾，乃肾阴精不足，胞脉失于濡养，血海空虚所致。现患者经后期，血海亏虚，当以补肾填精，滋阴养血，予左归丸合生脉散加减。

十三诊（2018 年 6 月 9 日）：患者月经周期第十一天，末次月经 5 月 30 日，行经 4 天，上次月经 4 月 30 日，周期 30 天，经量少，无血块，色暗红，无痛经。现偶有干咳，乏力，眠浅，无口干口苦，二便调，舌暗红、苔薄黄，脉弦。方选左归丸合生脉散加减。

方药：当归 10 g，白芍 10 g，山茱萸 10 g，熟地黄 10 g，菟丝子 10 g，续断 10 g，太子参 15 g，枸杞子 10 g，龟甲 10 g，黄柏 10 g，甘草 6 g，山药 10 g，麦冬 10 g。14 剂，每天 1 剂，水冲服。

患者经后期，继续守前方补肾填精，滋阴养血。

十四诊（2018 年 7 月 26 日）：患者月经周期第三天，末次月经 7 月 24 日，现月经未净，上次月经 6 月 26 日，周期 29 天，量仍少，无血块，色红，无痛经，经前乳房刺痛，自述 6 月 21 ～ 25 日有少许淡褐色分泌物。近几日感冒，汗多，稍疲乏，难入睡，二便调，舌红、苔薄白，脉弦。方选左归丸合生脉散加减。

方药：当归 10 g，白芍 10 g，山茱萸 10 g，熟地黄 10 g，菟丝子 10 g，续断 10 g，太子参 15 g，枸杞子 10 g，龟甲 10 g，黄柏 10 g，甘草 6 g，山药 10 g，麦冬 10 g，川楝子 10 g，荆芥 10 g。14 剂，每天 1 剂，水冲服。

患者乳房刺痛，考虑肝郁气滞，在前方基础上加川楝子疏肝行气；患者近几日感冒，结合舌脉象，考虑外感风邪所致，加荆芥祛风解表。

十五诊（2018 年 8 月 28 日）：患者月经周期第七天，末次月经 8 月 22 日，行经 7 天，周期 28 ～ 29 天，经量少，色暗红，无血块，无痛经，无经前乳胀，无腰酸。自述前几日鼻塞 4 天，牙齿疼痛，现稍咽喉疼痛，纳可，寐欠佳，无口干口苦，大便烂，每天 1 次，小便调，舌暗苔白，脉弦。2018 年 8 月 4 日 B 超检查提示子宫内膜厚 4 mm，左侧卵泡 21 mm×17 mm，右侧卵泡 16 mm×11 mm。2018 年 8 月 14 日 B 超检查提示子宫内膜厚 3 mm，子宫双附件未见异常。乳腺 B 超检查提示双乳腺增生图像改变。方选大补阴丸合两地汤加减。

方药：知母 10 g，黄柏 10 g，龟甲 10 g，生地黄 10 g，地骨皮 10 g，麦冬 10 g，白芍 10 g，甘草 6 g，菟丝子 10 g，枸杞子 10 g，太子参 10 g，川楝子 10 g，覆盆子 10 g，鹿角胶 10 g（烊化）。12 剂，每天 1 剂，水冲服。蛤蚧 2 对，配药用。

患者前几日鼻塞，牙齿疼痛，现咽喉疼痛，平素易上火，考虑素体阴虚，易生内热，大补阴丸方中改熟地黄为生地黄，合两地汤清热养阴生津。且卵泡成熟时子宫内膜薄（4 mm），为损伤肾精所致，故加鹿角胶、蛤蚧等血肉有情之品补肾填精以补养子宫内膜。

十六诊（2018 年 9 月 27 日）：患者停经 36 天，寐差，易醒，现无腹痛、腰酸及阴道流血。近日乳房胀痛，触之不适，晨起稍咳嗽，无痰，无口干口苦，纳可，大便稍溏，每天 1 次，夜尿 1～2 次，舌红、苔薄白、边有齿印，脉滑。2018 年 9 月 27 日检查尿 hCG 阳性。2018 年 9 月 3 日 B 超检查提示子宫内膜厚 5 mm，左侧卵泡 19 mm×18 mm，右侧卵泡 15 mm×11 mm。2018 年 9 月 5 日 B 超检查提示子宫内膜厚 6.6 mm，左侧卵泡 21 mm×19 mm，右侧卵泡 17 mm×15 mm。2018 年 9 月 6 日 B 超检查提示子宫内膜厚 7.5 mm，左侧卵泡 19 mm×19 mm。患者经治疗有成熟卵泡，子宫内膜厚度已达 7 mm，指导同房后患者现已妊娠。患者有胚胎停育史，根据中医治未病的原则，予以固肾安胎，健脾益气，方选寿胎丸合四君子汤加减。并予以戊酸雌二醇片、孕酮胶囊、VitE 等安胎治疗，复查孕三项（血 hCG、P、E_2）。

方药：党参 15 g，白术 10 g，茯苓 15 g，甘草 6 g，山茱萸 10 g，菟丝子 10 g，续断 10 g，桑寄生 10 g，白芍 20 g，黄芪 15 g，麦冬 10 g，阿胶 10 g（烊化），五味子 5 g。7 剂，每天 1 剂，水冲服。

患者停经 36 天，尿 hCG 阳性，早孕诊断明确。患者既往有不良孕产史，现孕早期应积极保胎治疗，予四君子汤合寿胎丸、生脉散加减固肾安胎。方中菟丝子能促进卵巢黄体形成；续断能促进子宫和胚胎发育；桑寄生、阿胶滋阴补肾，安胎元；山茱萸益精养血；白芍养血柔肝；党参、黄芪、白术、茯苓健脾益气；麦冬、五味子养阴生津止渴；甘草调和诸药。纵观全方，具有健脾益气、固肾安胎之效，使胎元有所附、有所养，达到壮母固胎的目的。西药予孕激素孕酮胶囊口服抑制子宫收缩，提供孕卵着床所需的激素水平，从而降低流产事件的发生，维持正常妊娠；戊酸雌二醇片可调节子宫血液循环，改善妊娠结局。

十七诊（2018 年 10 月 4 日）：患者停经 43 天，现鼻塞，偶有咳嗽，无痰，无发热，自行测体温 36.5℃，寐差，易醒，无腹痛、腰痛及阴道流血，乳房胀痛缓解，无口干口苦，无恶心呕吐，起床后觉烦躁、头晕，后可自行缓解，大便不成形，每天 1 次，小便正常，舌淡暗、边有齿印，脉滑。2018 年 9 月 27 日检查，E_2 445.89 pmol/L，P 19.27 mmol/L，hCG 5650.30 mIU/mL；2018 年 9 月 29 日检查，E_2 2334.00 pmol/L，P 90.86 mmol/L，hCG 16825.00 mIU/mL。诊断为早孕。患者 hCG 翻倍较好，原方案治疗有效，继续按上方予以安胎治疗。方选四君子汤合寿胎丸、生脉散加减，守上方 7 剂保胎治疗。嘱咐患者 1 周后复查 B 超合血 hCG、P、E_2。

十八诊（2018 年 10 月 11 日）：患者孕 7 周 +2 天，夜寐难入睡，鼻塞，纳一般，无恶心呕吐，小便调，大便难解，舌淡红、苔薄白，脉滑。2018 年 10 月 8 日检查，E_2 2979 pmol/L，P 63.46 mmol/L，hCG 91660 mIU/mL。B 超检查提示宫内早孕，约 6 周，孕囊 28 mm×30 mm×13 mm，见胚芽及心管搏动；左附件囊肿约为 22 mm×18 mm。诊断为早孕。方选四君子汤合寿胎丸、生脉散加减。

方药：党参 15 g，白术 10 g，茯苓 15 g，甘草 6 g，山茱萸 10 g，菟丝子 10 g，续断 10 g，桑寄生 10 g，白芍 20 g，黄芪 15 g，麦冬 10 g，阿胶 10 g（烊化），五味子 5 g，山药 10 g。12 剂，每天 1 剂，水冲服。

患者查 B 超见胎心胚芽，继续当前保胎方案治疗。

治疗结果：患者治疗过程中出现胚胎停育，清宫术后出现子宫内膜薄，经积极治疗已成功受孕，B 超见胎心胚芽，已经顺产 1 女孩。患者经量少，查性激素六项提示 FSH > 10 mIU/mL，故西医诊断为卵巢储备功能减退；中医诊断为月经过少。患者现已逾"六七"之年，考虑肾精气不足，精不能生血，则冲任血海空虚，经血化源不足，以致经量少。结合患者舌红、苔薄白，脉弦，辨证为肾阴虚证，治疗以滋阴补肾、填精益髓为主。方选大补阴丸加减。方中熟地黄味甘性温，归肝肾经，补血滋阴，益精填髓；龟甲甘咸而寒，直入肾经，滋补肾水，为壮水涵木之品；黄柏、知母味苦性寒，入肾经，均具有清热泻火功效；四药相互配伍，可以增强清相火、退虚热的功效。菟丝子为阴中阳药，性润而辛香，不温不燥，补而不腻；枸杞子、山茱萸甘平质润，功专滋补肝肾，与菟丝子相配，前者补精血兼顾利水，后者补精血兼顾通调；白芍酸寒入肝，养血敛阴，柔肝平肝；四药共用，平补肾中阴阳，肾有所藏则精旺，精旺则气足，气足则天癸至。川楝子疏肝泄热；当归养血活血调经；麦冬养阴生津；山药健脾益气，补后天以资先天；四药共为佐药。甘草益气补中，调和诸药。统观全方，药物配伍自有精妙之处，共奏填精、补肾、调和气血之效。患者治疗过程中出现胚胎停育，清宫术后出现子宫内膜薄，经积极治疗已成功受孕，孕早期应积极保胎治疗，予四君子汤合寿胎丸、生脉散加减固肾安胎。方中菟丝子能促进卵巢黄体形成；续断能促进子宫和胚胎发育；桑寄生、阿胶滋阴补肾，安胎元；山茱萸益精养血；白芍养血柔肝；党参、黄芪、白术、茯苓健脾益气；麦冬、五味子养阴生津止渴；甘草调和诸药。纵观全方，具有健脾益气、固肾安胎之效，使胎元有所附、有所养，达到壮母固胎的目的。

【验案2】月经过少、不良妊娠（肾阴虚证）

赵某，女，35岁，已婚，2017年4月17日初诊。主诉经量少已10月余，未避孕未孕4月余。自述2016年6月孕50天自然流产行清宫术，清宫术后经量减少，8天干净。既往月经周期28天，行经5～6天，量极少，末次月经2017年3月25日，行经7天。未避孕未孕4月余，丈夫精液分析结果正常。现月经周期第二十七天，口干口苦，偶有左腹胀痛，舌红苔少，脉沉。

经孕胎产史：患者月经13岁初潮，周期28天，行经5～6天，量极少，色暗红，少血块，无痛经。末次月经2017年3月25日，行经7天。孕4产1，已婚，2010年剖宫产1女孩，人流2次，2016年6月孕50天自然流产行清宫术。

既往史：既往无特殊病史及传染病史。否认药物、食物过敏史。

2017年3月27日检查性激素，FSH 10.64 mIU/mL，LH 5.96 mIU/mL，PRL 205.7 nmol/L，P 0.878 nmol/L，T 0.144 nmol/L；2017年4月4日B超检查提示子宫内膜厚6.8 mm，盆腔积液（27 mm×15 mm）。

病情分析：患者既往有多次人流史，2016年孕早期自然流产行清宫术，术后经量少，未湿透卫生巾，FSH > 10 mIU/mL。西医诊断为卵巢储备功能减退、不良孕产史；中医诊断为月经过少。月经过少的中医关键病机有虚、实两个方面，虚者可因素体虚弱、肝肾不足，或后天损伤、营阴暗耗，或脾虚不运、化血乏源，以致血海空虚，下之亦少；实者因痰湿瘀血阻于冲任，以致经行不畅，血量减少。患者因清宫术后损伤肾气，肾不藏精，精不能生血，冲任血海空虚，经血化源不足，以致经量少。

诊疗思路：患者因既往有多次人流及清宫术等宫腔操作，损伤肾气，肾不藏精，精不能生血，以致冲任血海空虚，经血化源不足，故出现经量少，结合舌红苔少、脉沉，辨证为肾阴虚证，治疗以滋阴补肾为主。口干口苦，考虑为阴虚生内热，虚热蕴蒸，灼伤阴液所致；左腹胀痛，考虑女子以肝为先天，以血为本，肾阴亏虚，水不涵木，不能荣养胞宫冲任，不荣则痛。故在滋阴补肾的基础上予行气活血、养血调经之品。处方为大补阴丸加减。

方药：知母10 g，龟甲10 g，黄柏10 g，菟丝子10 g，熟地黄10 g，枸杞子10 g，芡实10 g，覆盆子10 g，山药10 g，茯苓10 g，当归10 g，川芎9 g。15剂，每天1剂，水煎服。

方解：方中熟地黄为养阴之上品，可滋补肾中真阴，益髓填精；龟甲可滋阴潜阳，补肾健骨，与熟地黄相须而用，阴复则虚火自降。知母滋肾阴而降虚火，泻火之中而长于清润；黄柏以清相火、退虚热为长，两者配伍可直接作用于下焦，滋肾阴而降虚火，肾阴充盛而虚火得制，被灼烧之阴血则得以恢复，滋阴与降火相配伍，固本清源，养血填精，是本方的基础方药。再加以枸杞子、菟丝子、覆盆子滋肾补阴，养血补精；当归、川芎行气活血，养血调经；山药、茯苓、芡实健脾益气祛湿。纵观全方，诸药配伍，具有补肾阴、清相火、养血调经之效。

二诊（2017年5月10日）：患者月经周期第二十天，末次月经4月20日，行经2天，经量少，无痛经。口干口苦，纳寐可，大便不成形，舌红苔少，脉沉。2017年5月2日B超检查提示子宫内膜厚7 mm，子宫内膜连续性中断（宫腔粘连？）；左侧卵巢混合回声区（黄体？）；盆腔积液。建议月经干净后行扩宫检查。方选大补阴丸加减。

方药：黄芪20 g，当归10 g，牛膝9 g，桃仁10 g，牡丹皮10 g，丹参10 g，熟地黄10 g，知母10 g，黄柏10 g，龟甲10 g，茯苓10 g。10剂，每天1剂，水冲服。

患者此个行经期仍经量少，考虑为肾阴精不足，胞脉失于濡养，血海空虚所致。结合患者B超检查提示宫腔粘连可能性大，考虑患者多次宫腔操作致血行不畅，瘀阻冲任，故经量少。治疗上在大补阴丸基础上加牛膝、桃仁、丹参、牡丹皮活血化瘀，加黄芪、当归益气养血，加茯苓健脾祛湿。

三诊（2017年5月22日）：患者月经周期第十一天，末次月经5月12日，行经4天，量较前多，仍偏少，少许血块，周期22天。余无异常，舌尖红、苔黄腻，脉细。2017年5月21日B超检查提示子宫内膜厚10 mm；左侧卵巢内无回声区（卵泡？囊肿？）；盆腔积液。方选大补阴丸加减。

方药：黄柏10 g，苍术10 g，牛膝9 g，山茱萸10 g，熟地黄10 g，知母10 g，茯苓10 g，薏苡仁10 g，山药10 g，覆盆子10 g，龟甲10 g，菟丝子10 g。15剂，每天1剂，水冲服。

患者经治疗，经量较前增多，现月经周期第十一天，予大补阴丸加山茱萸、菟丝子、覆盆子养阴育卵，牛膝补肝肾、活血通经。结合患者舌红、苔黄腻，予山药、薏苡仁、苍术健脾祛湿。

四诊（2017年6月12日）：患者月经周期第四天，末次月经6月9日，现月经未净，经量少，色暗，经前 2 天腰酸，纳寐可，晨起口苦，二便可，舌尖红、苔黄腻，脉细。B 超检查提示宫腔内稍低回声，性质待查，积血（？）；子宫内膜欠清，肌层回声欠均；左侧卵泡 27 mm×24 mm×19 mm，右侧卵泡 26 mm×19 mm×16 mm；双侧附件未见明显异常包块。方选大补阴丸合失笑散加减。

方药：五灵脂 10 g，蒲黄炭 10 g，熟地黄 10 g，当归 10 g，白芍 10 g，川芎 10 g，黄芪 20 g，知母 10 g，龟甲 10 g，黄柏 10 g，山茱萸 10 g，益母草 9 g。3 剂，每天 1 剂，水冲服。

患者现处于行经期，经量少，仍予大补阴丸为基础方。山茱萸填精益髓；经血色暗考虑肾阴亏虚，不能充养脉道，血行迟缓，则胞宫胞脉瘀滞不通，且阴虚内热，热煎熬血液形成瘀血，瘀血阻于胞宫，予五灵脂、蒲黄炭活血化瘀；川芎、益母草活血调经；当归、白芍养血合营；黄芪健脾益气，使气血生化有源。

五诊（2017 年 6 月 16 日）：患者月经周期第八天，现腰酸，余无不适，舌尖红、苔黄腻，脉弦。2017 年 6 月 16 日 B 超检查提示子宫 44 mm×48 mm×41 mm；子宫肌层回声欠均，子宫内膜厚 7 mm；左侧卵泡 12 mm×10 mm，右侧卵泡 11 mm×10 mm。嘱咐患者月经周期第十天 B 超监测卵泡。方选当归芍药散加减。

方药：白术 10 g，茯苓 10 g，当归 10 g，菟丝子 10 g，芡实 10 g，何首乌 10 g，白芍 10 g，鹿角胶 6 g（烊化），龟甲 10 g，川楝子 9 g，续断 10 g，覆盆子 10 g。7 剂，每天 1 剂，水冲服。

患者月经周期第八天，予鹿角胶、龟甲等血肉有情之品养阴育卵；菟丝子、覆盆子、何首乌滋补肝肾，填精益髓；当归、白芍养血合营；腰酸为肾虚所致，加续断补肝肾，强筋骨；舌红、苔黄腻为湿热蕴蒸，予白术、茯苓、芡实健脾祛湿；脉弦因肝肾同源，肾阴精亏虚，"水不涵木"，肝体失于濡养，疏泄失常，郁而化热，予川楝子疏肝泄热。

六诊（2017 年 6 月 26 日）：患者月经周期第十七天，末次月经 6 月 9 日，行经 4 天，经量少，舌红、苔黄腻。已同房。2017 年 6 月 22 日（月经周期第十四天）B 超检查提示子宫内膜厚 12 mm，右侧卵泡 20 mm×17 mm×15 mm。处方为当归芍药散合寿胎丸加减。

方药：当归 10 g，白芍 10 g，茯苓 10 g，泽泻 10 g，白术 10 g，菟丝子 10 g，阿胶 10 g（烊化），续断 10 g，桑寄生 10 g，黄芩 10 g。13 剂，每天 1 剂，水煎服。

患者有优势卵泡，经间期指导同房，予当归芍药散合寿胎丸加减。方中当归、川芎养血活血，行血中之滞；白芍养血缓急止痛；白术、茯苓、泽泻健脾益气以资生之源。寿胎丸有固肾安胎之效，菟丝子能促进卵巢黄体形成；续断能促进子宫和胚胎发育；桑寄生、阿胶滋阴补肾，安胎元；黄芩清热安胎。纵观全方，具有益气养血、固肾安胎之效，使胎元有所附、有所养，达到壮母固胎的目的。

七诊（2017 年 7 月 12 日）：患者停经 33 天，末次月经 6 月 9 日。2017 年 7 月 10 日自测尿 hCG 阳性。现走路时小腹发紧，无腹痛及阴道流血，口苦，无口干，纳可，夜寐可，二便调，舌红、苔黄腻，脉细滑。2017 年 7 月 11 日检查，血 hCG 647.28 mIU/mL，P 23.02 nmol/L。嘱咐患者 1 周后复查血 hCG、E_2、P，予以孕酮注射液 40 mg，每天 1 次，肌内注射，安胎。中药予以清热生津、固肾安胎的寿胎丸合生脉饮加减治疗。

方药：菟丝子 10 g，白术 10 g，黄芩 10 g，阿胶 10 g（烊化），桑寄生 10 g，续断 10 g，石斛 10 g，麦冬 10 g，太子参 10 g，沙参 10 g。7 剂，每天 1 剂，水煎服。

患者孕早期，素体肾阴精亏虚，易生内热扰动胎元致胎动不安，予寿胎丸合生脉饮加减清热生津，固肾安胎。

治疗结果：患者经治疗，经量较前增多，已成功受孕。患者清宫术后经量少，未湿透卫生巾，中医诊断为月经过少。既往有多次人流及清宫术等宫腔操作，损伤肾气，肾不藏精，精不能生血，以致冲任血海空虚，经血化源不足，故出现经量少，结合舌红苔少、脉沉，辨证为肾阴虚证，治疗以滋阴补肾为主。口干口苦，考虑阴虚生内热，虚热蕴蒸，灼伤阴液所致；左腹胀痛，考虑女子以肝为先天，以血为本，肝气郁滞所致，气机不畅，不通则痛。故在滋阴补肾的基础上予行气活血、养血调经之品。方选大补阴丸加减。方中熟地黄滋补肾中真阴，益髓填精；龟甲可滋阴潜阳，补肾健骨，与熟地黄相须而用，阴复则虚火自降；知母滋肾阴而降虚火，泻火之中而长于清润，黄柏以清相火、退虚热为长，二者配伍可直接作用于下焦，滋肾阴而降虚火，肾阴充盛而虚火得制，被灼烧之阴血则得以恢复，滋阴与降火相配伍，固本清源，养血填精；佐以枸杞子、菟丝子、覆盆子滋肾补阴，养血补精；当归、川芎行气活血，养血调经；山药、茯苓、芡实健脾益气祛湿；川楝子疏肝泄热等。患者经治疗后成功受孕。患者素体肾阴精亏虚，易生内热扰动胎元致胎动不安，予寿胎丸合生脉散加减。

方中菟丝子能促进卵巢黄体形成；续断能促进子宫和胚胎发育；桑寄生、阿胶滋阴补肾，安胎元；黄芩清热安胎；太子参、沙参、麦冬、石斛养阴清热生津。全方共奏清热生津、固肾安胎之效。

【验案3】月经过少，不良妊娠（肾阴虚证）

欧某，女，29岁，已婚，2016年12月17日初诊。主诉清宫术后经量少1年。自述于2015年12月因胚胎停育行清宫术，后月经血量逐渐减少，月经周期28～30天，量较前减少1/2，色鲜红，少许血块，无痛经，末次月经12月11日，行经3天，现月经周期第七天。纳可，寐欠佳，难入睡，口干，无口苦，易上火，二便调，舌红苔少，脉细。

经孕胎产史：患者月经周期28～30天，量较前减少1/2，色鲜红，少许血块，无痛经，末次月经12月11日，行经3天，现月经周期第七天。孕1产0，已婚，2015年12月因胚胎停育行清宫术。

既往史：无特殊病史及传染病史。否认药物、食物过敏史。

12月14日检查性激素六项，FSH 18.44 mIU/mL，LH 5.73 mIU/mL，$E_2 <$ 10.0 pmol/L，P 0.30 nmol/L，PRL 15.9 nmol/L，T 23.22 nmol/L。

病情分析：患者胚胎停育行清宫术后经量逐渐减少，FSH $>$ 10 mIU/mL。西医诊断为卵巢储备功能减退、不良孕产史；中医诊断为月经过少。月经过少的中医关键病机有虚、实两个方面，虚者可因素体虚弱、肝肾不足，或后天损伤、营阴暗耗，或脾虚不运、化血乏源，以致血海空虚，下之亦少；实者因痰湿瘀血阻于冲任，以致经行不畅，血量减少。患者因清宫术后损伤肾气，肾不藏精，精不能生血，冲任血海空虚，经血化源不足，以致经量少。

诊疗思路：患者清宫术后出现经量少，中医诊断为月经过少。因清宫术损伤肾气，肾不藏精，精不能生血，以致冲任血海空虚，经血化源不足，故出现经量少，结合舌红苔少、脉细，辨证为肾阴虚证，治疗以补肾填精为主。患者口干、易上火，考虑为阴虚生内热，虚热蕴蒸，灼伤阴液所致；寐欠佳，难入睡，考虑为肾阴亏损，阴精不能上承，进而心火偏亢、心肾不交所致，故在补肾填精的基础上予以清热养阴生津，养心安神。处方为大补阴丸合生脉散加减。

方药：知母10 g，菟丝子10 g，龟甲10 g，枸杞子10 g，黄柏10 g，太子参10 g，麦冬10 g，五味子5 g，当归10 g，合欢皮10 g，熟地黄10 g，覆盆子10 g，甘草6 g，石斛10 g，白术10 g。7剂，每天1剂，水冲服。

方解：方中熟地黄味甘性温，归肝肾经，补血滋阴，益精填髓；龟甲甘咸而寒，直入肾经，滋补肾水，为壮水涵木之品；黄柏、知母味苦性寒，入肾经，均具有清热泻火功效，相互配伍，可以增强清相火、退虚热的功效；菟丝子为阴中阳药，性润而辛香，不温不燥，补而不腻；枸杞子、覆盆子甘平质润，功专滋补肝肾，与菟丝子相配，前者补精血兼顾利水，后者补精血兼顾通调；两者共用平补肾中阴阳，肾有所藏则精旺，精旺则气足，气足则天癸至。太子参、麦冬、五味子、石斛益气养阴，生津止渴；恐滋阴药碍伤脾胃，脾虚失运，予白术益气健脾；当归养血活血调经；合欢皮宁心安神；甘草调和诸药。全方共奏补肾填精、清热养阴生津之功。

二诊（2016 年 12 月 24 日）：患者月经周期第十二天，末次月经 12 月 11 日。大便偏烂，每天 2～3 次，无腹痛，睡眠欠佳，难入睡，小便多，口干舌燥，舌红苔少，脉细。方选大补阴丸合生脉散加减。

方药：知母 10 g，菟丝子 10 g，龟甲 10 g，枸杞子 10 g，黄柏 10 g，太子参 10 g，麦冬 10 g，五味子 5 g，当归 10 g，合欢皮 10 g，熟地黄 10 g，覆盆子 10 g，甘草 6 g，石斛 10 g，白术 10 g。14 剂，每天 1 剂，水冲服。

患者月经后期，结合口干舌燥、舌红苔少、脉细等表现，考虑肾阴亏虚，继续守上方补肾填精，养阴育卵。

三诊（2017 年 1 月 7 日）：患者月经周期第二十八天，末次月经 12 月 11 日。口干，喉间有痰，夜寐仍欠佳，难入睡，便调，舌红苔少，脉沉。方选大补阴丸合小柴胡汤加减。

方药：知母 10 g，黄柏 10 g，龟甲 10 g，菟丝子 10 g，当归 10 g，川芎 9 g，麦冬 10 g，枸杞子 10 g，熟地黄 10 g，柴胡 9 g，黄芩 6 g，覆盆子 10 g，法半夏 10 g，甘草 6 g，党参 10 g。7 剂，每天 1 剂，水冲服。

患者经前期，寐欠佳，难入睡，考虑枢机不利、肝郁气滞、气血失和，在大补阴丸的基础上加小柴胡汤枢机得利，疏肝解郁。方中柴胡疏泄气机之郁滞；黄芩苦寒清热，佐以半夏燥湿祛痰；党参、麦冬益气健脾，生津止渴；当归、川芎行气活血调经；甘草调和诸药。中成药予红花逍遥片疏肝理气，活血调经。

四诊（2017 年 1 月 21 日）：患者月经第八天，末次月经 1 月 13 日，行经 6 天，经量偏少，有血块，色暗，周期 33 天。口干，腰酸，经前乳胀，寐可，便调，白带偏黄。舌红、苔薄白，脉细沉。方选大补阴丸加减。

方药：知母 10 g，黄柏 10 g，龟甲 10 g，菟丝子 10 g，熟地黄 10 g，当归 10 g，

白芍 10 g，枸杞子 10 g，山药 15 g，甘草 6 g，茯苓 10 g，覆盆子 10 g，桑椹 10 g，山茱萸 10 g。14 剂，每天 1 剂，水冲服。

患者经后期，继续予大补阴丸加减养肾阴，充冲任，以促进卵泡发育。加山茱萸、覆盆子、桑椹加强养血益精填髓之效；当归养血活血；茯苓益气健脾以防诸药滋腻碍脾；甘草调和诸药。

五诊（2017 年 6 月 8 日）：患者停经 31 天，末次月经 5 月 8 日，无腰酸，纳寐可，口淡，二便调，舌红苔黄，脉细滑。6 月 6 日检查，血 hCG 410.25 mIU/L，P 38.2 nmol/L，现口服地屈孕酮片。方选寿胎丸合生脉散加减。

方药：黄芪 20 g，太子参 10 g，麦冬 10 g，五味子 5 g，甘草 6 g，墨旱莲 10 g，菟丝子 10 g，枸杞子 10 g，续断 10 g，桑寄生 10 g，阿胶 10 g（烊化），女贞子 10 g，白芍 10 g，山药 10 g。10 剂，每天 1 剂，水冲服。

孕早期，舌红苔黄，脉细滑，患者素体肾阴精亏虚，易生内热扰动胎元致胎动不安，予寿胎丸合生脉散加减清热生津，固肾安胎。方中菟丝子能促进卵巢黄体形成；续断能促进子宫和胚胎发育；桑寄生、阿胶滋阴补肾，安胎元；墨旱莲、枸杞子、女贞子加强滋阴补肾之功；太子参、麦冬、五味子养阴生津；山药、黄芪健脾益气；白芍养阴柔肝。纵观全方，具有清热养阴生津、固肾安胎之效，使胎元有所附、有所养，达到胎元稳固的目的。

治疗结果：患者经调理后已成功受孕。患者清宫术后出现经量少，中医诊断为月经过少，因清宫术损伤肾气，肾不藏精，精不能生血，以致冲任血海空虚，经血化源不足，故出现经量少，结合舌红苔少、脉细，辨证为肾阴虚证，治疗以补肾填精为主。患者口干、易上火，考虑为阴虚生内热，虚热蕴蒸，灼伤阴液所致；寐欠佳，难入睡，考虑为肾阴亏损，阴精不能上承，进而心火偏亢、心肾不交所致，故在补肾填精的基础上予以清热养阴生津，养心安神。方选育阴养卵方合生脉散加减。方中熟地黄味甘性温，归肝肾经，补血滋阴，益精填髓；龟甲甘咸而寒，直入肾经，滋补肾水，为壮水涵木之品；黄柏、知母味苦性寒，入肾经，均具有清热泻火功效，相互配伍，可以增强清相火、退虚热的功效；菟丝子为阴中阳药，性润而辛香，不温不燥，补而不腻；枸杞子、覆盆子甘平质润，功专滋补肝肾，与菟丝子相配，前者补精血兼顾利水，后者补精血兼顾通调，两者共用平补肾中阴阳，肾有所藏则精旺，精旺则气足，气足则天癸至；太子参、麦冬、五味子、石斛益气养阴，生津止渴；恐滋阴药碍伤脾胃，脾虚失运，予白术益气健脾；当归养血活血调经；合欢皮宁心安神；甘草调和诸药。全方共奏补肾填精、清热养阴生津之功。患者经前期寐欠佳，难入睡，考虑肝郁气滞，气血失和，在育阴养卵方的基础上加小柴胡汤疏肝解郁，使枢机得利。孕早期，患者素体肾阴精亏虚，易生内热扰动胎元致胎动不安，予寿胎丸合生脉散加减清热生津，固肾安胎。

第二章　月经先期

【验案 1】月经先期、不孕症、不良妊娠，自然妊娠（脾肾两虚证）

赖某，女，44 岁，已婚，2016 年 4 月 19 日初诊。主诉未避孕未孕 1 年余。自述 2003 年顺产 1 孩，2013 年自然妊娠后查染色体异常，引产，2016 年取 2 个冻胚，仍有染色体异常，丈夫精液分析结果正常。1 年余未避孕而未孕，现调理备孕二胎。余无不适，舌嫩红、边有齿印、苔薄白，脉沉。

经孕胎产史：孕 2 产 1，2003 年顺产 1 孩，2013 年引产 1 次。末次月经 2016 年 4 月 2 日，行经 4 天，经量偏少，色红，无血块，无痛经，平素月经周期 22 ～ 23 天，行经 4 ～ 5 天。

既往史：2005 年已切除左侧卵巢，其余无特殊病史及传染病史。否认药物、食物过敏史。

2015 年 12 月 23 日检查，FSH 14.95 mIU/mL；2016 年 1 月 20 日检查，FSH 22.64 mIU/mL。

病情分析：患者因未避孕未孕 1 年余、月经周期提前、量少就诊，FSH ＞ 10 mIU/mL。西医诊断为继发不孕、卵巢储备功能减退；中医诊断为不孕症、月经先期。中医认为本病的病机多为肾气不足、冲任气血失调所致，肾气亏血，精不化血，冲任、胞宫失养，难以成孕；或是情致内生，气血失调，冲任失和；抑或痰湿内盛，瘀血阻滞冲任、胞宫，导致不孕。应予补肾益气，调理冲任气血，使血海、胞宫精血充足，方能摄精成孕。患者现已逾"六七"之年，且于 2005 年切除左侧卵巢，考虑肾精气不足，精不能生血，则冲任血海空虚，经血化源不足，以致经量少；肾虚封藏不固，因此月经先期。肾虚不能摄精成孕，故出现不孕或不良妊娠。

诊疗思路：患者因不孕、月经周期提前来就诊，结合患者年龄及舌嫩红、边有齿印、苔白、脉沉等症状，考虑为年逾"六七"，肾气逐渐亏虚，精血不足，冲任虚衰，难以摄精成孕，故不孕；肾精亏虚，封藏失职，故月经周期提前；肾精亏虚，冲任气血不充，故经量少；舌嫩红为阴虚之象，边有齿印、苔白、脉沉多为气虚之象。辨证为脾肾两虚证。治法为补肾填精,健脾益气。方选左归丸合四君子汤加减。

方药:太子参15 g,麦冬10 g,五味子5 g,黄芪20 g,甘草6 g,巴戟天10 g,白术10 g,茯苓15 g,菟丝子15 g,山茱萸10 g,熟地黄15 g,鹿角胶10 g(烊化),枸杞子10 g。7剂,每天1剂,水冲服。

方解:方中熟地黄、菟丝子、山茱萸、枸杞子补益肝肾,益精填髓;鹿角胶、巴戟天偏于温阳肾阳,阳中求阴;白术、茯苓、甘草、太子参组成四君子汤益气健脾,加上黄芪加强健脾益气之功,且太子参、麦冬、五味子益气敛阴生津清热。全方补肾养阴药与益气健脾药相配伍,使先后天共助,气血和调,血海得养。

二诊(2016年5月3日):患者月经周期第四天,末次月经4月30日,经量中等,色红,今经量已少,周期28天。舌嫩红、苔薄白,脉沉。夫妻双方染色体正常。方选左归丸合四君子汤加减。

方药:知母10 g,黄柏10 g,龟甲10 g,熟地黄15 g,党参15 g,白术10 g,茯苓15 g,山茱萸10 g,山药15 g,菟丝子15 g,枸杞子10 g,甘草6 g,覆盆子10 g。10剂,每天1剂,水冲服。

患者既往性激素检查提示卵巢功能差,予复查性激素、监测卵泡了解卵巢功能,并取其丈夫精液分析,排除为男方因素引起不孕。目前患者处于经后期,此期血海胞宫经血亏虚,继续守左归丸合四君子汤补肾健脾,养血填精。

三诊(2016年5月12日):患者月经周期第十三天,末次月经4月30日。面色晦暗,大便溏烂,舌淡红、苔薄白,脉沉。2016年5月4日检查性激素六项,FSH 27.78 mIU/mL,LH 21.97 mIU/mL,E_2 33.31 pg/mL,P 0.21 ng/mL,PRL 6.68 ng/mL,T 0.46 ng/mL。B超检查提示子宫内膜厚6 mm,右侧卵泡已排。方选左归丸合四君子汤加减。

方药:党参20 g,白术10 g,茯苓15 g,巴戟天10 g,龟甲10 g,黄芪20 g,当归10 g,白芍20 g,菟丝子15 g,黄柏10 g,枸杞子10 g,甘草6 g,山茱萸10 g,熟地黄10 g。14剂,每天1剂,水冲服。

患者复查性激素提示卵巢功能甚差,予补肾养阴填精之法滋养卵巢及卵泡发育,继续守前方,监测排卵。

四诊(2016年5月26日):患者月经周期第二天,末次月经5月25日,经量中等,色红,周期25天。舌红、边有齿印、苔薄白,脉弦。患者丈夫精液分析结果正常。上月 B 超监测有优势卵泡。方选左归丸加减。

方药：白芍 10 g，当归 10 g，太子参 15 g，麦冬 10 g，五味子 5 g，菟丝子 10 g，枸杞子 10 g，山茱萸 10 g，熟地黄 12 g，龟甲 10 g，山药 10 g，黄柏 10 g，白术 10 g，甘草 6 g，鹿角胶 10 g（烊化）。10 剂，每天 1 剂，水冲服。

患者将处于经后期，继续守左归丸滋肾填精，滋养血海胞宫，促进卵泡发育。

五诊（2016 年 6 月 7 日）：患者月经周期第十四天，末次月经 5 月 25 日，周期 25 天。面色晦暗，无不适。舌红、边有齿印、苔薄。2016 年 5 月 27 日检查性激素六项，FSH 10.61 mIU/mL，LH 2.66 mIU/mL，E$_2$ 38.14 pg/mL，P 0.22 ng/mL，PRL 7.19 ng/mL，T 0.30 ng/mL。6 月 5 日 B 超检查提示月经周期第十二天，子宫内膜厚 6 mm（A 型）；右侧卵泡 14 mm×12 mm。6 月 7 日 B 超检查提示子宫内膜厚 7 mm，右侧卵泡 12 mm×9 mm，子宫低回声结节（肌瘤？）。左侧卵巢已切除，右附件区囊性结构，15 mm×10 mm。方选左归丸加减。

方药：太子参 15 g，麦冬 10 g，五味子 5 g，熟地黄 15 g，巴戟天 10 g，地骨皮 10 g，菟丝子 10 g，枸杞子 10 g，桑椹 10 g，黄芪 20 g，山茱萸 10 g，山药 10 g，龟甲 10 g，黄柏 10 g。7 剂，每天 1 剂，水冲服。

患者 B 超检查提示卵泡发育不良，予以补肾填精，方选左归丸合生脉饮加减，以促卵泡发育。

六诊（2016 年 6 月 23 日）：患者月经周期第三天，末次月经 6 月 21 日，月经未净，量常，色红，无血块，无痛经，周期 26 天。纳寐可，二便调，舌淡、苔薄白，脉沉。方选左归丸加减。

方药：黄芪 20 g，太子参 15 g，麦冬 10 g，五味子 5 g，当归 10 g，白芍 10 g，菟丝子 10 g，枸杞子 10 g，龟甲 10 g，熟地黄 10 g，知母 10 g，鹿角胶 10 g（烊化），甘草 6 g。5 剂，每天 1 剂，水冲服。

患者上月 B 超检测提示卵泡发育不良，现为经后期，胞宫冲任气血亏虚，继续予以补肾填精，益气养阴，方选左归丸合生脉饮加减。嘱咐患者继续 B 超检测卵泡发育情况。

七诊（2016 年 7 月 5 日）：患者月经周期第十五天，末次月经 6 月 21 日，周期 26 天。纳寐可，二便调，舌淡、苔薄白，脉沉。2016 年 6 月 24 日检查性激素六项，FSH 6.64 mIU/mL，LH 2.03 mIU/mL，E$_2$ 50.41 pg/mL，P 0.17 ng/mL，PRL 13.23 ng/mL，T 0.24 ng/mL。月经周期第十二天 B 超检查提示子宫内膜厚

6 mm，右侧卵泡 13 mm×17 mm、12 mm×10 mm。月经周期第十四天 B 超检查提示子宫内膜厚 7 mm，右侧卵泡 11 mm×8 mm。处方为左归丸加减。

方药：知母 10 g，黄柏 10 g，龟甲 10 g，熟地黄 15 g，麦冬 10 g，菟丝子 15 g，枸杞子 10 g，石斛 10 g，太子参 15 g，黄芪 20 g，白芍 20 g，续断 10 g，巴戟天 10 g，山药 15 g，山茱萸 10 g。10 剂，每天 1 剂，水冲服。

复查性激素水平明显改善，卵泡已长至 13 mm×17 mm，较上月有所改善。原方案治疗有效，继续予左归丸合生脉饮加减补肾填精，健脾益气，以助卵泡发育。

八诊（2016 年 7 月 19 日）：患者月经周期第三天，末次月经 7 月 17 日，经行感冒，咽痛、咽痒，经量中等，周期 26 天。舌暗红、苔薄白，脉弦。方选小柴胡汤加减。

方药：党参 20 g，法半夏 10 g，柴胡 9 g，黄芩 10 g，白芍 15 g，甘草 6 g，金银花 10 g，麦冬 10 g，知母 10 g，玄参 10 g，黄柏 10 g，生地黄 12 g，龟甲 10 g，当归 10 g。7 剂，每天 1 剂，水冲服。

患者出现感冒症状，自述有咽痛咽痒，考虑与风热袭表有关。予小柴胡汤和解少阳表邪，加玄参、生地黄清热利咽，金银花清热解毒，祛风散热。

九诊（2016 年 7 月 26 日）：患者月经周期第十天，末次月经 7 月 17 日，上症，睡眠较前好转，余无不适。舌淡、苔薄白，脉沉。2016 年 7 月 26 日 B 超检查提示月经周期第十天，子宫内膜厚 7 mm，右侧卵泡 19 mm×15 mm。方选左归丸加减。

方药：黄芪 20 g，太子参 15 g，知母 10 g，黄柏 10 g，龟甲 10 g，熟地黄 12 g，菟丝子 10 g，枸杞子 10 g，覆盆子 10 g，甘草 6 g，山药 15 g，鹿角胶 10 g（烊化）。7 剂，每天 1 剂，水冲服。

患者经补肾养阴填精之法治疗 1 个多月后，B 超监测右侧卵巢有成熟卵泡，性激素水平下降，治疗有效，继续同前治法，适时指导同房，提高妊娠概率。

十诊（2016 年 8 月 2 日）：患者月经周期第十七天，末次月经 7 月 17 日。无口干、口苦，纳寐可，二便调，舌淡、苔薄白，脉沉。7 月 29 日 B 超检查提示子宫内膜厚 8 mm，右侧卵泡已排。方选寿胎丸合四君子汤加减。

方药：党参 20 g，白芍 10 g，茯苓 15 g，黄芪 20 g，菟丝子 10 g，续断 10 g，桑寄生 15 g，甘草 6 g，枸杞子 10 g，杜仲 10 g，麦冬 10 g。10 剂，每天 1 剂，水冲服。

患者有优势卵泡排出，指导同房，提高受孕概率。根据治病先防原则，患者既往以脾肾两虚为主，予补肾健脾益气固冲安胎，方选寿胎丸合四君子汤加减，防止肾虚胎元不固出现胎动不安。方中菟丝子、续断、桑寄生能补肾固冲安胎；黄芪、党参、茯苓益气健脾以载胎；白芍养血安胎；枸杞子、杜仲补益肝肾，强筋健骨。全方补肾健脾，益气安胎。

十一诊（2016年8月16日）：患者停经30天，周期26天。尿hCG阳性，寐欠佳，夜间易醒，纳可，二便调，无口干口苦，舌淡红、边有齿印，脉细滑。方选寿胎丸合四君子汤加减。

方药：黄芪20 g，党参20 g，麦冬10 g，五味子5 g，白术10 g，菟丝子15 g，续断15 g，桑寄生15 g，白芍20 g，女贞子12 g，墨旱莲12 g，阿胶10 g（烊化），山药15 g。10剂，每天1剂，水冲服。

患者经治疗已妊娠，因其高龄且有不良妊娠病史，根据中医治未病的原则，予以补肾固胎，健脾益气。但患者症见夜间睡眠不宁，考虑阴血下注养胎，阴虚内热，在四君子汤合寿胎丸的基础上加二至丸补肾养阴。同时予补充孕酮维持黄体支持。

十二诊（2016年8月27日）：患者停经41天，下腹胀痛，8月25日见少量阴道流血，无腰酸，恶心欲吐，口干，大便排出稍困难，质中，每天1次，夜尿3～4次，寐差，舌淡红、边有齿印，脉细滑。8月27日检查P 20.49 ng/mL，E_2 622.48 pg/mL，血hCG 49524.94 mIU/mL。处方为寿胎丸合生脉饮加减。

方药：黄芪20 g，太子参10 g，麦冬10 g，五味子5 g，菟丝子15 g，续断15 g，桑寄生15 g，阿胶10 g（烊化），白芍20 g，女贞子12 g，墨旱莲12 g，山药15 g。10剂，每天1剂，水冲服。

患者妊娠后出现阴道少量出血、下腹胀痛，考虑出现胎动不安，为肾虚胎元不固所致，继续守前方予以滋肾养阴安胎。hCG值翻倍可，P偏低，予补充孕酮安胎。

十三诊（2016年9月6日）：患者停经51天，恶心呕吐，纳差，偶有下腹痛，口干口苦，无腰酸及阴道流血，寐差，夜尿3～4次，大便质硬，1～2天1次，舌红苔黄，脉细滑。9月5日检查，血hCG 191899.8 mIU/mL，P 23.53 ng/mL，$E_2 > 1000$ pg/mL。9月5日B超检查提示宫内早孕，见心管搏动。方选寿胎丸合生脉饮加减。

方药：女贞子12 g，墨旱莲12 g，石斛10 g，太子参15 g，麦冬10 g，五味子 5 g，菟丝子 15 g，续断 10 g，白芍 20 g，生地黄 10 g，桑寄生 10 g，竹茹 10 g，法半夏 10 g，陈皮 6 g。5 剂，每天 1 剂，水冲服。

患者 B 超检查提示宫内早孕，积极保胎。目前出现妊娠恶阻，结合患者舌脉、口干口苦、便硬，考虑为肝热犯胃、胃失和降所致，故在继续守寿胎丸滋肾养阴清热安胎的基础上加竹茹、半夏、陈皮、生地黄清热养阴，和胃降逆止呕。继续补充孕酮安胎。

十四诊（2016 年 9 月 13 日）：患者停经 58 天，孕 8 周 +，上症复诊。自觉孕后头晕，冷汗多，恶心欲吐，呃逆，面色苍白，自测血压 100/50 mmHg，口干，时口苦，夜尿多，纳差，大便调，舌红苔薄。9 月 13 日检查，血 hCG 2.2 × 10⁵ mIU/mL，P 37.61 ng/mL。方选寿胎丸合四君子汤加减。

方药：黄芪 20 g，党参 20 g，白术 10 g，茯苓 15 g，菟丝子 10 g，续断 10 g，桑寄生 10 g，陈皮 6 g，甘草 6 g，阿胶 10 g（烊化）。7 剂，每天 1 剂，水冲服。

患者孕后出现头晕、多汗、恶心欲吐、面白等症状，考虑为妊娠恶阻所致。予寿胎丸合四君子汤加减补肾固冲安胎，益气健脾养血。

十五诊（2016 年 9 月 20 日）：患者停经 65 天，孕 9 周 +2 天，无腹痛及出血，恶心呕吐减轻，头晕出汗好转，均在呕吐后出现，口干，小便隐痛，色黄，大便调，舌淡、边有齿印、苔腻。B 超检查提示宫内早孕，见胎心孕囊。方选寿胎丸合四君子汤加减。

方药：黄芪 20 g，党参 20 g，白术 10 g，茯苓 15 g，菟丝子 10 g，续断 10 g，桑寄生 10 g，陈皮 6 g，甘草 6 g，麦冬 10 g，阿胶 10 g（烊化）。7 剂，每天 1 剂，水冲服。

患者服药后症状稍改善，继续予前方治疗，加麦冬滋阴润燥。守方加减治疗至孕 3 月余。

治疗结果：患者经治疗后 FSH 由 27.78 mIU/mL 降至正常，卵泡由发育不良至渐渐发育成熟，说明肾气渐充盛，冲任气血充实，故能成功受孕，后顺产 1 女孩。患者因不孕、月经周期提前、不良妊娠来就诊，结合患者年龄及舌嫩红、边有齿印、苔白、脉沉等症状，考虑为年纪大，肾气逐渐亏虚，精血不足，冲任虚衰，难以摄精成孕；肾虚，阴血不足，故经量少；肾虚封藏不固，故月经周期提前；舌嫩红、边有齿印、苔白、脉沉多为气虚之象，故本病中医诊断为月经先期、月经过少；西医诊断为卵巢储备功能减退。辨证为肾气亏虚证，治以补肾填精，健脾益气。方用左归丸合四君子汤加减。方中熟地黄、菟丝子、山茱萸、枸杞子补益肝肾,益精填髓;鹿角胶、巴戟天偏于温补肾阳,阳中求阴;白术、茯苓、甘草、太子参拟四君子益气健脾,加上黄芪健脾养血,且太子参、麦冬、五味子益气敛阴生津清热。全方补肾养阴药与益气健脾药相配伍,使先后天共助,气血和调,血海得养,月经自能按时来潮。患者年纪偏大、卵巢功能差,在中药促排卵的过程中,应予补肾养阴填精之法来滋养子宫内膜和卵泡,再结合B超监测排卵,指导同房,使其受孕成功。孕后积极保胎治疗,予四君子汤合寿胎丸、生脉散加减固肾安胎。方中菟丝子、续断、桑寄生、阿胶滋补肝肾,养血安胎;党参、黄芪、白术、茯苓健脾益气;太子参、麦冬、五味子益气养阴;女贞子、墨旱莲组成二至丸补益肝肾,止血安胎;甘草调和诸药。纵观全方,具有健脾益气、固肾安胎之效,使胎元有所附、有所养,达到壮母固胎的目的。

【验案 2】月经先期(脾肾两虚证)

陶某,女,39 岁,已婚,2017 年 7 月 13 日初诊。主诉月经周期提前 8 年,经量少 1 年余。患者平素月经周期提前 5 ～ 7 天,周期 20 ～ 25 天,行经 3 ～ 6 天,经量逐渐减少,近 1 年余尤为明显,色偏黑,无血块,无痛经。末次月经 2017 年 6 月 18 日,经前外阴瘙痒、有灼热感。现外阴瘙痒,心烦,乳胀,纳寐可,大便秘结,2 天 1 次,质硬,小便黄,口干口苦,舌淡红、苔薄白,脉沉。

经孕胎产史:患者已婚,孕 4 产 1 流 3。2009 年顺产 1 女孩,2012 年底孕 1 月自然流产清宫,2010 年、2011 年各人流 1 次。14 岁初潮,周期 20 ～ 25 天,行经 3 ～ 6 天,量偏少,色偏黑,既往有痛经病史。末次月经 2017 年 6 月 18 日。

既往史:无特殊病史及传染病史。否认药物、食物过敏史。

检查 FSH 12.33 mIU/mL,LH 5.21 mIU/mL,PRL 55.45 nmol/L。

病情分析:患者以月经周期提前 8 年、经量少 1 年余就诊,FSH 12.33 mIU/mL。西医诊断为卵巢储备功能减退;中医诊断为月经先期、月经过少。中医认为月经先期的关键病机不外乎气虚和血热,气虚则统摄无权,冲任不固;血热则热扰冲任,伤及胞宫,血海不宁,均可使月经先期而至。患者现已近"六七"之年,结合脉沉等症状,考虑为脾肾两虚所致,脾虚失于统摄,肾虚失于封藏,冲任气血不固,故月经先期。

诊疗思路:患者因月经过少、月经周期提前来就诊,结合患者年龄及外阴瘙痒、便秘、舌淡红、苔薄白、脉沉等症状,考虑为年近"六七",且多次人流堕胎,损伤肾气,肾气亏虚,精血不足,冲任虚衰,故月经过少;肾精亏虚,封藏失职，故月经周期提前；肾虚失于温煦，肠道蠕动减缓，且肾精亏虚，肠道失于濡润，故便秘；舌淡红、苔薄白、脉沉多为气虚之象。辨证为脾肾两虚证。治法为补肾填精，健脾益气。方选左归丸合四君子汤加减。

方药：党参 15 g，白术 10 g，茯苓 15 g，当归 10 g，白芍 10 g，川芎 9 g，熟地黄 10 g，龟甲 10 g，鹿角霜 10 g，山茱萸 10 g，石斛 10 g，肉苁蓉 10 g，甘草 6 g。7 剂，每天 1 剂，水煎服。

方中以党参、白术、茯苓、甘草组成四君子汤健脾益气；当归、白芍、川芎、熟地黄组成四物汤补血养血；熟地黄、龟甲、山茱萸、鹿角霜、石斛、肉苁蓉补肾填精养阴；甘草调和诸药。全方能滋肾养阴又能健脾益气，补血养血，使肾气充盛，冲任气血充实。患者现外阴瘙痒，予阴痒康洗液外洗，内外同治，标本兼顾。

二诊（2017 年 8 月 25 日）：患者末次月经 8 月 7 日，经量少，色暗，上次月经 7 月 15 日，周期 23 天。头晕、头痛、失眠，舌淡红、苔薄白、边有齿印，脉沉。方选左归丸合四君子汤加减。

方药：党参 15 g，黄芪 20 g，白术 10 g，茯苓 10 g，甘草 6 g，龟甲 10 g，熟地黄 10 g，山茱萸 10 g，地骨皮 10 g，麦冬 10 g，白芍 10 g，墨旱莲 12 g。7 剂，每天 1 剂，水煎服。

患者出现头晕、头痛，舌淡红、苔薄白，考虑为气血亏虚，气虚则清阳不展，血虚则脑失所养，故头晕头痛；气能生血，气虚致血虚，心主血脉，血不养心，心神不宁，故失眠。当健脾益气，养血调经，选方左归丸合四君子汤加减。方中重用黄芪，黄芪甘温，补脾益气；党参、白术、茯苓皆为补脾益气之要药，与黄芪相伍，补脾益气之功益著；甘草补益心脾之气，并调和诸药，心脾得补，气血得养；熟地黄、龟甲滋阴潜阳，壮水制火以培本；山茱萸涩精，益精填髓；地骨皮清虚热，除烦助眠；墨旱莲、麦冬养阴清热生津；脾为后天气血生化之源，肝藏血，白芍入肝脾经，柔肝养血调经。

三诊（2017 年 9 月 19 日）：患者末次月经 9 月 4 日，行经 3 天，经量较前增多，色暗，周期 27 天。舌淡、苔薄白，脉沉细。方选左归丸合四君子汤加减。

方药：党参 15 g，黄芪 20 g，白术 10 g，茯苓 10 g，甘草 6 g，龟甲 10 g，熟地黄 10 g，山茱萸 10 g，地骨皮 10 g，麦冬 10 g，白芍 10 g，墨旱莲 12 g，当归 10 g。12 剂，每天 1 剂，水煎服。

患者服药后月经行经期、经量均明显改善，治疗有效，结合舌脉象继续守上方左归丸合四君子汤加减，健脾益气固冲，养阴滋肾调经。黄芪合当归益气生血，配伍滋肾填精之品，有助于滋养血海精血，使月经周期恢复。

治疗结果：患者经治疗 2 个月后月经周期恢复正常。患者以月经周期提前、经量少就诊，FSH 12.33 mIU/mL，西医诊断为卵巢储备功能减退；中医诊断为月经先期、月经过少。结合患者年龄及外阴瘙痒、便秘、舌淡红、苔薄白、脉沉等症状，考虑为年近"六七"，且多次人流堕胎，损伤肾气，肾气亏虚，精血不足，冲任虚衰，故月经过少；肾精亏虚，封藏失职，故月经周期提前；肾虚失于温煦，肠道蠕动减缓；且肾精亏虚，肠道失于濡润故便秘；舌淡红、苔薄白、脉沉多为气虚之象，故本病病机为脾肾两虚。治疗上当补肾填精，健脾益气。方选左归丸合四君子汤加减。方中以党参、白术、茯苓、甘草组成四君子汤健脾益气；当归、白芍、川芎、熟地黄组成四物汤补血养血；熟地黄、龟甲、山茱萸、鹿角霜、石斛、肉苁蓉补肾填精养阴；甘草调和诸药。全方能滋肾养阴，又能健脾益气，补血养血，使肾气充盛，冲任气血充实，血海充盈，则月事能按时而下。

【验案 3】月经先期、痛经、癥瘕（气虚血瘀证）

王某，女，37 岁，2022 年 5 月 14 日初诊。主诉经行腹痛 10 年，月经提前 7 年。自述 2011 年行 B 超发现腹部包块提示双侧卵巢巧克力囊肿，经行腹痛，且逐渐加重，2012 年行双侧卵巢巧克力囊肿剔除术（卵巢巧克力囊肿约 54 mm×46 mm）。2021 年 B 超检查发现子宫腺肌病，遂来就诊。7 年前开始出现月经周期提前，周期 21～23 天，末次月经 2022 年 4 月 25 日，经行下腹疼痛较为严重，伴腰酸，乳房稍胀痛，上次月经 2022 年 4 月 2 日，周期 23 天。平时口干，寐欠佳，易醒，大便可，小便偏黄，舌淡苔薄，脉沉。

既往史：患者有甲状腺功能减退症病史，现服优甲乐，每天 1 次，每次 1 片。曾于 2012 年行双侧卵巢巧克力囊肿剔除术。否认药物、食物过敏史。

经孕胎产史：孕 1 产 1，2016 年 5 月顺产 1 女孩（第三次 IVF-ET 助孕成功，2013～2015 年移植 2 次均失败，现余 1 个冻胚）。月经 13 岁初潮，周期 21～23 天，行经 6～7 天，经量中等。末次月经 2022 年 4 月 25 日。

检查 AMH 0.84 ng/mL，CA125 40.9 U/mL；B 超检查提示双侧乳腺纤维囊性增生表现（BI-RADS-US2 类），子宫腺肌瘤（子宫 56 mm×48 mm× 48 mm，腺肌瘤约 38 mm×24 mm），左侧卵巢囊性结节（较大，约 30 mm× 13 mm）。甲状腺功能五项正常。

病情分析：患者以月经周期提前 7 年余、经行腹痛来就诊，有双侧卵巢巧克力囊肿剔除术史，AMH 0.84 ng/mL，B 超检查提示双侧乳腺纤维囊性增生表现（BI-RADS-US2 类）、子宫腺肌瘤。西医诊断为子宫腺肌病、卵巢储备功能减退、甲状腺功能减退、乳腺增生；中医诊断为月经先期、痛经、癥瘕。中医认为，子宫内膜异位症的关键病机为血瘀，瘀血阻滞胞宫胞脉，气血运行不畅，不通则痛，故出现痛经；瘀血阻滞，瘀积日久，气机阻滞，渐成癥瘕；瘀血阻滞胞宫，血行不畅、妄行于脉外，血海不能按时蓄溢，故出现月经先期。

诊疗思路：患者因痛经、月经先期就诊，结合患者行双侧卵巢巧克力囊肿剔除术后行 IVF-ET 助孕，出现子宫腺肌病、双侧乳腺纤维囊性增生等癥瘕积聚表现，结合平素口干，寐欠佳，易醒，经行乳房胀痛、腰酸，大便可，小便偏黄，舌淡苔薄，脉沉，考虑为瘀血阻滞，不通则痛，故痛经；瘀血阻滞，气血运行不畅，故经行乳房胀痛；瘀血阻滞，血不循经而行溢于脉外，故月经先期；久病伤及肾气，加上卵巢巧克力囊肿剔除术损伤肾气，肾虚封藏失职，故月经先期；舌淡苔薄、脉沉均为气虚的表现；瘀血阻滞，气血运行不畅，渐渐形成癥瘕。辨证为气虚血瘀证，病性属于本虚标实。治疗上应活血化瘀，行气止痛，补肾健脾，祛除瘀血包块，使气血运行顺畅，冲任胞宫得养，则月经正常来潮。处方为内异痛经灵合举元煎加减。

方药：陈皮 6 g，橘核 10 g，延胡索 10 g，川楝子 6 g，五灵脂 10 g，蒲黄炭 10 g，党参 10 g，黄芪 20 g，甘草 6 g，茯苓 10 g，升麻 6 g，北柴胡 6 g，白术 10 g，当归 6 g。7 剂，每天 1 剂，水煎服。

方中党参、茯苓、白术补气健脾；加黄芪大补脾胃之元气，使气旺促进血行，祛瘀而不伤正，共同健脾补气，滋养后天；蒲黄炭、五灵脂取失笑散之意，活血化瘀止痛；加延胡索、橘核增强理气散结止痛之效；加当归、柴胡疏肝养血，使气血畅通。全方补而不滞，不伤正气，共奏健脾补气、化瘀消癥、行气止痛之效。

二诊（2022 年 5 月 24 日）：患者末次月经 5 月 17 日，行经 4 天，经量中等，经行下腹疼痛明显缓解，觉下腹隐痛，现有少量褐色分泌物，周期 23 天。口干，舌淡红、苔黄腻，脉弦。方选内异痛经灵加减。

方药：橘核 10 g，五味子 3 g，北沙参 10 g，茯苓 10 g，甘草 6 g，黄芪 20 g，地骨皮 10 g，蒲黄炭 10 g，五灵脂 10 g，川楝子 6 g，陈皮 6 g，半夏 9 g，延胡索 10 g。7 剂，每天 1 剂，水煎服。

患者此次经行下腹疼痛明显缓解，但月经周期仍较短，经后见少量出血，色褐，结合口干、舌红，考虑为阴虚血热、血不归经所致，故在上方基础上加地骨皮、五味子、北沙参以滋阴养血清热。因舌苔腻，加法半夏燥湿化痰。

三诊（2022年6月2日）：患者月经周期第十五天，末次月经5月17日，周期23天。无口干口苦，有痰，纳可，寐易醒，二便调，舌淡红、苔薄白，脉弦。方选左归丸合四君子汤加减。

方药：蒲黄炭10g，茯苓10g，甘草6g，山茱萸10g，熟地黄15g，地骨皮10g，菟丝子10g，山药10g，鹿角霜10g，当归10g，黄芪20g，白术10g，覆盆子10g。7剂，每天1剂，水煎服。

患者现处于经间期，寐欠佳，脉弦，为肝肾亏虚之相，治疗以补肾填精、调养冲任为主，以左归丸合四君子汤加减。鹿角霜、覆盆子、菟丝子、山茱萸、熟地黄等补益肝肾；黄芪、白术、山药、茯苓健脾益气，使气行则血行；当归、蒲黄炭活血化瘀止痛；地骨皮养阴清热，合熟地黄组成两地汤，可以养阴清热。全方共奏补肾填精、健脾益气、活血化瘀止痛之功效。

四诊（2022年6月14日）：患者月经周期第四天，末次月经6月11日，经量偏多，现用护垫即可，色红，少血块，月经周期第一至第二天痛经，小腹坠胀，尚可忍受，伴腰酸乳胀，周期25天。现诉晨起少痰，易累，纳寐可，二便调，舌红、苔薄黄，脉弦。方选大补阴丸加减。

方药：知母10g，黄柏10g，地黄10g，醋龟甲10g，山药片10g，甘草6g，麦冬10g，五味子5g，菟丝子10g，枸杞子10g，当归10g，党参10g，地骨皮10g。7剂，每天1剂，水煎服。

患者经治疗，本次月经周期25天，较前有所延长，经量偏多，经行腹痛腰酸乳胀，现易累，疼痛呈坠胀痛，结合舌红、苔薄黄、脉弦，考虑为阴虚内热所致。阴虚内热，热迫血妄行，故见月经先期、量多；阴血亏虚，不能荣养冲任胞宫，故出现小腹疼痛，腰痛，乳房胀痛。治以滋阴清热，补益肝肾。方选大补阴丸加减。方中知母、黄柏苦寒，清热泻火；龟甲、菟丝子、枸杞子补肾填精；生地黄、地骨皮养阴清热；党参、麦冬、五味子组成生脉饮益气养阴；甘草调和诸药。全方使肾阴充足，冲任气血充实，则月经规律。

五诊（2022年7月19日）：患者末次月经7月6日，5天干净，经量中等，色红，有血块，痛经但可忍受，稍腰酸，乳胀，周期26天。现无口干口苦，晨起有痰，易累，纳可，寐欠佳，夜醒2次，二便调，舌淡红、苔薄白，脉弦。

方选左归丸加减。

方药：当归 10 g，茯神 10 g，甘草 6 g，山茱萸 10 g，熟地黄 15 g，半夏 9 g，地骨皮 10 g，蒲黄炭 10 g，黄芪 20 g，白术 10 g，鹿角霜 10 g，五灵脂 10 g，菟丝子 10 g。7 剂，每天 1 剂，水煎服。

服药后，患者月经周期延长至 26 天，经量正常，痛经明显缓解，结合患者的舌脉，考虑为肾气虚所致，予以补肾填精，健脾益气，活血化瘀。方选左归丸合四君子汤加减，随症加减巩固治疗。

治疗结果：患者经治疗 3 个月后月经周期、痛经均得以改善。患者以月经先期、痛经来就诊，有双侧卵巢巧克力囊肿剔除术史，AMH 0.84 ng/mL，B 超检查提示双侧乳腺纤维囊性增生表现（BI-RADS-US2 类）、子宫腺肌瘤。西医诊断为子宫腺肌病、卵巢储备功能减退、甲状腺功能减退、乳腺增生；中医诊断为月经先期、痛经、癥瘕。子宫内膜异位症和子宫腺肌病的关键病机为血瘀。瘀血阻滞，不通则痛，故痛经；瘀血阻滞，气血运行不畅，故经行乳房胀痛；瘀血阻滞，血不循经而行溢于脉外，故月经先期；久病伤及肾气，加上卵巢巧克力囊肿剔除术损伤肾气，肾虚封藏失职，故月经先期；舌淡苔薄、脉沉均为气虚的表现。瘀血阻滞，气血运行不畅，渐渐形成癥瘕。辨证为气虚血瘀证，病性属于本虚标实，治疗上应活血化瘀，行气止痛，补肾健脾，方选内异痛经灵合举元煎加减。方中党参、茯苓、白术补气健脾；加黄芪大补脾胃之元气，使气旺促进血行，祛瘀而不伤正，共同健脾补气，滋养后天；蒲黄炭、五灵脂取失笑散之意，活血化瘀止痛；加延胡索、橘核增强理气散结止痛之效；加当归、柴胡疏肝养血，使气血畅通。全方补而不滞，不伤正气，共奏健脾补气、化瘀消癥、行气止痛之效。患者经治疗痛经明显缓解，但是月经周期仍提前，考虑为肾气虚所致，予以补肾填精，健脾益气，方选左归丸合四君子汤加减治疗。方中龟甲、熟地黄、鹿角霜能补肾益精填髓；山茱萸、山药、菟丝子、枸杞子能补益肝肾，精血互生；党参、白术、黄芪、当归、茯苓等健脾益气养血，使精血旺、天癸足，血海胞宫滋养，能按时来潮。若偏于虚热内盛，则加入大补阴丸、生脉散、二至丸等养阴清热之品。患者经治疗，祛除瘀血包块，使气血运行顺畅，冲任胞宫得养，月经正常来潮。

第三章　月经后期

【验案1】月经后期、早发性卵巢功能不全，自然妊娠（肝肾阴虚证）

谭某，女，34岁，已婚，2016年8月4日初诊。主诉月经推后5年余。自述近5年来月经需服用孕酮方来潮，末次月经2016年7月2日，行经12天，经量中等，色红，无痛经。未避孕1月余，手心汗出，头晕，易怒，无潮热盗汗，纳可，夜寐欠佳，入睡难，尿频，大便调，舌红苔黄，脉沉。

经孕胎产史：月经推后，需服孕酮催经，孕1产1，2014年顺产1孩。

既往史：无特殊病史及传染病史。否认药物、食物过敏史。

2016年7月22日检查性激素六项，FSH 95.33 mIU/mL，LH 31.65 mIU/mL，E_2 5.7 pg/mL，P 0.22 ng/mL，PRL 23.34 ng/mL，T 0.23 ng/mL。7月26日B超检查提示子宫内膜厚4 mm。

病情分析：患者月经推后5年，FSH > 25 mIU/mL，年龄 < 40岁。西医诊断为早发性卵巢功能不全；中医诊断为月经后期范畴。早发性卵巢功能不全的中医关键病机为肾虚，先天肾气不足，肾水匮乏，天癸早竭，冲任气血不足，胞宫失养，月经不能按时来潮，故月经推后。

诊疗思路：患者先天肾气不足，肾精亏虚，冲任气血亏虚，胞宫血海不能满盈，故月经后期，甚至闭经。结合患者手心汗出，头晕，易怒，入睡难，舌红苔黄，脉沉，辨证为肝肾阴虚证。阴虚内热，迫津液外泄，故手心汗出；阴虚内热，虚火上扰心神，故头晕，失眠，难入睡；阴血亏虚，水不涵木，肝失疏泄，故烦躁易怒；舌红、苔黄均为阴虚内热的表现。治宜滋阴疏肝，补肾填精，养阴清热。处方为大补阴丸合一贯煎加减。

方药：知母10 g，黄柏10 g，龟甲10 g，熟地黄15 g，甘草6 g，山茱萸10 g，山药15 g，菟丝子15 g，枸杞子10 g，当归10 g，白芍20 g，麦冬10 g，川楝子10 g，北沙参10 g。7剂，每天1剂，水冲服。

方解：方中龟甲、熟地黄、知母、黄柏组成大补阴丸，熟地黄、龟甲补肾滋阴，阴复则火自降；黄柏、知母苦寒泻火，火降则阴可保；四药合用具有滋阴降火的功效。北沙参、麦冬、当归、地黄、枸杞子、川楝子组成一贯煎，地黄滋阴养血，补益肝肾，内寓滋水涵木之意；当归、枸杞子养血滋阴柔肝；北沙参、麦冬滋养肺胃，养阴生津，意在佐金平木，扶土制木；佐以少量川楝子，疏肝泄热，理气止痛，复其条达之性，该药性虽苦寒，但与大量甘寒滋阴养血药相配伍，则无苦燥伤阴之弊；加山药、山茱萸、菟丝子以补养肝肾。诸药合用，补益肝肾，养阴清热，肝体得养，肝气得舒，则诸症可解。

二诊（2016 年 8 月 20 日）：患者停经 48 天未行，末次月经 7 月 2 日，行经 12 天，经量中等，无痛经。自述服上药后夜寐改善，但仍觉手心汗出，头晕，易怒，舌红苔黄，脉沉细。方选大补阴丸合甘麦大枣汤加减。

方药：苍术 10 g，黄柏 10 g，龟甲 10 g，熟地黄 15 g，知母 10 g，小麦 20 g，甘草 6 g，鹿角胶 10 g（烊化），菟丝子 10 g，枸杞子 10 g，麦冬 10 g，当归 10 g，太子参 15 g，菊花 10 g，山茱萸 10 g。14 剂，每天 1 剂，水煎服。

服药后症状稍缓解，月经仍未来潮，考虑五脏阴液亏虚出现脏躁，治以补肾填精，补养心脾，方选大补阴丸合甘麦大枣汤加减。上方去山茱萸、白芍、川楝子、山药，加苍术燥湿健脾，鹿角胶补肾填精，菊花归肝经，可以平肝明目，小麦养心安神、益肾补精。

三诊（2016 年 9 月 22 日）：患者月经周期第十一天，末次月经 9 月 11 日，行经 5 天，经量中等，色红，无痛经，周期 2 月余。舌红苔黄，脉沉。方选大补阴丸合甘麦大枣汤加减。

方药：苍术 10 g，黄柏 10 g，龟甲 10 g，熟地黄 15 g，知母 10 g，小麦 20 g，甘草 6 g，鹿角胶 10 g（烊化），菟丝子 10 g，枸杞子 10 g，麦冬 10 g，当归 10 g，太子参 15 g，菊花 10 g，山茱萸 10 g。14 剂，每天 1 剂，水煎服。

患者经治疗月经自行来潮，经后期胞宫血海空虚，治以补肾填精，补养心脾，原方案治疗有效，继续守方治疗。

四诊（2016 年 10 月 20 日）：患者末次月经 9 月 29 日，行经 4 天，经量少，用护垫即可，周期 18 天，现月经周期第二十一天。稍口干，寐欠佳，梦多，二便调，舌红苔少，脉沉。B 超检查提示子宫内膜厚 3 mm，左侧卵巢小囊肿 21 mm×13 mm。方选大补阴丸合二至丸加减。

方药：知母 10 g，黄柏 10 g，龟甲 10 g，熟地黄 10 g，生地黄 5 g，菟丝子 10 g，枸杞子 10 g，女贞子 12 g，墨旱莲 12 g，山茱萸 10 g，山药 15 g，甘草 6 g，巴戟天 10 g，石斛 10 g。12 剂，每天 1 剂，水煎服。

患者月经周期 18 天，经量少，结合患者口干，梦多，舌红苔少，脉沉，考虑为阴虚内热，热迫血妄行，引起月经先期。方选大补阴丸合二至丸滋阴止血，因脉沉加补阳之巴戟天温补肝肾以阳中求阴；山药、甘草健脾益气；枸杞子、菟丝子、山茱萸补肾填精；石斛养阴生津。

五诊（2016 年 11 月 3 日）：患者月经周期第三十五天，末次月经 9 月 29 日，现月经未行。口干，睡眠欠佳，易醒，二便调，纳可，舌红苔少，脉沉。方选大补阴丸合左归丸加减。

方药：知母 10 g，黄柏 10 g，龟甲 10 g，熟地黄 15 g，菟丝子 10 g，当归 10 g，川芎 9 g，鹿角胶 10 g（烊化），赤芍 15 g，甘草 6 g，桑椹 10 g，覆盆子 10 g，牡丹皮 10 g，女贞子 12 g，墨旱莲 10 g。10 剂，每天 1 剂，水煎服。

患者月经推后，未按时来潮，考虑肾精不足，阴血亏虚，故月经不能按时来潮，予以补肾填精，养阴清热。方选大补阴丸合左归丸加减，鹿角胶补肾填精，当归、川芎、丹皮、赤芍活血化瘀以促月经来潮。

六诊（2016 年 11 月 15 日）：患者停经 48 天，末次月经 9 月 29 日。无不适，无口干，大便调，寐可，舌红苔少，脉沉。方选左归丸加减。

方药：巴戟天 10 g，菟丝子 10 g，桑椹 10 g，鹿角胶 10 g（烊化），煅牡蛎 10 g，龟甲 10 g，黄柏 10 g，山茱萸 10 g，熟地黄 15 g，山药 15 g，覆盆子 10 g，当归 10 g，白芍 15 g，石斛 10 g，枸杞子 10 g。14 剂，每天 1 剂，水煎服。

患者月经推迟未来潮，舌红、脉沉考虑为肾阴阳亏虚，予以补肾填精，养阴清热。方选左归丸加减补肾养阴，加鹿角胶、巴戟天等温肾助阳药以助行经，黄柏清热泻火，当归、白芍、桑椹补血养血。

七诊（2016 年 12 月 1 日）：患者停经 2 月余，末次月经 9 月 29 日，月经至今未来潮。口干，睡眠稍差，大便干，余无不适，舌红、苔薄白，脉细。B 超检查提示子宫内膜厚 7～8 mm，右侧卵泡 16 mm×7 mm。方选大补阴丸合桃红四物汤加减。

方药：龟甲 10 g，熟地黄 12 g，知母 10 g，黄柏 10 g，当归 10 g，川芎 9 g，赤芍 15 g，鹿角胶 10 g（烊化），益母草 10 g，牛膝 10 g，甘草 6 g，桃仁 10 g（打碎），菟丝子 10 g，巴戟天 10 g。10 剂，每天 1 剂，水煎服。

患者停经 2 月余，B 超检查提示子宫内膜厚度尚可，予滋阴补肾加活血通络药助行经。方中熟地黄滋肾阴，益精髓；知母、黄柏清热泻火；山茱萸酸温滋肾益肝；鹿角胶补肾阳；龟甲补肾阴；赤芍、桃仁活血行气；当归、益母草补血活血调经；巴戟天、牛膝强腰膝通经血，使补中有行；甘草调和诸药。全方以滋阴为主，兼补肾阳，活血化瘀，促月经来潮。

八诊（2016年12月13日）：患者末次月经9月29日，停经2月余。时有头晕，心烦，无口干，寐欠佳，早醒，大便调，舌红苔少，脉沉细。方选大补阴丸合左归丸加减。

方药：知母10g，黄柏10g，龟甲10g，熟地黄10g，山茱萸10g，白芍10g，菟丝子10g，枸杞子10g，覆盆子10g，桑椹10g，巴戟天10g，甘草6g，山药15g，紫河车10g，续断10g。10剂，每天1剂，水煎服。

患者月经推后考虑肾水真阴不足，精衰血少，故以补肾调经为主。方中山茱萸、熟地黄、枸杞子、桑椹、覆盆子补肾养肝；大补阴丸滋阴降火；菟丝子、巴戟天、续断补益肾气；山药、甘草健脾调中；紫河车益肾填精；当归、白芍滋血调经。

九诊（2016年12月27日）：患者末次月经9月29日，停经89天，现月经未行。偶有腰酸，纳寐可，大便调，舌红苔少，脉沉。方选大补阴丸合四物汤加减。

方药：当归10g，川芎9g，赤芍15g，巴戟天10g，知母10g，龟甲10g，熟地黄15g，鹿角胶10g（烊化），黄柏10g，续断10g，甘草6g，菟丝子10g，山茱萸10g。14剂，每天1剂，水煎服。

患者停经将近3个月，在补益肝肾的基础上养血活血，方选大补阴丸合四物汤加减治疗，催月经来潮。

十诊（2017年1月10日）：患者末次月经1月2日，行经1天，经量少，色暗，无痛经，腰酸痛，乳胀痛，周期3月余。现月经周期第九天，头晕，寐可，时有耳鸣，二便调，舌红苔少，脉细沉。方选大补阴丸合左归丸加减。

方药：知母10g，黄柏10g，熟地黄10g，龟甲10g，菟丝子10g，枸杞子10g，紫河车10g，鹿角胶10g（烊化），当归10g，白芍10g，山茱萸10g，山药10g，桑椹10g，覆盆子10g，甘草6g。14剂，每天1剂，水冲服。

经中药调理，患者本月月经来潮，仅行经1天，考虑患者FSH 95.33 mIU/mL、LH 31.65 mIU/mL，为卵巢功能早衰，肾精匮乏严重，精血亏虚不能行经，故需长时间中药滋阴补肾益精以助真水滋生，加以血肉有情之龟甲、鹿角胶、紫河车加强补肾填精之效；菟丝子、枸杞子、桑椹取形似卵子，故以补益肾气助卵泡生长。

十一诊（2017年2月9日）：患者月经周期第三十八天，末次月经1月2日。无口干口苦，纳寐可，二便调，舌红、苔薄白，脉细沉。方选大补阴丸合左归丸加减。

方药：知母10 g，黄柏10 g，龟甲10 g，熟地黄10 g，菟丝子10 g，巴戟天10 g，枸杞子10 g，覆盆子10 g，甘草6 g，续断10 g，白芍10 g，山茱萸10 g，当归10 g，川芎9 g，山药10 g。12剂，每天1剂，水煎服。

患者月经仍未行，继续予以补肾填精，养血活血。方选大补阴丸合左归丸加减，行气活血以促使月经来潮。

十二诊（2017年2月28日）：患者停经56天，末次月经1月2日，现月经未行。舌红苔黄，脉沉细。方选左归丸合四君子汤加减。

方药：巴戟天10 g，淫羊藿10 g，菟丝子10 g，枸杞子10 g，桑椹10 g，甘草6 g，当归10 g，龟甲10 g，熟地黄15 g，紫河车10 g，五味子5 g，鹿角胶10 g（烊化），党参15 g，白术10 g，茯苓15 g。14剂，每天1剂，水煎服。

患者月经仍未行，在补肾填精的基础上健脾益气，考虑脾胃为后天之本，肾为先天之本，通过后天补先天，脾肾同治，补益气血生化之源。

十三诊（2017年3月18日）：患者停经76天，末次月经1月2日，现月经未行。头晕，心情烦躁，偶有潮热，无盗汗，偶有腰酸，四肢无力，耳鸣，无口干口苦，纳寐可，二便调，舌红苔黄，脉沉。方选左归丸合四君子汤加减。

方药：当归10 g，黄芪20 g，巴戟天10 g，紫石英10 g，紫河车10 g，淫羊藿10 g，党参15 g，甘草6 g，龟甲10 g，熟地黄15 g，菟丝子10 g，枸杞子10 g，覆盆子10 g，白术10 g，茯苓15 g。14剂，每天1剂，水煎服。

患者停经2月余未行，出现腰酸，四肢无力，耳鸣，考虑为脾肾两虚，继续予以补肾填精，健脾益气，方选左归丸合四君子汤加减。考虑脾、肾为先后天之本，肾精不足，当以补后天之脾养先天，脾肾同治，气血同调。

十四诊（2017年7月13日）：患者末次月经6月27日，行经6天，上次月经5月31日，周期27天，经量中等，色红，有血块，无痛经，腰累。睡觉起来骨头痛，无耳鸣，无口干口苦，纳寐可，大便1～2天1次，质硬，舌红苔黄，脉沉。方选大补阴丸合左归丸加减。

方药：知母10 g，黄柏10 g，龟甲10 g，熟地黄10 g，石斛10 g，菟丝子10 g，肉苁蓉10 g，山茱萸10 g，茯苓10 g，续断10 g，巴戟天10 g，甘草6 g，当归10 g，白芍10 g，山药10 g。14剂，每天1剂，水冲服。

患者现月经基本规律，但便秘，舌红苔黄，考虑为肾阴亏虚所致，予以补肾填精，养阴清热，方选大补阴丸合左归丸加减。

十五诊（2017 年 8 月 8 日）：患者停经 43 天，末次月经 6 月 27 日，现月经未行。现自觉乳房胀痛，舌红苔黄，脉细滑。检查尿 hCG 阳性，血 hCG 55599.71 mIU/mL、E_2 707.88 pmol/L、P 21.44 nmol/L。B 超检查提示宫内早孕，隐约见胚芽及心管搏动。患者经治疗已经妊娠，考虑患者卵巢功能早衰，肾阴亏虚，根据中医治未病的原则，予以补肾安胎，养阴清热，方选寿胎丸合生脉饮加减。

方药：太子参 10 g，麦冬 10 g，五味子 5 g，菟丝子 10 g，续断 10 g，桑寄生 10 g，枸杞子 10 g，阿胶 10 g（烊化），山药 15 g，甘草 6 g，女贞子 10 g，墨旱莲 12 g，白芍 15 g。7 剂，每天 1 剂，水冲服。

患者现已受孕，方选寿胎丸加减补肾安胎治疗。方中菟丝子、枸杞子补肾益精，肾旺自能荫胎；桑寄生、续断、山药补肝肾，固冲任，使胎气强壮；阿胶滋养阴血，使冲任血旺，则胎气自固；加太子参、麦冬、五味子组成生脉饮益气养阴；墨旱莲、女贞子补养肝肾，共奏补肾安胎、益气养阴之功。同时予以孕酮胶囊黄体支持以安胎治疗。

十六诊（2017 年 8 月 15 日）：患者孕 50 天，无腹痛及阴道流血，舌稍红、苔薄白，脉细滑。患者经治疗舌淡红，脉细滑，考虑为脾肾两虚，予以补肾健脾，固肾安胎，方选寿胎丸合四君子汤加减。

方药：党参 15 g，白术 10 g，茯苓 15 g，菟丝子 10 g，续断 10 g，桑寄生 15 g，白芍 10 g，甘草 6 g，墨旱莲 12 g，女贞子 10 g，阿胶 10 g（烊化）。7 剂，每天 1 剂，水冲服。

方中寿胎丸固肾安胎，四君子汤健脾益气，二至丸补养肝肾，芍药甘草汤缓急止痛，共奏补肾安胎、健脾益气之功效，使肾气盛，脾气健，胎有所系，则胎自安。

十七诊（2017 年 8 月 24 日）：患者孕 59 天，现觉午时恶心欲吐，口淡，无口干口苦，饮食一般，夜寐可，脚掌汗多，二便正常，舌红苔少，脉细滑。8 月 15 日孕三项检查，hCG 1.59×10^5 IU/L，E_2 934.31 pg/mL，P 23.47 ng/mL。B 超检查提示宫内早孕（相当于孕 8 周＋大小），见胎心。

患者经治疗，现胎儿发育良好，病情稳定，继续守上方治疗至孕 12 周。

治疗结果：患者服药后月经可正常来潮，后自然受孕，孕后积极保胎，孕足月顺利分娩1女孩。患者每次月经需服用孕酮方来潮，且FSH 95.33 mIU/mL、LH 31.65 mIU/mL，属中医学月经后期、闭经范畴；西医诊断为早发性卵巢功能不全。患者先天禀赋不足，肾精亏虚，冲任血海空虚，导致月经后期，甚至闭经。结合患者手心汗出，头晕，易怒，入睡难，舌红苔黄，脉沉，辨证为肝肾阴虚证。阴虚内热，迫津液外泄，故手心汗出；阴虚内热，虚火上扰心神，故头晕，失眠，难入睡；阴血亏虚，水不涵木，肝失疏泄，故烦躁易怒；舌红、苔黄均为阴虚内热的表现。治宜滋阴疏肝，补肾填精。方选大补阴丸合一贯煎加减。方中以熟地黄、龟甲、枸杞子、覆盆子、山茱萸补肾填精；山药补肾健脾；当归、白芍养血柔肝；黄柏、知母清虚热，泻伏火救肾水；甘草调和诸药，并与白芍组成芍药甘草汤以柔肝缓急止痛。全方共奏补肾填精之功效。精血充足，子宫血海由满而溢，泻而不藏排出月经；精血充盛，气血运行通畅，故有子。孕早期应积极保胎治疗，予四君子汤合寿胎丸、生脉散加减固肾安胎。方中菟丝子能促进卵巢黄体形成；续断能促进子宫和胚胎发育；桑寄生、阿胶滋阴补肾，安胎元；山茱萸益精养血；白芍养血柔肝；党参、黄芪、白术、茯苓健脾益气；麦冬、五味子养阴生津止渴；甘草调和诸药。纵观全方，具有健脾益气、固肾安胎之效，使胎元有所附、有所养，达到壮母固胎的目的。

【验案2】月经后期、卵巢功能早衰，自然妊娠（肾阴虚证）

江某，女，39岁，已婚，2019年4月30日初诊。主诉月经推后2年余，未避孕未孕2个月，停经2月余。自述2017年9月因自然流产行清宫术后开始出现月经推迟，经量少，现月经周期40天至2月余，行经3~4天，末次月经2月27日，行经4天，经量少，色红，无血块，稍痛经，无腰酸，经前乳胀，现月经周期第六十三天。夜尿每晚1次，寐欠佳，易醒，燥热，汗出不多，疲倦，口干不苦，纳可，二便调，舌暗红、苔裂，脉细沉。

经孕胎产史：月经周期40天至2月余，行经3~4天，末次月经2月27日，行经4天，经量少，色红，无血块，稍痛经，无腰酸，经前乳胀。已婚，孕5产1，2008年剖宫产1孩于2016年病逝，2017年清宫1次，2004年、2005年、2006年各人工流产1次。

既往史：无特殊病史及传染病史。否认药物、食物过敏史。

2019年4月29日检查，血β-hCG < 0.2 mIU/mL，FSH 107.90 mIU/mL，LH 50.23 mIU/mL，PRL 347 mIU/L，E_2 28 pg/L，P 0.3 ng/L，T 0.57 ng/L。B超检查提示子宫内膜厚2 mm；子宫实性占位性病变，大小11 mm × 6 mm ×

7 mm，考虑子宫肌瘤的可能。

病情分析：患者清宫术后月经推后，现停经 2 个月，FSH 107.90 mIU/mL，B 超检查提示子宫肌瘤，西医诊断为卵巢功能早衰、子宫平滑肌瘤；中医诊断为月经后期、癥瘕范畴。卵巢功能早衰的中医关键病机为肾阴虚。先天肾气不足，肾阴素虚，多次人流等宫腔操作耗伤真阴，天癸乏源，胞宫失养，冲任血海空虚，阴血亏虚，致月经推后。

诊疗思路：患者多次人工流产及胚胎停育行清宫术，损伤肾气，加上孩子病逝，伤心暗耗心血，精血亏虚，肾精亏虚，冲任气血亏虚，胞宫血海不能满盈，故月经后期。结合患者寐欠佳，易醒，燥热，疲倦，口干，舌暗红、苔裂、脉细沉，辨证为肝肾阴虚证。阴虚内热，失于濡养，故口干；阴虚内热，虚火上扰心神，故失眠，难入睡，燥热；舌暗红、苔裂、脉细沉均为阴虚内热的表现。治宜补肾填精，滋阴降火，使精血充足，月经自来。方选大补阴丸合生脉散加减。

方药：太子参 10 g，麦冬 10 g，五味子 5 g，知母 10 g，黄柏 10 g，龟甲 10 g，熟地黄 10 g，菟丝子 10 g，枸杞子 10 g，覆盆子 10 g，甘草 6 g，鹿角胶 10 g（烊化），山药 10 g，当归 10 g，石斛 10 g。7 剂，每天 1 剂，水冲服。

方中太子参、麦冬、五味子、石斛生津止渴；熟地黄、龟甲、知母、黄柏滋阴降火；山药、菟丝子、枸杞子、覆盆子滋肾阴，益精血；鹿角胶血肉有情之品益精养血；当归补血活血调经；甘草调和诸药。全方补肾填精，滋阴降火。

二诊（2019 年 5 月 7 日）：患者停经 2 月余，末次月经 2 月 27 日，现月经未行。现诉烦躁已缓解，舌暗红、苔裂，脉弦。方选大补阴丸合四物汤加减。

方药：当归 10 g，川芎 9 g，石斛 10 g，知母 10 g，黄柏 10 g，龟甲 10 g，生地黄 15 g，菟丝子 10 g，枸杞子 10 g，覆盆子 10 g，紫河车 10 g，甘草 6 g，赤芍 15 g。7 剂，每天 1 剂，水冲服。

患者经治疗烦躁症状缓解，月经仍未行，舌暗红、苔裂，脉弦，考虑为阴虚有热，治疗在补肾填精、养阴清热的基础上加四物汤以养血活血，促进月经来潮。大补阴丸滋阴降火；当归、川芎、赤芍、生地黄组成四物汤养血活血；石斛养阴生津；菟丝子、枸杞子、覆盆子、紫河车补肾益精；甘草健脾和中。

三诊（2019 年 5 月 14 日）：患者停经 2 月余，末次月经 2 月 27 日，现月经未行，汗出较多，夜间盗汗，潮热，时有烦躁，悲伤欲哭，口干不苦，易疲倦，纳可，寐欠佳，二便调，小便有泡沫，舌淡红、苔裂、苔少，脉弦。2019 年 5 月 7 日检查其丈夫精液，浓度为 2.614×10^7 /mL，精子活力为

a+b=23.47%+10.2%=33.67%，正常精子率为3%，顶体酶活性为81.35 uIU/10^6。方选大补阴丸合左归丸加减。

方药：当归10 g，川芎9 g，石斛10 g，知母10 g，黄柏10 g，龟甲10 g，生地黄15 g，菟丝子10 g，枸杞子10 g，覆盆子10 g，紫河车10 g，甘草6 g，赤芍15 g，麦冬10 g，鹿角胶10 g（烊化）。14剂，每天1剂，水冲服。

患者潮热盗汗，阴虚症状未见缓解，停经2月余未行，考虑肾精亏虚，胞宫血海空虚，故在上方滋肾养阴的基础上加血肉有情之品鹿角胶补肾填精，麦冬滋阴生津，补肾填精，促进胞宫血海充盈，月经方可来潮。

四诊（2019年5月28日）：患者停经3月余未行。无潮热，汗出已明显减少，烦躁好转，夜间觉乳房瘙痒，无乳胀，白带增多，色黄，无明显异味，无外阴瘙痒，口干不苦，纳寐可，二便调，舌红苔少，脉弦。

检查提示AMH 0.04 ng/mL。B超检查提示子宫内膜厚7 mm，子宫内膜连续性欠佳（宫腔粘连？），子宫肌层回声欠均（小肌瘤？），右附件区囊性包块。方选大补阴丸合左归丸加减。

方药：石斛10 g，黄柏6 g，知母10 g，鹿角胶10 g（烊化），巴戟天10 g，菟丝子10 g，枸杞子10 g，龟甲10 g，麦冬10 g，生地黄10 g，当归10 g，川芎6 g，紫河车3 g。14剂，每天1剂，水冲服。

患者卵巢储备功能减退，AMH水平极低，服药后子宫内膜增厚，但月经仍不能来潮，予孕酮胶囊补充孕酮，促使月经来潮，重新调整月经周期。治疗继续予以滋阴降火，补血活血。

五诊（2019年6月11日）：患者停经3月余，末次月经2月27日，近日自测尿LH阳性，前一天腹痛不适，今天无。稍觉疲乏，悲伤易哭，易烦躁，脾气稍急，无口干口苦，纳可，寐欠佳，难入睡，二便调，舌红苔少，脉弦。方选大补阴丸合左归丸加减。

方药：熟地黄10 g，小麦20 g，益母草15 g，鹿角胶10 g（烊化），川芎6 g，紫河车3 g，赤芍10 g，甘草6 g，知母10 g，当归10 g，龟甲10 g，黄柏6 g。7剂，每天1剂，水冲服。

患者已服孕酮10天，月经即将来潮，继续予大补阴丸合左归丸补肾益精，养阴清热。

六诊（2019年6月18日）：患者末次月经6月11日，行经6天，量偏少，色鲜红，无血块，腹痛，腰酸痛，上次月经2月27日，周期3月余。现月经周期第八天，自述近 2 日潮热汗出，夜间明显，疲倦，犯困，胃脘胀闷，烦躁较前好转，口干不苦，纳可，寐欠佳，多梦，易醒，夜间外阴瘙痒，白带不多，二便调，舌红苔黄，脉弦。方选大补阴丸合左归丸加减。

方药：枸杞子 10 g，党参 10 g，知母 10 g，麦冬 10 g，龟甲 10 g，熟地黄 10 g，菟丝子 10 g，五味子 6 g，山药 10 g，山茱萸 6 g，当归 10 g，鹿角胶 10 g（烊化），甘草 3 g。7 剂，每天 1 剂，水冲服。

患者现月经周期第八天，经后期，继续以滋肾养阴、益气健脾为主，使精血足，促卵泡发育。予熟地黄、龟甲、知母滋阴降火；枸杞子、山茱萸、菟丝子滋补肝肾；党参、麦冬、五味子敛阴生津；山药、甘草益气健脾；鹿角胶、当归活血养精。

七诊（2019 年 6 月 25 日）：患者末次月经 6 月 11 日，行经 6 天，上次月经 2 月 27 日，周期 3 月余，现月经周期第十五天。潮热好转，胃脘胀闷、疲倦缓解，口干，梦多，外阴瘙痒好转，纳可，二便调，舌红苔裂，脉弦。方选大补阴丸合生脉散加减。

方药：熟地黄 10 g，甘草 3 g，枸杞子 10 g，党参 10 g，知母 10 g，麦冬 10 g，龟甲 10 g，当归 10 g，菟丝子 10 g，五味子 6 g，山药 10 g，黄柏 6 g，紫河车 3 g。14 剂，每天 1 剂，水冲服。

患者经治疗潮热好转，经间期宜补肾助卵泡排出，上方去鹿角胶、山茱萸，加黄柏、紫河车。嘱其 B 超监测卵泡，指导同房。

八诊（2019 年 7 月 9 日）：患者末次月经 6 月 11 日，行经 6 天，上次月经 2 月 27 日，周期 3 月余，现月经周期第二十九天。无潮热汗出，脸上长痤疮，自觉热气，夜间身痒缓解，口干不苦，纳可，寐欠佳，多梦，大便调，无夜尿，舌嫩红、苔微黄，脉弦。7 月 4 日（月经周期第二十四天）B 超检查提示子宫内膜厚 9 mm；右侧卵泡 17 mm × 15 mm。7 月 6 日（月经周期第二十六天）B 超检查提示子宫内膜厚 9 mm；右侧卵泡已破。方选大补阴丸合五子衍宗丸加减。

方药：知母 10 g，覆盆子 10 g，枸杞子 10 g，熟地黄 10 g，鳖甲 10 g，当归 10 g，五味子 6 g，紫河车 3 g，党参 10 g，麦冬 10 g，山药 10 g，菟丝子 10 g，黄柏 6 g。7 剂，每天 1 剂，水冲服。

患者经治疗有优势卵泡，指导同房，继续予以补肾填精、养阴清热之大补阴丸合五子衍宗丸加减。

九诊（2019 年 7 月 20 日）：患者停经 40 天，末次月经 6 月 11 日，行经 6 天，上次月经 2 月 27 日，周期 3 月余。无特殊不适，口干不苦，寐欠佳，烦躁，大便软，每天 2 次，小便调，舌嫩红、苔微黄，脉弦。尿 hCG 阳性。方选寿胎丸合四君子汤加减。

方药：党参 10 g，白术 10 g，茯苓 10 g，黄芪 10 g，山茱萸 10 g，菟丝子 10 g，续断 10 g，桑寄生 10 g，山药 10 g，白芍 15 g，麦冬 10 g，阿胶 10 g（烊化）。7 剂，每天 1 剂，水冲服。

患者经治疗已经妊娠，因有不良妊娠病史，根据中医治未病的原则，未病先防，予以补肾安胎，健脾益气，方选寿胎丸合四君子汤加减。续断、阿胶、桑寄生、菟丝子组成寿胎丸补肾固冲安胎，黄芪、党参、白术、茯苓补气健脾，山茱萸、山药滋补肾阴，白芍养阴合营，甘草调和诸药。考虑患者卵巢储备功能减退，予孕酮及戊酸雌二醇片补充雌孕激素。

十诊（2019 年 7 月 27 日）：患者停经 47 天，末次月经 6 月 11 日，现腰酸，无腹痛，昨日开始见阴道少量褐色分泌物。无恶心呕吐，口干不苦，口淡，怕冷，纳可，寐欠佳，多梦，易醒，大便软，每天 1 次，小便调，舌红苔少、有裂纹，脉细滑。孕三项检查，P 21.8 ng/mL，E_2 563.0 pg/mL，β-hCG 18863.69 IU/L。B 超检查提示宫内早孕，见孕囊（预测 5 周 +），未见胎心。方选寿胎丸合四君子汤加减。

方药：黄芪 20 g，党参 10 g，麦冬 10 g，五味子 5 g，山药 10 g，白术 10 g，茯苓 10 g，菟丝子 20 g，续断 10 g，桑叶 10 g，桑寄生 20 g，阿胶 10 g（烊化），墨旱莲 12 g，女贞子 12 g。7 剂，每天 1 剂，水冲服。

患者宫内妊娠，阴道见少量褐色分泌物，考虑先兆流产，为肾虚不能固摄胎元，脾虚不能系胎所致胎元不固而引起的胎动不安。在前方基础上去山茱萸，加桑叶、墨旱莲、女贞子补益肝肾，止血安胎。

十一诊（2019 年 8 月 17 日）：患者孕 8 周 +。现无腰酸，无腹痛，无阴道流血流液，偶有恶心干呕，觉每天下午全身不适，口干不苦，纳可，寐欠佳，易醒，多梦，大便软，每天 1 次，小便调，舌淡苔裂，脉细滑。孕三项检查，P 22.3 ng/mL，$E_2 > 1000$ pg/mL，hCG 2098.30 IU/L。8 月 17 日 B 超检查提示单活胎，孕 8 周 +，多发性子宫肌瘤。

患者经治疗 B 超检查提示宫内早孕，见胎心，无腹痛和阴道流血。原方案治疗有效，继续补肾健脾安胎，守上方随证加减治疗，安胎至孕 12 周，嘱其立产卡，预约 NT，定期产检。

治疗结果：患者治疗 3 个月后成功受孕，孕后积极保胎至孕 12 周，孕足月顺利分娩 1 男孩。患者以清宫术后出现月经推后为主症，且 FSH 107.90 mIU/mL、LH 50.23 mIU/mL，属于中医的月经后期范畴；西医诊断为卵巢功能早衰。患者由于多次人工流产以及胚胎停育行清宫术，损伤肾气，加上孩子病逝，伤心暗耗心血，精血亏虚，肾精亏虚，冲任气血亏虚，胞宫血海不能满盈，故月经后期。结合患者寐欠佳，易醒，燥热，疲倦，口干，舌暗红、苔裂，脉细沉，考虑为肾阴虚证。治以补肾填精、滋阴降火为主。方选大补阴丸合左归丸加减，使精血充足，月经自来。方中生脉饮、石斛生津止渴；大补阴丸滋阴降火；山药、菟丝子、枸杞子、覆盆子滋肾阴，益精血；鹿角胶血肉有情之品益精养血；当归补血活血调经；甘草调和诸药。全方补肾填精，滋阴降火。监测 B 超子宫内膜增厚至 7 mm，加用孕酮胶囊使月经来潮，经后继续予大补阴丸加减，补肾填精，养阴清热，同时 B 超检测有优势卵泡，指导同房后患者自然受孕，予以补肾固胎，健脾益气，方选寿胎丸合四君子汤加减。寿胎丸补肾固冲，黄芪、四君子汤补气健脾，山茱萸、山药滋补肾阴，白芍、甘草缓急和中。全方使肾气盛，冲任气血充实，胎元有所附、有所养，达到壮母固胎的目的。

【验案 3】月经后期、早发性卵巢功能不全，月经正常（肾虚血瘀证）

张某，女，29 岁，已婚，2017 年 3 月 18 日初诊。主诉停经 3 月余。自述末次月经 2016 年 12 月 7 日，行经 5 天，经量中等，色暗，有血块，无痛经，至今月经未行。上次月经 2016 年 11 月 26 日，经量中等，行经 11 天。既往月经尚规律，行经 4～7 天，周期 30 天。现口干口苦，纳寐可，二便调，舌红、苔薄黄，脉沉。

经孕胎产史：既往月经尚规律，已婚，孕 1 产 0 流 1。

既往史：2017 年 2 月 14 日发现甲亢，未服药。否认药物、食物过敏史。

2017 年 2 月 14 日检查性激素六项，FSH 91.64 IU/L，LH 48.79 IU/L，P 2.11 nmol/L，PRL 90.67 mIU/L，T 0.88 nmol/L，E_2 74.03 pg/mL。B 超检查提示子宫内膜厚 8 mm；右侧卵泡 20 mm×18 mm。

病情分析：患者月经推后，FSH 91.64 IU/L，LH 48.79 IU/L，提示卵巢储备功能减退，B 超可见右侧卵巢有优势卵泡，现仍未见月经来潮。西医诊断为早发性卵巢功能不全；中医诊断为月经后期。早发性卵巢功能不全的中医关键病机为精血不足，致冲任不充，血海不能按时满溢，遂月经后期。肾藏精，肝藏血，肝肾同源，精血相互滋生濡养。妇女以血为用，阴常不足，水不涵木，且因学习生活和工作压力出现焦虑、抑郁等不良情绪，使肝气郁结，肾中精气的充盛有赖于肝血滋养，肝血不足会导致肾中精气失养，继而出现经量减少甚或闭经，促使卵巢功能提前衰退。

诊疗思路：患者多是因肾气不足，肾虚精亏血少，冲任亏虚，血海不能按时满溢，故月经后期。肾藏精，主生殖，为天癸之源。肾精亏虚，天癸失于濡养，是卵巢储备功能减退的关键病机。结合患者出现口干口苦，舌红、苔薄黄，脉沉，考虑为肾虚肝郁所致。肾虚精血亏虚，不能荣养冲任气血，胞宫血海空虚，故月经后期；肾阴亏虚，水不涵木，肝气郁结，郁而化热，故出现口干口苦；舌红、苔黄均是肝郁化热的表现；脉沉为肾虚的表现。辨证为肾虚肝郁证。治法为补肾填精，疏肝解郁。处方为定经汤加减。

方药：当归 20 g，白芍 15 g，柴胡 9 g，白术 10 g，茯苓 10 g，枸杞子 10 g，菟丝子 10 g，熟地黄 10 g，石斛 10 g，甘草 g，巴戟天 10 g，覆盆子 10 g，川芎 9 g，续断 10 g。14 剂，每天 1 剂，水冲服。

此方柴胡疏肝解郁，使肝气得以调达；当归甘辛苦温，养血和血；白芍酸苦微寒，养血敛阴，柔肝缓急；白术、茯苓健脾去湿，使运化有权，气血有源；甘草益气补中，缓肝之急；枸杞子、熟地黄、石斛补益精血，滋补肝肾；因患者脉沉，用巴戟天、覆盆子、菟丝子补肾壮阳，益肾固精，取阳中求阴之功效；川芎、续断与当归活血化瘀。全方温中有补，补中有散，散中有行，行中有调，补肾滋阴，使气血充足，经血自来。

二诊（2017 年 4 月 6 日）：患者月经周期第七天，末次月经 3 月 30 日，经色暗黑，少许血块，无痛经，至今未净，乳胀，周期 4 月余。3 月 20 日见少量阴道出血，2 天干净，口干较前好转，无口苦，纳寐佳，二便调，舌红苔少，脉弦。妇科检查显示外阴正常，阴道畅，内可见少量暗红色血液，宫颈光滑，常大。方选大补阴丸合归肾丸加减。

方药：当归 10 g，白芍 10 g，石斛 10 g，太子参 10 g，麦冬 10 g，知母 10 g，黄柏 10 g，龟甲 10 g，熟地黄 10 g，菟丝子 10 g，枸杞子 10 g，茯苓 10 g，山药 10 g，甘草 6 g，墨旱莲 10 g。14 剂，每天 1 剂，水煎服。

服药后患者月经来潮，现为经后期，冲任血海气血空虚，结合舌红苔少，考虑为肾阴亏虚，治疗以滋阴清热、补肾填精为主。上方去柴胡、白术、巴戟天、覆盆子、川芎、续断，加太子参益气健脾，麦冬养阴清热，知母、黄柏泻火保阴，龟甲滋阴潜阳，壮水以培本，山药健脾益气，墨旱莲凉血止血，补肾益阴。

三诊（2017年5月11日）：患者停经43天，月经仍未来潮，末次月经3月30日，行经10天，第二、第三天经量多，其余时间量少，用护垫即可。尿hCG阴性。现感冒，咳嗽，咳痰，色黄，全身乏力，纳差，夜寐可，双下肢酸痛，腰酸，自觉阴道干涩，性交痛。舌淡、苔白腻，脉弦。甲状腺功能正常。方选大补阴丸合归肾丸加减。

方药：知母10 g，党参9 g，覆盆子10 g，甘草6 g，菟丝子10 g，龟甲10 g，当归10 g，川芎9 g，熟地黄10 g，茯苓15 g，枸杞子10 g，桑椹10 g。14剂，每天1剂，水煎服。

患者卵巢储备功能减退，停经43天月经未来潮，结合腰酸腿软，阴道干涩等表现，考虑为肾水真阴不足、精衰血少所致。治疗上续补肾填精，养血活血。方中龟甲、熟地黄、枸杞子、桑椹滋养肝肾，填精补髓；菟丝子、覆盆子补肾壮阳，取其"阳中求阴"之意；知母滋阴清热；党参、茯苓健脾益气；当归、川芎养血活血，催月经来潮；甘草调和诸药，使肾精充盛，冲任气血充足，促使月经来潮。

四诊（2017年6月8日）：患者末次月经5月23日，经量中等，色暗红，无血块，无痛经，腰酸，乳房胀痛，周期53天，现月经周期第十六天。纳稍差，口干，夜寐可，大便不规律，舌红、苔黄腻，脉弦。方选大补阴丸合固阴煎加减。

方药：菟丝子10 g，枸杞子10 g，覆盆子10 g，知母10 g，黄柏10 g，龟甲10 g，熟地黄10 g，山药10 g，甘草6 g，山茱萸10 g，当归10 g，桑椹10 g，党参15 g，麦冬10 g。14剂，每天1剂，水煎服。

患者经治疗月经已经来潮，月经周期从4月余调整至现在的53天，说明原治疗方案有效，其肾精渐充盛，冲任气血充实，月经周期逐渐恢复。现处于经间期，以补肾助填精、补养肝肾为主。方中熟地黄、龟甲滋阴潜阳，壮水以培本；黄柏苦寒，泻相火以坚阴；知母苦寒质润，上清肺热，下制肾水；菟丝子、枸杞子、覆盆子、桑椹滋补肝肾；山药、甘草补脾气；枸杞子、山茱萸滋肝肾，益精血；当归养血活血；党参补中益气；麦冬滋养肺阴。诸药合用，滋阴清热，益精养血。

五诊（2017年7月13日）：患者末次月经6月30日，经量少，色淡，少许血块，无痛经，腰痛，周期37天，现月经周期第十四天。口干口苦，纳寐可，大便不规律，6月12日阴道少量出血，色淡，持续2天，舌红、苔黄腻，脉弦。甲状腺功能正常。方选大补阴丸合固阴煎加减。

方药：菟丝子 10 g，枸杞子 10 g，覆盆子 10 g，知母 10 g，黄柏 10 g，龟甲 10 g，熟地黄 10 g，山药 10 g，甘草 6 g，山茱萸 10 g，当归 10 g，桑椹 10 g，党参 15 g，麦冬 10 g，白芍 10 g。14 剂，每天 1 剂，水煎服。

患者服药后月经可自然来潮，考虑治疗有效，经间期见少量阴道流血，治以滋阴清热，补肾调经，续上方加白芍养阴敛阴。

六诊（2017 年 8 月 10 日）：患者末次月经 7 月 26 日，行经 4 天，经量少，色淡偏暗，少许血块，腰酸，无痛经，周期 26 天，现月经周期第十六天。纳可，易上火，腰酸，夜寐可，舌红苔薄，脉弦。

2017 年 8 月 1 日复查性激素六项，FSH 47.10 IU/L，LH15.49 IU/L，PRL 8.76 ng/mL，E_2 < 5.00 ng/mL，P 0.86 nmol/L，T 35.80 ng/dL。方选大补阴丸合固阴煎加减。

方药：菟丝子 10 g，枸杞子 10 g，覆盆子 10 g，知母 10 g，黄柏 10 g，龟甲 10 g，熟地黄 10 g，山药 10 g，甘草 6 g，山茱萸 10 g，当归 10 g，桑椹 10 g，石斛 10 g，麦冬 10 g。15 剂，每天 1 剂，水煎服。

患者经治疗月经可按时来潮，复查性激素六项，FSH、LH 水平已明显下降，原方案治疗有效，守方去党参，加石斛益胃生津，滋阴清热。

治疗结果：患者经治疗 5 个月，月经周期从 4 月余一行恢复至每月按时来潮，FSH 水平明显下降，取得显著疗效。患者月经推后，性激素 FSH 91.64 IU/L、LH 48.79 IU/L。西医诊断为早发性卵巢功能不全；中医诊断为月经后期。卵巢储备功能减退的中医关键病机为精血不足，致冲任不充，血海不能按时满溢，遂致月经后期。结合患者出现口干口苦，舌红、苔薄黄，脉沉，考虑为肾虚肝郁所致。肾虚精血亏虚，不能荣养冲任气血，胞宫血海空虚，故月经后期；肾阴亏虚，水不涵木，肝气郁结，郁而化热，故出现口干口苦；舌红、苔黄均是肝郁化热的表现；脉沉为肾虚的表现。治宜补肾填精，疏肝解郁，方选定经汤加减。方中枸杞子、熟地黄、石斛补益精血，滋补肝肾；巴戟天、覆盆子、菟丝子补肾壮阳，益肾固精，取阳中求阴之功效；柴胡疏肝解郁，使肝气得以调达；当归、白芍养血和血；白术、茯苓健脾去湿，使运化有权，气血有源；川芎、续断与当归活血化瘀；甘草益气补中，缓肝之急。全方温中有补，补中有散，散中有行，行中有调，补肾滋阴，使气血充足，经血自来。在此基础上，补肾填精，养阴清热，方以大补阴丸合归肾丸或固阴煎随证加减，经后在补肾降火的基础上调理，精血充盛，气血运行通畅，月经可按时来潮。

第四章 月经先后无定期

【验案 1】月经先后无定期（脾肾两虚证）

林某，女，38 岁，已婚，2022 年 3 月 27 日初诊。主诉月经推迟半年余。患者平素月经规律，月经周期 23 天，行经 5 天，经量中等，色暗红，有血块，无痛经，伴乳胀。近半年来开始出现月经推迟，末次月经 2 月 28 日，行经 4 天（服孕酮催经），经量少，偏暗，无血块，上次月经 2021 年 12 月 18 日，周期 2 周 +，3 月 21 ～ 22 日阴道少量褐色分泌物。诉平素无口干口苦，无痰，无疲倦，腰酸，无腹痛，纳寐可，小便调，大便烂，2 ～ 3 天 1 次，舌淡红、苔裂，脉沉。

经孕胎产史：患者平素月经提前，月经周期 23 天，行经 5 天，经量中等，色暗红，有血块，无痛经，伴乳胀。近半年来开始出现月经推迟，末次月经 2 月 28 日，行经 4 天。孕 3 产 1 流 2，2011 年顺产 1 男孩，清宫 2 次。

既往史：无特殊病史。否认药物、食物过敏史。

3 月 24 日检查性激素六项，FSH 54.13 mIU/mL，LH 33.75 mIU/mL，E_2 111.90 pg/mL，PRL 9.01 ng/mL，P 0.25 ng/mL，T 0.18 ng/mL。B 超检查提示子宫内膜厚 5 mm，子宫双附件未见明显异常。

病情分析：患者既往月经周期提前，近半年开始出现月经推迟，周期 2 月 +。检查性激素提示 FSH 54.13 mIU/mL，LH 33.75 mIU/mL。西医诊断为卵巢储备功能减退、月经失调；中医诊断为月经先后无定期范畴。其主要机制是冲任气血失调，血海蓄溢失常，常为肾虚、脾虚和肝郁三种情况所致。肾虚封藏失职，开合不利，冲任失调，血海蓄溢失常，故月经先后无定期；肾虚则髓海不足，故头晕耳鸣；腰为肾之外府，肾主骨，肾虚则腰酸腿软；舌淡红苔裂、脉沉为肾虚之征。患者辅助检查结果提示卵巢储备功能减退，且平素觉腰酸，经量少，色暗，大便烂，考虑患者证型以脾肾两虚证为主，治疗上当补肾益气，养血调经。

诊疗思路：月经先后无定期治疗原则以调整周期为主，因患者证型属肾虚，症见腰酸，经量少，色暗，大便烂，故治疗上以补肾养血调经为主。经后期用药宜滋养精血，培养生气，修复血海之虚；行经期阴血渐旺，阳气复苏，用药宜通理气血，交泰阴阳，以促使阴阳转换；从而使精血充足，周期得以恢复。辨证为脾肾两虚证。治则为补肾益气，养血调经。处方为左归丸合四君子汤加减。

方药：黄芪15 g，党参10 g，白术10 g，当归10 g，茯苓10 g，山茱萸10 g，熟地黄10 g，杜仲10 g，菟丝子10 g，覆盆子10 g，甘草6 g，紫河车3 g，川芎9 g。7剂，每天1剂，水冲服。

方中以补肾药物为主药，其中熟地黄、覆盆子、紫河车滋肾阴，益精髓；山茱萸酸温滋肾益肝；杜仲、菟丝子补肾阳；当归、川芎补血养血活血。因患者大便烂，舌淡苔薄，脉沉，故辅以黄芪、党参、白术、茯苓益气健脾，补气以养血；加甘草调和诸药。全方起补肾养血调经之功。

二诊（2022年4月3日）：患者停经35天未行，末次月经2月28日，行经4天，周期2月+。现无腰酸腹痛，无口干口苦，无痰，无疲倦，纳寐可，二便调，每天1～2次，舌淡红、苔裂，脉沉。方选左归丸合四君子汤加减。

方药：黄芪15 g，党参10 g，白术10 g，当归10 g，茯苓10 g，鹿角霜6 g，熟地黄10 g，杜仲10 g，菟丝子10 g，覆盆子10 g，甘草6 g，紫河车3 g，川芎9 g。7剂，每天1剂，水冲服。

服上药后患者腰酸改善，大便调，治疗有效守上方，继续予补肾养血调经，其中去山茱萸，加鹿角霜以增强补益肾阳、温补经血之功。

三诊（2022年4月10日）：患者月经周期第三天，末次月经4月8日，行经1～2天，经量少，色褐，今天经量增多，色鲜红，有血块，无痛经，周期40天，无乳胀腰酸等不适，无口干口苦，无痰，无疲倦，纳寐可，二便调，舌胖大淡红、苔少，脉沉细。方选左归丸合四君子汤加减。

方药：黄芪20 g，党参10 g，白术10 g，当归10 g，茯苓10 g，山茱萸10 g，熟地黄10 g，仙鹤草12 g，菟丝子10 g，陈皮10 g，甘草6 g，墨旱莲12 g，柴胡3 g。7剂，每天1剂，水冲服。

患者经治疗月经来潮，周期40天，现处于行经期，见少许血块，故在守上方基础上加减，去杜仲、覆盆子、鹿角霜、川芎，加仙鹤草、墨旱莲滋阴补虚收敛，陈皮、柴胡疏肝理气，使气机通畅，利于气血调和及经血排出。

四诊（2022年4月17日）：患者月经周期第十天，末次月经4月8日，行经6天，周期40天。现诉咽干，口干不苦，无痰，无腰酸腹痛，纳可，寐一般，难入睡，二便调，舌淡苔少，脉沉细。方选左归丸合生脉饮加减。

方药：黄芪20g，党参10g，五味子3g，当归10g，山药10g，山茱萸10g，熟地黄10g，麦冬10g，菟丝子10g，桑椹10g，甘草6g，覆盆子10g，紫河车3g。7剂，每天1剂，水冲服。

患者现处于经后期，用药宜滋养精血，培养生气，修复血海之虚，故去仙鹤草、墨旱莲、陈皮、柴胡，加紫河车、覆盆子温肾补精，益气养血。且患者症见咽干，难入睡，加五味子、麦冬益气生津润燥；舌淡苔少，脉沉，加山药增强健脾之效。

五诊（2022年4月24日）：患者月经周期第十六天，末次月经4月8日，行经6天，周期40天。现诉咽痒，易上火，口干不苦，觉疲倦，2天前有夹血丝样白带。无腰酸腹痛，纳可，寐一般，难入睡，二便调，舌淡苔少，脉沉细。方选左归丸合四君子汤加减。

方药：黄芪20g，党参10g，白术10g，当归10g，茯神10g，鹿角霜6g，地黄10g，续断10g，菟丝子10g，麦冬10g，甘草6g，紫河车3g，川芎9g。14剂，每天1剂，水冲服。

患者现处于经间期，2天前有夹血丝样白带，且症见咽痒，易上火，口干，难入睡，考虑患者肾阴虚热导致经间期出血，治疗上以滋肾益阴、固冲止血为主。方中黄芪、党参、白术益气健脾；地黄、覆盆子、紫河车滋肾阴，益精髓；续断滋肾益肝；菟丝子、鹿角霜补肾阳；当归、川芎、益母草补血活血；茯神宁心安神；甘草调和诸药。全方起滋肾益阴、固冲止血之功。

六诊（2022年5月8日）：患者末次月经5月3日，行经6天，经量中等，色暗红，有血块，经前乳胀，无痛经，上次月经4月8日，周期25天。现诉胃脘部胀，无胃痛，觉疲倦，无口干口苦，无腰酸腹痛，纳寐可，二便调，舌淡胖、苔薄白、边有齿印，脉弦。方选左归丸合生脉饮加减。

方药：黄芪20g，党参10g，五味子3g，当归10g，山药10g，山茱萸10g，熟地黄10g，麦冬10g，菟丝子10g，桑椹10g，甘草6g，覆盆子10g，紫河车3g。14剂，每天1剂，水冲服。

患者经治疗后月经周期恢复，故继续守方加减。患者现月经已净，治疗上以补肾养血为主，故去川芎、益母草等活血药物，加山药、山茱萸健脾益肾；且患者已无咽干、难入睡等症状，去合欢皮、茯神、沙参，加五味子、麦冬益气生津，桑椹滋阴补血生津。

七诊（2022年5月22日）：患者月经周期第十九天，末次月经5月3日，行经6天，周期25天。现诉便秘，大便干，2天1次，无腹胀，觉疲倦，无口干口苦，纳可，寐欠佳，难入睡，小便调，舌红、苔薄白、有裂纹，脉弦。方选左归丸合生脉饮加减。

方药：黄芪20 g，党参10 g，肉苁蓉10 g，当归10 g，茯神10 g，山茱萸10 g，熟地黄10 g，麦冬10 g，菟丝子10 g，桑椹10 g，甘草6 g，覆盆子10 g，紫河车3 g。7剂，每天1剂，水冲服。

现患者症见便秘，寐欠佳，难入睡，去五味子，加肉苁蓉以补肾阳，益精血，润肠通便。

八诊（2022年5月29日）：患者月经周期第二十六天，末次月经5月3日，行经6天，周期25天。现诉乳胀痛，觉疲倦，无口干口苦，无腰酸腹胀，纳寐可，小便调，大便干，2天1次，舌红、苔薄白，脉弦。方选当归芍药散加减。

方药：当归10 g，川芎9 g，赤芍15 g，续断10 g，茯神10 g，丹参10 g，熟地黄10 g，香附10 g，鹿角霜10 g，益母草10 g，牛膝10 g，甘草6 g，黄芪15 g。7剂，每天1剂，水冲服。

现患者月经周期第二十六天，经前期，觉乳胀疲倦，治以养血调肝，方选当归芍药散加减。当归芍药散加减主治妇人肝虚气郁、脾虚血少、肝脾不和之证，重用芍药以敛肝止痛；当归、川芎调肝养血；丹参、益母草行血活血；牛膝、续断、鹿角霜补益肝肾；黄芪、香附健脾理气；甘草调和诸药。诸药合用，共奏肝脾两调、养血活血之功。

九诊（2022年6月5日）：患者月经周期第六天，末次月经5月29日，经量中等，色暗红，有血块，腰酸，无痛经，现仍有少量褐色分泌物，上次月经5月3日，周期27天。现觉疲倦，无口干口苦，无腰酸腹胀，纳可，夜寐尚可，大便软，小便调，舌红苔裂，脉细。方选左归丸合生脉饮加减。

方药：黄芪20 g，党参10 g，五味子3 g，当归10 g，山药10 g，山茱萸10 g，熟地黄10 g，麦冬10 g，菟丝子10 g，墨旱莲12 g，甘草6 g，覆盆子10 g，紫河车3 g。14剂，每天1剂，水冲服。

患者现月经将净，治疗上以滋养精血、培养生气、修复血海之虚为主，熟地黄、紫河车、覆盆子、墨旱莲、当归温肾补精，益气养血；山茱萸、菟丝子补肾益肾气；黄芪、党参、山药益气健脾；五味子、麦冬益气生津润燥。

十诊（2022 年 8 月 28 日）：患者诉服上药后近 2 个月月经尚规律，末次月经 8 月 22 日，经量少，色黑，有血块，用护垫即可，现仍见点滴，无痛经；上次月经 7 月 23 日，经量中等，色红，周期 30 天。现口干口苦，无痰，易疲倦，怕冷，白带偏少，纳寐可，二便调，舌淡红、苔白，脉弦。方选左归丸合生脉饮加减。

方药：黄芪 20 g，党参 10 g，五味子 3 g，当归 10 g，山药 10 g，山茱萸 10 g，熟地黄 10 g，麦冬 10 g，菟丝子 10 g，墨旱莲 10 g，甘草 6 g，覆盆子 6 g，桑椹 10 g。14 剂，每天 1 剂，水冲服。

患者服上药后月经周期规律，末次月经经量少，色黑，有血块，用护垫即可，现仍见点滴。现口干口苦，易疲倦，怕冷，白带偏少。守方左归丸加减。方中黄芪、党参、山药益气健脾；熟地黄、覆盆子、桑椹、墨旱莲滋阴补血，生津润燥，益精髓；山茱萸酸温滋肾益肝；菟丝子补肾阳；当归补血活血；五味子、麦冬益气生津；甘草调和诸药。全方起补肾养血调经之功。

治疗结果：患者既往月经周期提前，近半年开始出现月经推迟，周期 2 个月 +。属中医月经先后无定期范畴，其主要机制是冲任气血失调，血海蓄溢失常。常为肾虚、脾虚和肝郁三种情况所致。肾虚封藏失职，开合不利，冲任失调，血海蓄溢失常，故月经先后无定期；肾虚则髓海不足，故头晕耳鸣；腰为肾之外府，肾主骨，肾虚则腰酸腿软；舌淡红、苔裂、脉沉为肾虚之征。患者辅助检查结果提示卵巢储备功能减退，且平素觉腰酸，经量少，色暗，大便烂，考虑患者证型以肾虚证为主，治疗上当补肾益气，养血调经。月经先后无定期治疗原则以调整周期为主，肾虚证的治疗以补肾养血调经为主，经后期用药宜滋养精血，培养生气，修复血海之虚；行经期阴血渐旺，阳气复苏，用药宜通理气血，交泰阴阳，以促使阴阳转换；从而使精血充足，周期得以恢复。方中黄芪、党参、白术、茯苓益气健脾；熟地黄、覆盆子、紫河车滋肾阴，益精髓；山茱萸酸温滋肾益肝；杜仲、菟丝子补肾阳；当归、川芎补血活血；甘草调和诸药。全方起补肾养血调经之功。患者经治疗后月经周期基本正常。

【验案 2】月经先后无定期（脾肾两虚证）

温某，女，39 岁，已婚，2017 年 11 月 18 日初诊。主诉月经失调 2 年余。自述 2007 年剖宫产 1 孩，2014 年孕 50 天自然流产，之后月经先后无定期，周期 15 天至 3 个月，经量少。现患者月经周期第二天，末次月经 2017 年 11 月 17 日，上次月经 2017 年 10 月 14 日，周期 35 天。常头晕，胸闷，气短，心慌，夜寐差，脾气急，心烦易怒，乏力，多梦，无口干口苦，二便调，舌淡胖、苔薄黄、边有齿印，脉沉细。检查：纸垫上有少许暗红色血迹。

经孕胎产史：月经13岁初潮，周期20～23天，行经7天，无痛经，腹胀，末次月经2017年11月17日，孕3产1，人工流产1次。

检查性激素六项，FSH 38.63 mIU/mL，LH 16.60 mIU/mL，PRL 2.82 ng/mL，E_2 35.33 pg/mL，P 0.16 ng/mL，T 0.27 ng/mL。

既往史：有子宫肌瘤病史。否认过敏史。

病情分析：患者于自然流产后出现月经先后无定期，周期15天至3个月，检查性激素六项提示FSH > 10 mIU/mL。西医诊断为卵巢储备功能减退；中医诊断为月经先后无定期。肾气虚弱，封藏失职，冲任失调，血海蓄溢失常，故月经先后无定期；肾为水火之脏，藏经主髓，肾气虚弱，水火两亏，经血亏少，经血运行不畅，则髓海不足，故经少色暗；头晕耳鸣、脉沉细为肾虚之征；脾气急、心烦易怒为肝气不舒的表现；脾虚生化气血之源不足，故经色淡红；脾主四肢、肌肉，脾虚则神疲乏力；脾虚运化失职，故胸闷；纳差、舌淡胖、苔薄黄也是脾虚之征。

诊疗思路：本病辨病为"月经先后无定期"，根据患者的临床表现"月经周期15天至3个月，经常头晕，胸闷，气短，心慌，夜寐差，乏力，多梦，无口干口苦"并结合舌脉象，辨证为脾肾两虚证，治法为补益脾肾，养血调经。中药选方为左归丸合当归芍药散加减。现患者月经周期不固定，经量少、色暗，故主要治疗思路为调理冲任气血，先后天同治。方选左归丸合四君子汤加减。

方药：当归10 g，白芍10 g，山茱萸10 g，熟地黄10 g，党参15 g，白术10 g，巴戟天10 g，黄芪20 g，菟丝子10 g，茯苓15 g，续断10 g，鹿角胶10 g（烊化），甘草6 g。10剂，每天1剂，水冲服。

方中熟地黄、巴戟天、菟丝子、续断、鹿角胶补肾而益精血；当归、白芍、白术、茯苓健脾生血；山药、党参合用补气生血；甘草调和诸药。全方既滋先天肾精，又养后天脾胃。诸药并用，共奏补益脾肾、养血调经之效。

二诊（2017年11月28日）：患者月经周期第十四天，末次月经11月15日，行经7天，周期32天，经量中等，色鲜红，无血块，无痛经，腰酸痛。现两侧头痛，无口干口苦，掉发多，易胃胀，纳可，夜寐梦多，大便烂，小便正常。方选大补阴丸合小柴胡汤加减。

方药：菟丝子10 g，当归10 g，白芍10 g，知母10 g，黄柏10 g，龟甲

10 g，甘草 6 g，山药 10 g，熟地黄 10 g，钩藤 10 g，法半夏 9 g，柴胡 9 g，黄芩 6 g，党参 10 g，茯苓 10 g。10 剂，每天 1 剂，水煎服。

现患者腰酸痛，为肾精亏虚的表现，予菟丝子、龟甲、熟地黄补肾调经止痛；两侧头痛病在少阳，予半夏、柴胡、黄芩疏肝调气以止痛；夜寐梦多，大便烂，用黄柏、知母清虚热，泻相火，降火以养阴，使阴阳平和，精神乃至，改善睡眠；当归、白芍、山药、甘草补血养血调经。诸药共奏补益脾肾、养血调经之效。

三诊（2017 年 12 月 12 日）：患者月经周期第二十八天，末次月经 11 月 15 日，周期 32 天。现无腰酸乳胀，无口干口苦，头痛，寐欠佳，便调，舌嫩红、苔薄白、有瘀点，经行腹胀。方选左归丸加减。

方药：当归 10 g，川芎 9 g，菟丝子 10 g，枸杞子 10 g，山茱萸 10 g，熟地黄 10 g，龟甲 10 g，巴戟天 10 g，茯苓 10 g，黄芪 20 g，丹参 10 g，钩藤 10 g，甘草 6 g，鹿角霜 10 g，合欢皮 10 g。10 剂，每天 1 剂，水煎服。

患者现可见舌有瘀斑瘀点，为肝郁气滞，瘀滞冲任，气血运行不畅，胞脉气血壅滞，予以疏肝理气、活血化瘀的治法，加川芎活血行气止痛，合欢皮活血行气，解郁安神。余治疗同前，补益脾肾，养血调经。

四诊（2017 年 12 月 26 日）：患者月经周期第四十一天，现月经未行，下腹胀痛，腰部酸胀，口干。现无头痛，纳可，夜寐梦多，二便调，脉弦。方选左归丸加减。

方药：当归 10 g，川芎 9 g，法半夏 9 g，山茱萸 10 g，熟地黄 10 g，菟丝子 10 g，益母草 10 g，牛膝 10 g，甘草 6 g，枸杞子 10 g，续断 10 g，覆盆子 10 g，赤芍 10 g，龟甲 10 g。7 剂，每天 1 剂，水煎服。

患者月经后期，停经 41 天未行，下腹胀痛，腰部酸胀，辨证为肾虚证。肾为水火之脏，藏精主髓，肾气虚弱，水火两亏，精血虚少，则髓海不足，故月经未行。治以补肾而益精血，使气血疏泄有度，血海蓄溢正常。牛膝、续断、龟甲、菟丝子、山茱萸、覆盆子补肾滋阴益髓；当归、川芎、益母草养血活血调经；法半夏燥湿行气除胀。全方起补肾活血、化瘀通经之效。

五诊（2018 年 1 月 2 日）：患者月经周期第四十八天，现月经未行。易疲倦，便溏，每天 1～2 次，掉发多，咽部有异物感，舌淡、边有齿印、苔薄白，脉沉细。方选左归丸加减。

方药：龟甲 10 g，菟丝子 10 g，白术 10 g，茯苓 10 g，党参 10 g，麦冬

10 g，制何首乌10 g，当归10 g，白芍10 g，黄芪10 g，鹿角霜10 g，巴戟天10 g，甘草6 g，法半夏9 g。10剂，每天1剂，水煎服。

患者现月经未行，症见易疲倦，便溏，舌淡、边有齿印，为脾虚运化失职，脾虚生化气血之源不足，气血亏虚无以养发，故掉发多，遂加制何首乌。舌淡、脉沉细也为脾虚之征，治以补脾益气，养血调经，故在原方基础上加党参、白术、茯苓、黄芪等健脾养血之药。

六诊（2018年1月13日）：患者停经2个月，末次月经2017年11月15日，现月经未行。现白带较前增多，口干咽痛，欲感冒，头痛2天，疲乏，无头晕，纳寐可，二便调，排气多，舌淡红、苔薄、舌尖有瘀点，脉细。方选左归丸加减。

方药：山茱萸10 g，熟地黄10 g，当归10 g，鹿角胶10 g（烊化），巴戟天10 g，白术10 g，茯苓15 g，党参15 g，黄芪20 g，菟丝子10 g，枸杞子10 g，覆盆子10 g，甘草6 g，川芎9 g，紫河车10 g。12剂，每天1剂，水煎服。

患者经治疗后停经2个月未行，但白带较前增多，考虑为脾阳不振，运化失职，湿浊停聚，流注下焦，伤及任带，肾阳虚损，气化失常，水湿内停，下注冲任，损及任带。患者气虚无以推动血行而至血瘀，气虚则无以顾护机表、抵御外邪，则欲感冒，头痛，疲乏；排气多、舌尖有瘀点为气虚血瘀的表现。故以党参、黄芪、白术、茯苓健脾补气；山茱萸、熟地黄、鹿角胶、菟丝子、枸杞子、覆盆子、紫河车等温补肾阳以调经；加川芎活血行气，共奏补气活血、养血调经之效。

七诊（2018年3月8日）：患者月经周期第三天，末次月经3月6日，经量少，有血块，自服益母草颗粒，时觉胸闷腰酸，上次月经1月15日，周期50天，口干口苦，诉服上药口干明显。大便硬，每天1次，寐欠佳，梦多，舌红苔少。方选大补阴丸加减。

方药：菟丝子10 g，当归10 g，白芍10 g，知母10 g，黄柏10 g，龟甲10 g，甘草6 g，山药10 g，熟地黄10 g，菟丝子10 g，女贞子9 g，墨旱莲9 g，续断10 g，党参10 g，茯苓10 g。10剂，每天1剂，水煎服。

患者经治疗后月经来潮，经量少，有血块，时觉腰酸，可知患者肾精亏虚，精亏血少，则经量少，气血亏虚无以推动血行则见有血块。患者口干明显，大便硬，寐欠佳，梦多，舌红苔少，为阴津亏损、阴虚血热的表现。治以滋阴降火。方选大补阴丸加减治疗。

八诊（2018年3月24日）：患者月经周期第十九天，末次月经3月6日，行经 7 天，有血块，色深红，无痛经，腰酸。胸闷好转，喉间异物感，偶有咳嗽，喉痒，晨起口干口苦，纳寐可，大便烂，每天 1～3 次，小便调，舌淡红、苔白、舌尖有瘀点。周期 50 天。方选左归丸加减。

方药：菟丝子 10 g，枸杞子 10 g，覆盆子 10 g，山茱萸 10 g，熟地黄 10 g，山药 10 g，当归 10 g，黄柏 10 g，龟甲 10 g，甘草 6 g，紫河车 10 g，桑椹 10 g，续断 10 g。14 剂，每天 1 剂，水煎服。

现患者经行有血块，舌尖瘀斑，瘀滞情况较前有所改善，继续以补肾调经、健脾益气、活血化瘀之法治疗。方中菟丝子、山茱萸、续断、枸杞子补肾阳；覆盆子、桑椹、紫河车滋阴益精填髓；当归养血活血；黄柏清热；山药益气健脾。

九诊（2018 年 4 月 14 日）：患者停经 38 天，末次月经 3 月 6 日，现月经未行，白带不多。现觉咽痛，舌红苔裂，脉弦。方选一贯煎加减。

方药：沙参 10 g，麦冬 10 g，熟地黄 10 g，五味子 3 g，山茱萸 10 g，杜仲 10 g，党参 15 g，菟丝子 10 g，枸杞子 10 g，山药 10 g，当归 10 g，鹿角胶 10 g（烊化），甘草 6 g。10 剂，每天 1 剂，水煎服。

患者现月经未行，白带不多，咽痛，舌红苔裂，为阴津亏损、无以荣养之征，治以滋阴养血调经。用沙参、麦冬养阴益胃生津；五味子收敛固涩，养阴生津，宁心安神。余治疗同前，补益肾精，健脾益气，养血调经。

十诊（2018 年 5 月 5 日）：患者月经周期第二天，末次月经 5 月 4 日，经量少，色暗，无痛经，周期 2 月余。口腔溃疡已 1 周，胸闷，头晕，舌嫩红、苔少，脉弦。方选大补阴丸合生脉饮加减。

方药：当归 10 g，白芍 10 g，山茱萸 10 g，熟地黄 10 g，麦冬 10 g，山药 10 g，菟丝子 10 g，枸杞子 10 g，桑椹 10 g，龟甲 10 g，太子参 10 g，甘草 5 g，黄柏 10 g，知母 10 g，覆盆子 10 g。14 剂，每天 1 剂，水煎服。

现患者经量少、色暗，为气滞血瘀之征。口腔溃疡 1 周，胸闷，头晕，舌嫩红、苔少，为阴虚血热的表现。用黄柏、知母滋阴清热。余治疗同前，补益肾精，健脾益气，养血调经。

治疗结果：患者于 2014 年孕 50 天自然流产，之后月经周期 15 天至 3 个月不定，可诊断为月经先后无定期。肾气虚弱，封藏失职，开合不利，冲任失调，血海蓄溢失常，故月经先后无定期；肾为水火之脏，藏经主髓，肾气虚弱，水火两亏，经血亏少，经血运行不畅，则髓海不足，故经少色暗；头晕耳鸣、脉沉细为肾虚之征；脾气急、心烦易怒为肝气不舒的表现；脾虚则生化气血之源不足，故经色淡红；脾主四肢、肌肉，脾虚则神疲乏力；脾虚运化失职，故胸闷；纳差、舌淡胖、苔薄黄也是脾虚之征。根据患者的临床表现"经常头晕，胸闷，气短，心慌，夜寐差，乏力，多梦，无口干口苦"并结合舌脉象，辨证为脾肾两虚证，治法为补益脾肾，养血调经，中药选方为左归丸合当归芍药散加减。患者经治疗后经行有血块及舌尖瘀斑、瘀滞情况较前明显改善。后症见口干口苦，口腔溃疡，予大补阴丸加减以滋阴降火。

第五章　闭经

【验案1】月经后期、闭经、月经过少（肾阴虚证）

曾某，女，39岁，已婚，2018年9月8日初诊。主诉月经过少半年余，停经3月余，有二胎生育要求。自述平素月经规律，周期23～25天，行经7天。2018年3月因孕1月＋胚胎停育行清宫术，清宫术后7天血止，术后经量少，周期15～23天，2～3天即净，用护垫即可。末次月经6月6日，行经7天，经量少，少腹隐痛，至今月经未行。现口干不苦，乏力，大便干硬，7～8天1次，小便调，纳寐可，舌红苔白，脉细。

孕胎产史：已婚，孕3产1，2006年顺产1男孩，2015年孕50天自然流产1次，2018年3月因孕1月＋胚胎停育行清宫术。

既往史：无特殊病史及传染病史。否认药物、食物过敏史。

检查性激素六项，FSH 30.22 mIU/mL，LH 26.52 mIU/mL，PRL 16.83 ng/mL，E_2 106.5 pg/mL，P 0.33 ng/mL，T 0.08 ng/mL。AMH 0.01 ng/mL。尿hCG阴性。9月8日B超检查提示子宫内膜厚8 mm，右侧卵泡15 mm×13 mm，左侧卵泡14 mm×12 mm。

病情分析：患者39岁，清宫术后经量少，FSH 30.22 mIU/mL，LH 26.52 mIU/mL，AMH 0.11 ng/mL，提示卵巢储备功能减退，现已停经3月余。西医诊断为早发性卵巢功能不全、月经稀发；中医诊断为月经后期、月经过少。月经后期、量少的发病机制有虚有实，虚者精亏血少，经血乏源；实者寒凝痰瘀阻滞，冲任气血不畅，以致冲任不充，血海不能按时满溢，故经量少，周期延后。

诊疗思路：患者胚胎停育行清宫术后出现月经逾期未行，口干，大便干硬、7～8天1次，舌红苔白，脉弦等表现，考虑为肾阴虚所致。清宫术后损伤肾气，肾阴亏虚，肾虚冲任不足，血海不能按时满溢，遂致经行错后；肾阴亏虚，阴液不足，故口干；阴液不足，津亏不能濡养肠道，则便秘；舌红、脉弦均为肾阴虚的表现。辨证为阴虚火旺证。治法为滋阴清热，补肾调经。方选大补阴丸加减。

方药：知母 10 g，黄柏 10 g，龟甲 10 g，熟地黄 10 g，山药 10 g，菟丝子 10 g，枸杞子 10 g，覆盆子 10 g，当归 10 g，川芎 9 g，巴戟天 10 g，甘草 6 g，法半夏 9 g，石斛 10 g。7 剂，每天 1 剂，水冲服。

方解：本处方由 3 组药物组成，具体如下。

一是滋阴清热药物：知母、黄柏、龟甲、熟地黄。

熟地黄味甘性微温，归肝、肾经，可补血养阴，填精益髓。《医学启源》云："虚损血衰之人须用，善黑须发。"《主治秘诀》云："其用有五：益肾水真阴，一也；和产后血气，二也；去腹脐急痛，三也；养阴退阳，四也；壮水之源，五也。"《本草纲目》云："填骨髓，长肌肉，生精血。补五脏内伤不足，通血脉，利耳目，黑须发，男子五劳七伤，女子伤中胞漏，经候不调，胎产百病。"

黄柏味苦性寒，归肾、膀胱、大肠经，可清热燥湿，泻火解毒。《神农本草经》云："主五脏肠胃中结热，黄疸，肠痔；止泄痢，女子漏下赤白，阴伤蚀疮。"朱震亨云："黄檗，走至阴，有泻火补阴之功，非阴中之火，不可用也。得知母滋阴降火，得苍术除湿清热。"《本草纲目》云："古书言知母佐黄檗滋阴降火，有金水相生之义，黄檗无知母，犹水母之无虾也。盖黄檗能治膀胱命门中之火，知母能清肺金，滋肾水之化源。"

知母味苦、甘，性寒，入肺、胃、肾经，可清热泻火，生津润燥。李时珍曰："肾苦燥，宜食辛以润之。肺苦逆，宜食苦以泻之。知母之辛苦寒凉，下则润肾燥而滋阴，上则清肺金而泻火，乃二经气分药也。黄柏则是肾经血分药。故二药必相须而行，昔人譬之虾与水母，必相依附。"甄权曰："知母治诸热劳，患人虚而口干者，加用之。"

龟甲味咸、甘，性微寒，入肝、肾、心经，可滋阴潜阳，益肾强骨，养血补心，固经止崩。《神农本草经》云："龟甲。味咸平。主漏下赤白、破癥瘕、核疟、五痔、阴蚀、湿痹、四肢重弱……一名神屋，生池泽。"此为血肉有情之品，擅补精血，又可潜阳。

四药合用，意取大补阴丸之效，其出自《丹溪心法》："阴常不足，阳常有余，善卫生者，宜常养其阴，俾阴与阳齐，则水能制火，体强无病。"方中熟地黄、龟甲滋阴潜阳，壮水以培本；黄柏苦寒泻相火以坚阴；知母苦寒质润，上清肺热，下制肾水。滋阴药与清热降火药相配，培本清源，标本兼顾，以治本为主。

二是滋补肝肾药物：巴戟天、覆盆子、枸杞子、菟丝子。

巴戟天味甘、辛，性微温，入肾、肝经，可补肾阳，强筋骨，祛风湿。《本草汇》曰："巴戟天，为肾经血分之药。"《神农本草经》云："主大风邪气，阴痿不起，强筋骨，安五脏，补中，增志，益气，生山谷。"

覆盆子味甘、酸，性温，入肝、肾、膀胱经，可益肾固精，养肝明目。《名医别录》云："益气轻身，令发不白。"《本草备要》云："益肾脏而固精，补肝虚而明目，起阳痿，缩小便。"

枸杞子味甘性平，入肝、肾经，可滋补肝肾，益精明目。《本草经疏》云："枸杞子，润而滋补，兼能退热，而专于补肾、润肺、生津、益气，为肝肾真阴不足、劳乏内热补益之要药。老人阴虚者十之七八，故服食家为益精明目之上品。昔人多谓其能生精益气，除阴虚内热明目者。盖热退则阴生，阴生则精血自长，肝开窍于目，黑水神光属肾，二脏之阴气增益，则目自明矣。"枸杞子虽为益阴除热之上药，若脾胃薄弱，时时泄泻者勿入，须先治其脾胃，俟泄泻已止，乃可用之。即用，尚须同山药、莲肉、车前、茯苓相兼，则无润肠之患矣。《本草正》云："枸杞，味重而纯，故能补阴，阴中有阳，故能补气。所以滋阴而不致阴衰，助阳而能使阳旺。虽谚云离家千里，勿食枸杞，不过谓其助阳耳，似亦未必然也，此物微助阳而无动性，故用之以助熟地黄最妙。其功则明耳目，添精固髓，健骨强筋，善补劳伤，尤止消渴，真阴虚而脐腹疼痛不止者，多用神效。"

菟丝子味甘性温，入肝、肾、脾经，可滋补肝肾，固精缩尿，安胎，明目，止泻。《本草汇言》云："菟丝子，补肾养肝，温脾助胃之药也。但补而不峻，温而不燥，故入肾经，虚可以补，实可以利，寒可以温，热可以凉，湿可以燥，燥可以润。非若黄柏、知母，苦寒而不温，有泻肾经之气；非若肉桂、益智，辛热而不凉，有动肾经之燥；非若苁蓉、锁阳，甘咸而滞气，有生肾经之湿者比也。"《神农本草》称其续绝伤，益气力，明目精，皆由补肾养肝、温理脾胃之证验也。

三是健脾活血药物：山药、当归、川芎、甘草、石斛、法半夏。

山药味甘性平，入脾、肺、胃经，可益气养阴，补脾肺肾，固精止带。李杲曰："山药入手太阴。张仲景八味丸用干山药，以其凉而能补也。亦治皮肤干燥，以此润之。"李时珍曰："按吴绶云：山药入手、足太阴二经，补其不足，清其虚热。又按王履《溯洄集》云：山药虽入手太阴，然肺为肾之上源，源既有滋，流岂无益，此八味丸所以用其强阴也。"

当归味甘性温，入肝、心、脾经，补血活血，调经止痛，润燥滑肠。张元素曰："其用有三：心经本药一也；和血二也；治诸病夜甚三也。凡血受病，必须用之。"血壅而不流则痛，当归之甘温能和血，辛温能散内寒，苦温能助心散寒，使气血各有所归。阴血同源，养血、滋阴应同步进行，当归与熟地黄搭配，一是通过补血达到养阴的目的，滋阴又是补血的有效方法之一；二是当归本身具有非常好的活血功能，补而不滞，熟地黄和当归合用远胜于单用。

川芎味辛性温，入肝、胆经，可行气开郁，祛风燥湿，活血止痛。《神农本草经》曰："主中风入脑头痛，寒痹，筋挛缓急，金创，妇人血闭无子。"

石斛味甘性微寒，入胃、肾经，可益胃生津，滋阴清热。《本草纲目》记载："石斛除痹下气，补五脏虚劳羸瘦，强阴益精，久服厚肠胃，补内绝不足，平胃气，长肌肉，逐皮肤邪热痱气，脚膝疼冷痹弱，定志除惊，轻身延年，益气除热，治男子腰膝软弱，健阳，逐皮肤风痹，骨中久冷，补肾益力，壮筋骨，暖水脏，益智清气，治发热自汗，痈疽排脓内塞。"

半夏味辛性温，有毒，入脾、胃、肺经，可燥湿化痰，降逆止呕，消痞散结，消肿止痛。李时珍曰："脾无留湿不生痰，故脾为生痰之源，肺为贮痰之器。半夏能主痰饮及腹胀者，为其体滑而味辛性温也。"

甘草味甘性平，无毒，入心、脾二经，健脾胃而和中。

二诊（2018年9月18日）：患者末次月经6月6日，行经7天，停经3月余未行。乏力，腰酸，脱发，头晕，纳可，寐欠佳，多梦，口干不苦，服上药后大便干硬好转，小便调，舌红苔白，脉弦。方选大补阴丸加减。

方药：知母10 g，黄柏10 g，龟甲10 g，生地黄10 g，山药10 g，菟丝子10 g，枸杞子10 g，覆盆子10 g，当归10 g，川芎9 g，巴戟天10 g，甘草6 g，法半夏9 g，石斛10 g，桃仁10 g。7剂，每天1剂，水冲服。

患者经治疗大便改善，说明原方案有效，继续以补肾填精、滋阴清虚热为主。将上方熟地黄改为生地黄，加桃仁润肠通便，活血化瘀通经。

三诊（2018年9月29日）：患者末次月经6月6日，行经7天，停经3月余未行。腰酸，乏力好转，脱发缓解，口干，夜寐好转，二便调，舌红苔裂，脉弦。方选大补阴丸加减。

方药：知母10 g，黄柏10 g，龟甲10 g，熟地黄10 g，山药10 g，菟丝子10 g，枸杞子10 g，覆盆子10 g，当归10 g，川芎9 g，巴戟天10 g，甘草6 g，法半夏9 g，石斛10 g，紫河车10 g。10剂，每天1剂，水冲服。

患者经治疗症状缓解，但月经未至，考虑患者冲任气血尚未充盛，在补肾养阴清热的大补阴丸的基础上，加血肉有情之品紫河车补肾填精，使其化生经血。

四诊（2018年10月13日）：患者末次月经6月6日，行经7天，停经4月余未行。现腰酸乏力较前好转，口干不苦，偶有头晕眼花，夜寐较前好转，纳可，大便2～3天1次，小便正常，余无特殊不适，舌红、苔少、苔裂，脉弦。

方药：当归10 g，川芎9 g，生地黄10 g，赤芍15 g，益母草10 g，牛膝10 g，龟甲10 g，鹿角胶10 g（烊化），菟丝子10 g，枸杞子10 g，紫河车10 g，甘草6 g，黄柏10 g，知母10 g，石斛10 g。10剂，每天1剂，水冲服。

患者经治疗1个月症状明显缓解，但月经仍未来潮，可考虑在补肾填精、养阴清热的基础上养血活血，催经来潮，方选左归丸合四物汤加减。熟地黄滋肾益精；枸杞子补肾益精，养肝明目；鹿龟二胶，为血肉有情之品，峻补精髓，其中龟甲胶偏于补阴，鹿角胶偏于补阳，在补阴之中配伍补阳药，意在"阳中求阴"；菟丝子性平补肾；牛膝益肝肾，强腰膝，健筋骨，活血，既补肾又兼补肝脾；黄柏、知母泻火保阴治其标；石斛、赤芍滋阴，以助肾阴。

五诊（2018年10月27日）：患者末次月经6月6日，行经7天，停经4月余未行。稍口干不苦，口腔溃疡，烦躁，脱发，精神好转，纳寐可，二便调，舌暗红、苔黄裂，脉沉。10月27日B超检查提示右附件区囊性结构，右侧卵泡18 mm×9 mm，透声好，右侧卵巢旁探及无回声区13 mm×18 mm，边界清。

方药：知母10 g，黄柏10 g，龟甲10 g，生地黄10 g，石斛10 g，当归10 g，白芍15 g，太子参10 g，麦冬10 g，五味子5 g，山药10 g，菟丝子10 g，枸杞子10 g，紫河车10 g，鹿角胶10 g（烊化）。12剂，每天1剂，水冲服。

患者经治疗仍未见月经来潮，B超检查提示有卵泡，但出现口腔溃疡，口干，舌红苔裂，均为肾阴虚所致。方选大补阴丸加减，补肾填精，养阴清热。

六诊（2018年11月17日）：患者末次月经6月6日，行经7天，停经5月余未行。上症均好转，口干，大便硬，3天1次，小便调，纳寐可，舌红、苔白裂，脉弦。

方药：知母10 g，黄柏10 g，龟甲10 g，生地黄10 g，石斛10 g，当归10 g，川芎9 g，太子参10 g，麦冬10 g，五味子5 g，山药10 g，菟丝子10 g，枸杞子10 g，紫河车10 g，鹿角胶10 g（烊化）。12剂，每天1剂，水冲服。

患者经治疗仍未见月经来潮，现已经停经5月余，守方加减，将白芍改为川芎，与当归配伍以养血活血，催经来潮。

七诊（2018 年 12 月 15 日）：患者末次月经 6 月 6 日，行经 7 天，停经 6 月余未行。脱发，烦躁好转，手脚冰凉，易口腔溃疡，无口干口苦，纳寐可，大便稍硬，秘结，4～5 天 1 次，小便调，舌暗红、苔黄裂，左脉沉，右脉弦。B 超检查提示右附件区囊性病变，大小约 15 mm×10 mm，子宫内膜厚约 8 mm。

方药：知母 10 g，黄柏 10 g，龟甲 10 g，生地黄 10 g，石斛 10 g，当归 10 g，川芎 9 g，太子参 10 g，麦冬 10 g，五味子 5 g，山药 10 g，菟丝子 10 g，枸杞子 10 g，紫河车 10 g，鹿角胶 10 g（烊化）。12 剂，每天 1 剂，水冲服。

患者现已停经 6 月余，发展为闭经，B 超检查提示子宫内膜厚 8 mm，且右脉弦，考虑冲任气血已渐充盈，继续守方治疗。

八诊（2019 年 1 月 10 日）：患者末次月经 12 月 22 日，行经 7 天，周期 6 月余，经量中等，色淡，无血块，经前乳胀。无口干口苦，脱发，手足冰凉，纳寐可，便秘，3 天 1 次，小便调，舌红苔裂，脉沉细。

方药：知母 10 g，黄柏 10 g，龟甲 10 g，生地黄 10 g，石斛 10 g，当归 10 g，川芎 9 g，太子参 10 g，麦冬 10 g，五味子 5 g，山药 10 g，菟丝子 10 g，枸杞子 10 g，紫河车 10 g，鹿角胶 10 g（烊化）。12 剂，每天 1 剂，水冲服。

患者经 3 个月治疗，月经已来潮，原方案治疗有效，继续予左归丸合大补阴丸加减，酌加血肉有情之品鹿角胶、紫河车等补肾填精，使肾气盛，冲任气血充实，胞宫血海充盈，月事以时下。

九诊（2019 年 3 月 23 日）：患者末次月经 3 月 12 日，行经 7 天，经量中等，色暗淡，少血块，无痛经，经前乳房胀痛，腰酸。自 12 月行经后现每月均行经，周期 30 天。现脱发，乏力，腰酸，手脚冰冷，口干，大便硬，2～3 天 1 次，寐欠佳，易醒，醒后难入睡，舌红、苔白裂，脉弦。患者经治疗后月经可正常来潮，原方案治疗有效，继续守方加减治疗。

方药：生地黄 10 g，麦冬 10 g，当归 10 g，龟甲 10 g，枸杞子 10 g，石斛 10 g，甘草 10 g，知母 10 g，山药 10 g，覆盆子 10 g，太子参 10 g，紫河车 10 g，黄柏 10 g，菟丝子 10 g，巴戟天 10 g。12 剂，每天 1 剂，水冲服。

治疗效果：患者 39 岁，胚胎停育行清宫术后出现月经后期，渐渐发展至闭经，经积极治疗 5 个月，患者已经恢复月经来潮，而且月经连续正常 3 个月。患者从就诊时停经 3 月余渐至 6 月余未行，结合 FSH 30.22 mIU/mL，LH 26.52 mIU/mL，AMH 0.11 ng/mL，西医诊断为早发性卵巢功能不全；中医诊断为闭经。患者胚胎停育行清宫术后出现月经逾期未行，口干，大便干硬、

7~8 天 1 次，舌红苔白，脉弦等表现，考虑为肾阴虚所致。清宫术后损伤肾气，肾阴亏虚，肾虚冲任不足，血海不能按时满溢，遂致经行错后。肾阴亏虚，阴液不足，故口干；阴液不足，津亏不能濡养肠道，则便秘；舌红，脉弦，均为肾阴虚的表现。故治以补肾填精，养阴清热。方选大补阴丸加减，酌加健脾疏肝补肾之品。大补阴丸出自《丹溪心法》，书中有云："阴常不足，阳常有余，善卫生者，宜常养其阴，俾阴与阳齐，则水能制火，体强无病。"方中龟甲滋阴潜阳，壮水以培本；黄柏苦寒泻相火以坚阴；知母苦寒质润，上清肺热，下制肾水。滋阴药与清热降火药相配，培本清源，标本兼顾，以治本为主。巴戟天、覆盆子、枸杞子、菟丝子滋补肝肾；山药益气养阴固精；当归补血活血调经；川芎行气开郁；石斛益胃生津，滋阴清热；法半夏燥湿化痰；甘草调和诸药。全方共奏补肾养阴、清热调经之功。张锡纯曰："若治瘀血积久过坚硬者，非数剂所能愈。必以补药佐之，能久服无弊。"在治疗期间随证加减，并酌加血肉有情之品鹿角胶、紫河车等补肾填精，经系统治疗 3 月余，使肾气盛，冲任气血充实，胞宫血海充盈，月事以时下。3 个月后复诊，月经每月均可按时来潮。

【验案 2】月经后期、闭经（肾阴虚证）

胡某，女，42 岁，2018 年 5 月 17 日初诊。主诉停经 4 月余。自述平素月经周期 27 天，行经 10 天，经量中等，无痛经，末次月经 1 月 2 日，现月经未行。时头晕头痛，时冷时热，出汗多，盗汗潮热，心烦，无口干，寐欠佳，便溏，纳欠佳，时恶心，自觉咽部异物感，无口苦，舌红、苔薄白，脉弦。

经孕胎产史：平时月经规律。孕 1 产 1，2006 年顺产 1 孩。

既往史：有高血压病史，现规律服药治疗。

2018 年 3 月 15 日 B 超检查提示子宫内膜厚 5 mm，前壁肌瘤 21 mm×25 mm×17 mm，双卵巢偏小。2018 年 3 月 16 日性激素六项检查，FSH 69.9 mIU/mL，LH 47.4 mIU/mL，PRL 47 ng/mL，P 0.4 ng/mL，E_2 96.2 pg/mL，T 1.23 ng/mL。

病情分析：患者年已"六七"，月经推迟 4 个月未行，时有头晕头痛，时冷时热，出汗多，盗汗潮热，心烦，寐欠佳，FSH 69.9 mIU/mL，LH 47.4 mIU/mL。西医诊断为卵巢功能早衰；中医诊断为月经后期范畴。卵巢功能早衰的中医关键病机为肾阴亏虚。肾阴亏虚，肾虚冲任不足，血海不能按时满溢，遂致经行错后。

诊疗思路：结合患者出现盗汗潮热，心烦失眠，口干，舌红，考虑为肾阴虚所致。肾阴亏虚，阴不维阳，虚阳上越，故见头晕时头痛，盗汗潮热；肾阴不足，阴虚内热，水亏不能上制心火，热扰心神，心肾不交，故见心烦，夜寐欠佳；肝喜条达而恶抑郁，脾胃主运化传输水津，情志不遂，肝气郁结，津液输布失常，聚而成痰，痰气相搏阻于咽喉，则时有恶心，自觉咽部异物感。舌红、苔薄白则为肾阴虚之象。辨证为肾阴虚证。治疗以补肾养阴为主，滋肾益阴潜阳，兼以柔肝养肝，佐以化痰。处方为大补阴丸加减。

方药：当归 10 g，山茱萸 10 g，熟地黄 10 g，龟甲 10 g，知母 10 g，黄柏 10 g，茯苓 15 g，菟丝子 10 g，钩藤 10 g，浮小麦 10 g，枸杞子 10 g，法半夏 9 g，牡丹皮 6 g，川楝子 10 g，甘草 6 g。7 剂，每天 1 剂，水煎服。

方中熟地黄滋补真阴，填精益髓；龟甲滋阴潜阳，补肾健骨；以黄柏之苦寒降泄，专泻肾与膀胱之火；知母味苦性寒质润，既能泻肺胃肾三经之火，又能滋三阴之阴，二者相须为用，清降阴虚之火；当归补血活血；枸杞子、菟丝子、山茱萸补养肝肾；川楝子疏肝泄热，理气止痛；钩藤甘寒入肝，清热平肝息风；牡丹皮清泻相火，并制山茱萸之温涩；法半夏化痰散结，降逆和胃；茯苓健脾渗湿，湿去则痰无以生；浮小麦补心养肝，益阴除烦，宁心安神；甘草调和诸药。

二诊（2018 年 5 月 31 日）：患者末次月经 1 月 2 日，停经 4 月余未行，头晕。现咽部无异物感，出虚汗，乏力，盗汗已缓解，仍有潮热，寐欠佳，便溏，舌红苔少，脉弦。方选大补阴丸合甘麦大枣汤加减。

方药：知母 10 g，黄柏 10 g，龟甲 10 g，生地黄 10 g，太子参 10 g，麦冬 10 g，五味子 5 g，甘草 6 g，小麦 20 g，大枣 10 g，石斛 10 g，牡丹皮 10 g，山茱萸 10 g，山药 10 g。12 剂，每天 1 剂，水煎服。

患者经治疗症状明显缓解，仍有潮热汗出，夜寐欠佳，予大补阴丸合甘麦大枣汤加减。方中大补阴丸补肾养阴，生脉饮益气养阴，甘麦大枣汤养心安神，和中缓急。

三诊（2018 年 6 月 23 日）：患者停经 5 月余，末次月经 1 月 2 日。现觉乳房胀，头晕偶有头痛，无口干口苦，纳可，夜寐可，易犯困，脾气急，二便调，舌红、苔薄黄。方选小柴胡汤合甘麦大枣汤加减。

方药：柴胡 9 g，黄芩 9 g，党参 9 g，法半夏 9 g，浮小麦 20 g，龟甲 10 g，山茱萸 10 g，熟地黄 10 g，菟丝子 10 g，大枣 6 g，枸杞子 10 g，白术 10 g，茯苓 10 g，甘草 6 g。12 剂，每天 1 剂，水煎服。

患者现已停经 5 月余，觉乳胀，脾气急躁，脉弦，为患者经治疗冲任气血渐渐充盛，经前冲气上逆所致，改用小柴胡汤合甘麦大枣汤加减，以和解少阳，缓急和中。

四诊（2018 年 7 月 12 日）：患者月经周期第十一天，诉于 7 月 2～5 日有少许阴道流血，用护垫即可，色黑。晨起口苦，头晕频繁，易疲乏，大便烂，余无不适，舌红、苔薄白，脉弦。既往有高血压病史，现已规律服药治疗。方选大补阴丸加减。

方药：知母 10 g，黄柏 10 g，当归 10 g，白芍 10 g，山茱萸 10 g，熟地黄 10 g，龟甲 10 g，菟丝子 10 g，钩藤 10 g，枸杞子 10 g，太子参 10 g，麦冬 10 g，五味子 5 g，甘草 6 g，山药 15 g。14 剂，每天 1 剂，水煎服。

患者停经 6 个月，经治疗冲任气血渐渐恢复，方能行经，但经量仍少，结合此时为经后期，血海空虚渐复，然患者本素肾阴亏虚，应顾护阴虚，予大补阴丸合生脉饮加减，滋阴补肾，益髓填精。

五诊（2018 年 7 月 29 日）：患者月经周期第三天，末次月经 7 月 27 日，月经未净，经量中等，色鲜红，无血块，周期 25 天，经前腹痛，乳房胀痛，行经改善。平日头晕、烦躁，易困乏，无口干口苦，纳寐可，大便溏，小便调，舌暗苔黄，左脉细，右脉细弦。方选大补阴丸加减。

方药：知母 10 g，黄柏 10 g，当归 10 g，白芍 10 g，山茱萸 10 g，熟地黄 10 g，龟甲 10 g，菟丝子 10 g，钩藤 10 g，枸杞子 10 g，太子参 10 g，麦冬 10 g，五味子 5 g，甘草 6 g，山药 15 g。14 剂，每天 1 剂，水煎服。

患者经治疗后，冲任气血渐充，月经逐渐恢复，症状明显缓解，原治疗方案有效，继续守 7 月 12 日方治疗。

六诊（2018 年 8 月 28 日）：患者月经周期第七天，末次月经 8 月 22 日，行经 5 天，经量中等，色暗黑，有血块，痛经，经前痛甚，伴腰酸，乳胀。平素头晕，偶有心慌，脾气急，乏力，无口干口苦，纳寐可，二便调，舌暗红、苔白、边有齿印。周期 26 天。

患者经治疗后，冲任气血渐充，月经逐渐恢复，已经连续 2 个月恢复正常月经，原治疗方案有效，继续守方治疗。

治疗结果：患者 42 岁，在"六七"之年，肾阴渐亏，天癸渐竭，冲任二脉虚损，血海不能按时满溢，遂致经行错后，渐至闭经。经积极治疗 4 个月，患者已经恢复月经来潮，而且月经连续正常 2 个月。患者从就诊时停经 4 月余渐至 6 个月未行，结合性激素 FSH 69.9 mIU/mL、LH 47.4 mIU/mL，B 超检查提示卵巢变小，西医诊断为卵巢功能早衰；中医诊断为闭经。结合患者出现盗汗潮热，心烦失眠，口干，舌红，考虑为肾阴虚所致。肾阴虚冲任不足，血海不能按时满溢，遂致经行错后。肾阴不足，阴不维阳，虚阳上越，故头晕头痛，烘热汗出；水亏不能上制心火，心神不宁，故失眠多梦；肾阴不足，阴虚内热，津液不足，故五心烦热，口燥咽干；舌红、苔薄白则为肾阴虚之象。治疗以补肾养阴为主，兼以柔肝养肝。方选大补阴丸加减。陈慧侬喜用大补阴丸治疗肝肾阴虚证所导致的卵巢储备功能减退，大补阴丸中知母、黄柏滋肾阴而泻相火；龟甲、熟地黄滋肾填精，具有滋阴降火之功效。在此方基础上加山茱萸、菟丝子、枸杞子、当归、白芍补血养血，肾阴阳双补，使肾阴肾阳恢复平衡，经断前后诸证自能向愈；钩藤、川楝子清热平肝息风；牡丹皮清泻相火；浮小麦甘补清凉，专入心经，益气除热止汗；法半夏化痰散结，降逆和胃；茯苓健脾渗湿，湿去则痰无以生；甘草调和诸药。全方补肾填精，清心安神，柔肝息风。在治疗过程中随证加减。患者经治疗将近2个月，月经来潮，继续治疗2个月，月经基本正常。

【验案3】月经后期、闭经、月经过少（肾阴虚证）

邓某，40岁，已婚，2016年8月12日初诊。主诉经量减少3年余，停经43天。有二胎生育需求。自述3年余前开始经量减少，平素月经欠规律，周期30～59天，行经3天，经量较前减少，色暗红，有血块，无痛经，末次月经6月24日。现无特殊不适，无口干口苦，纳寐可，二便调，舌淡苔白，脉沉细。

既往史：无特殊病史。否认药物、食物过敏史。

经孕胎产史：孕1产1，2007年顺产1男孩。

2016年8月2日检查性激素，FSH 37.04 mIU/L，LH 19.79 mIU/L，E_2 75.4 pg/mL，P 0.39 ng/mL，PRL 275.2 ng/mL。血 AMH 0.05 ng/mL。2016年7月26日B超检查提示子宫内膜厚6.7 mm，双卵巢未见生长卵泡。

病情分析：患者40岁出现经量少、月经后期，性激素 FSH 37.04 mIU/L，LH 19.79 mIU/L，AMH 0.05 ng/mL，提示卵巢储备功能减退，现已停经43天。西医诊断为早发性卵巢功能不全、月经稀发；中医诊断为月经后期、月经过少。

诊疗思路：患者40岁，年近"六七"出现月经逾期未行，结合舌淡红、苔白、脉沉细等表现，考虑为肾气虚所致。肾气不足，精血衰少，冲任气血不足，血海不能满溢，故月经后期、量少，渐至停闭；舌淡红、苔白腻、脉沉细也为肾气虚的表现。辨证为肾气虚证。治法为补肾益气，养血调经。方选左归丸加减。

方药：巴戟天 10 g，淫羊藿 10 g，当归 10 g，白芍 10 g，黄芪 20 g，鹿角胶 10 g（烊化），紫河车 10 g，龟甲 10 g，法半夏 6 g，覆盆子 10 g，桑椹 10 g。20 剂，每天 1 剂，水煎服。

患者肾气亏虚则天癸乏源，冲任不充，血海空虚，则月经稀少、月经后期。治以补肾益气，养血调经。方中巴戟天、覆盆子、桑椹、淫羊藿补肾益精血，调补冲任，助天癸化生；当归、白芍养血调经；再加黄芪气血双补，使气血旺盛，气血调和则经候如常；鹿角胶、紫河车为血肉有情之品，可补先天，填补人体精气，调和阴阳，填精益血；龟甲益肾强骨，养血补心；法半夏燥湿化痰。全方共奏补肾益气、养血调经之功效。

二诊（2016 年 9 月 2 日）：患者月经周期第七天，末次月经 8 月 27 日，行经 6 天，量较前增多，色红，无痛经，周期 64 天。咽痛，无咳嗽，稍口干，纳寐可，二便调，舌淡、苔黄腻，脉沉细。2016 年 8 月 29 日检查性激素，FSH 11.46 mIU/L，LH 2.75 mIU/L，E_2 193.6 pg/mL，P 1.05 ng/mL，PRL 194.46 ng/mL。

方药：山茱萸 10 g，龟甲 10 g，当归 10 g，何首乌 10 g，白芍 10 g，鹿角胶 10 g（烊化），山药 12 g，枸杞子 10 g，覆盆子 10 g，菟丝子 10 g，桑椹 10 g，芡实 10 g，黄精 10 g。15 剂，每天 1 剂，水煎服。

患者经治疗月经来潮，现为经后期，出现咽痛、口干等阴虚症状，在补肾填精调经的基础上加何首乌、黄精补养阴血。补益药多滋腻，加山药健脾以防药性滋腻。

三诊（2016 年 9 月 14 日）：患者月经周期第十九天，末次月经 8 月 27 日，行经 6 天，周期 64 天，无特殊不适，纳寐可，尿频，大便调，舌暗红、苔白、边有齿印，脉沉。检查提示 CA125 正常。9 月 12 日 B 超检查提示子宫内膜厚 6 mm，未见优势卵泡。子宫小肌瘤 7 mm×6 mm、6 mm×5 mm，宫颈囊肿。

方药：知母 10 g，熟地黄 10 g，龟甲 10 g，黄柏 10 g，山茱萸 10 g，鹿角胶 10 g（烊化），山药 10 g，芡实 10 g，何首乌 20 g，覆盆子 10 g，当归 10 g。15 剂，每天 1 剂，水煎服。

考虑患者舌红，为肾阴虚所致，予以滋阴清热的同时兼顾补肾填精益髓。方选大补阴丸加减。方中山茱萸、鹿角胶、芡实、何首乌、覆盆子填补肾精；知母、熟地黄滋阴清热；龟甲滋阴潜阳；黄柏清泻火热；当归养血调经；山药健脾以防药性滋腻。

四诊（2016 年 9 月 30 日）：患者停经 33 天未行，周期 64 天。现咽痛，口干，二便调，舌暗红、苔白、边有齿印，脉细弦。

方药：知母 10 g，熟地黄 10 g，龟甲 10 g，黄柏 10 g，白芍 10 g，丹参 10 g，何首乌 20 g，鹿角胶 10 g（烊化），当归 10 g，续断 10 g，淫羊藿 10 g，益母草 10 g。15 剂，每天 1 剂，水煎服。

患者现仍咽痛、口干，且月经尚未来潮，在上方基础上加丹参、益母草活血祛瘀通经，白芍养血敛阴，淫羊藿、续断补肝肾，调冲任，以促经水来潮。

五诊（2017 年 7 月 7 日）：患者停经 55 天，末次月经 5 月 13 日，周期 30～60 天，身上长红斑，瘙痒，无痛，可自行消失，纳寐可，二便调。舌红、苔薄黄、有裂纹，脉细弦。2017 年 5 月 15 日检查性激素六项，FSH 12.49 mIU/L，LH 6.98 mIU/L，E_2 21.0 pg/mL，P 0.27 ng/mL，PRL 10.76 ng/mL，T 0.15 ng/dL。

方药：知母 10 g，黄柏 10 g，龟甲 10 g，熟地黄 10 g，白芍 10 g，何首乌 10 g，当归 10 g，鹿角胶 10 g（烊化），川芎 10 g，巴戟天 10 g，鸡血藤 10 g。15 剂，每天 1 剂，水煎服。

患者月经未行，出现皮肤红斑，治风先治血，血行风自灭，在大补阴丸补肾养阴清热、活血通经的基础上加川芎活血行气祛风，鸡血藤活血补血调经。

六诊（2017 年 7 月 24 日）：患者停经 72 天，末次月经 5 月 13 日。现偶有左下腹隐痛，纳寐可，二便调，舌淡红、苔白、舌中有裂纹，脉细弦。B 超检查提示子宫内膜厚 3 mm，双附件未见异常。

方药：熟地黄 10 g，龟甲 10 g，知母 10 g，黄柏 10 g，山茱萸 10 g，当归 10 g，白芍 10 g，鹿角胶 10 g（烊化），川楝子 10 g，鸡血藤 10 g，益母草 10 g，蛤蚧 3 对。18 剂，每天 1 剂，水煎服。

患者月经未行，左下腹隐痛。在上方基础上加川楝子疏肝泄热，行气止痛；加蛤蚧血肉有情之品补益肾气，助阳益精。

七诊（2017 年 8 月 11 日）：患者停经 3 个月未行，末次月经 5 月 13 日。现左膝关节疼痛，偶有口干，性欲可，纳寐可，小便频急，大便每天 1～2 次，舌暗苔少、有裂纹，脉细弦。

方药：知母 10 g，黄柏 10 g，龟甲 10 g，熟地黄 10 g，法半夏 10 g，麦冬 10 g，五味子 10 g，太子参 10 g，山茱萸 10 g，菟丝子 10 g，川楝子 10 g，丹参 10 g，鸡血藤 10 g。20 剂，每天 1 剂，水煎服。

经治疗，患者仍有口干，舌红苔少、有裂纹，说明热伤阴液，在上方基础上加麦冬、太子参养阴生津，五味子补肾宁心，半夏燥湿化痰；左膝关节疼痛加鸡血藤养血活血，通络止痛。

八诊（2017 年 8 月 30 日）：患者末次月经 5 月 13 日，停经 109 天。现左膝关节疼痛好转，身上时有红斑，瘙痒，会自愈，无口干，纳寐可，二便调，舌淡、有裂纹、苔薄黄。B 超检查提示子宫 39 mm×32 mm×32 mm，子宫内膜厚 2 mm，左侧卵巢 20 mm×11 mm×8 mm，右侧卵巢 24 mm×11 mm×9 mm。

方药：知母 10 g，黄柏 10 g，龟甲 10 g，熟地黄 10 g，浮小麦 10 g，黄芪 10 g，山药 10 g，白术 10 g，山茱萸 10 g，鹿角胶 10 g(烊化)。20 剂，每天 1 剂，水煎服。

患者已停经 3 月余，热象仍存在，在大补阴丸的基础上加黄芪、白术补中益气，浮小麦益气安神，山茱萸、鹿角胶补肾益精血，培补先天，山药补脾胃以养后天。

九诊（2017 年 9 月 22 日）：患者末次月经 5 月 13 日，停经 4 月余。现无口干，有白带，乏力，纳寐可，二便调，舌红、苔白腻、边有齿印。B 超检查提示子宫内膜厚 2 mm。

方药：知母 10 g，黄柏 10 g，龟甲 10 g，熟地黄 10 g，浮小麦 10 g，黄芪 10 g，山药 10 g，白术 10 g，山茱萸 10 g，鹿角胶 10 g(烊化)，蛤蚧 3 对。18 剂，每天 1 剂，水煎服。

患者停经 4 月余仍未行，B 超检查提示子宫内膜仍比较薄，考虑冲任气血未充盛，继续守上方治疗，并加蛤蚧补肾填精，益精助阳。

十诊（2017 年 10 月 9 日）：患者末次月经 5 月 13 日，停经 5 个月。有少许白带，稍口干，纳寐可，二便调，舌红苔裂、边有齿印，脉沉细。B 超检查提示子宫 36 mm×39 mm×20 mm，子宫内膜厚 3 mm，子宫肌层回声欠均匀，前壁稍低回声，肌瘤（？），双卵巢小，左侧卵巢 19 mm×10 mm×8 mm，右侧卵巢 22 mm×15 mm×16 mm。右侧卵巢无回声区 17 mm×10 mm，性质待定。

方药：熟地黄 10 g，山药 10 g，山茱萸 10 g，当归 10 g，杜仲 10 g，枸杞子 10 g，菟丝子 10 g，鹿角胶 10 g（烊化），龟甲 10 g，巴戟天 10 g，女贞子 10 g，蛤蚧 3 对。18 剂，每天 1 剂，水煎服。

患者现已停经 5 个月，经治疗已有少许白带，检查提示卵巢有卵泡，仍有热伤阴津之象，应以填补肾精助卵泡发育为主，佐以滋阴，方选左归丸加减。

方中熟地黄、龟甲滋补阴精；山药、菟丝子、杜仲、枸杞子、巴戟天、女贞子可补肝肾，填精益髓，调补冲任以养卵泡；加鹿角胶血肉有情之品，温补肾阳，助卵泡发育；当归活血调经，助经水调达。全方药性多滋腻，以阻碍脾胃运化，加山药健脾开胃助运；再加蛤蚧补虚益中，助阳益精，调和阴阳，滋补本虚。

十一诊（2017年10月23日）：患者末次月经5月13日，停经5月余。乏力疲倦，无口干，纳寐可，小便调，大便溏，舌暗红、苔少、边有齿印，脉沉细。

方药：知母10g，黄柏10g，龟甲10g，熟地黄10g，黄芪10g，当归10g，益母草10g，鹿角胶10g（烊化），紫河车10g，白术10g，山药10g，芡实10g，牡丹皮10g。15剂，每天1剂，水煎服。

患者现已停经5月余未行，考虑为阴虚血燥，应滋肾养血，壮水制火。方选大补阴丸加减，在此基础上加紫河车、鹿角胶血肉有情之品补肾填精；当归、牡丹皮养血活血；黄芪、白术、山药、芡实健脾益气，通过后天补益先天，运化水谷精微化生气血，充养冲任，使胞宫血海满盈，方能使月经来潮。

十二诊（2017年11月23日）：患者末次月经5月13日，停经6月余。现无特殊不适，纳寐可，二便调，舌暗红、苔少、边有齿印，脉沉细。

方药：知母10g，黄柏10g，龟甲10g，熟地黄10g，桃仁10g，当归10g，益母草10g，红花10g，白芍10g，丹参10g，川芎10g，牛膝10g。15剂，每天1剂，水煎服。

患者现已停经半年余，属于闭经的范畴，舌象仍有阴虚之象，继续在大补阴丸滋阴清热的基础上加桃红四物汤活血化瘀通经，以助经水畅行。

十三诊（2017年12月11日）：患者末次月经5月13日，停经7月余未行。阴道干涩，白带量少，时有腰酸，无乳胀，口干，纳寐可，二便调，舌红、苔薄白、边有齿印，脉沉细。

方药：知母10g，黄柏10g，龟甲10g，熟地黄10g，桃仁10g，当归10g，益母草10g，菟丝子10g，白芍10g，丹参10g，川芎10g。15剂，每天1剂，水煎服。

患者经用活血化瘀药催经仍未行，考虑精血亏虚之象明显，在上方基础上去红花、牛膝，加菟丝子兼补肾益精。

十四诊（2018年1月10日）：患者月经周期第四天，末次月经1月7日，经量中等，周期8月余，无痛经，经前乳胀痛，左少腹隐痛，无腰酸，无口干。纳寐可，二便调，舌暗红、苔少、脉细。2018年1月8日检查性激素六项，FSH

11.96 mIU/L，LH 2.87 mIU/L，E$_2$ 35 pg/mL，P 0.01 ng/mL，PRL 13.92 ng/mL，T 0.28 ng/dL。AMH 0.04 ng/mL。

方药：知母 10 g，龟甲 10 g，熟地黄 10 g，白芍 10 g，石斛 10 g，丹参 10 g，川楝子 10 g，鹿角胶 10 g（烊化），续断 10 g，杜仲 10 g，甘草 10 g，麦冬 10 g，紫河车 10 g。15 剂，每天 1 剂，水煎服。

患者经治疗后已行经，现处于行经期，经前乳房胀痛，左少腹隐痛，为水不涵木，肝阴亏虚，不能濡养冲任所致，在滋阴清热、补肾填精的大补阴丸基础上加川楝子行气止痛，舒畅气机，以助经水畅达；并加紫河车、鹿角胶等血肉有情之品补肾填精以调养卵巢功能。

十五诊（2018 年 2 月 7 日）：患者月经周期第三十天，末次月经 1 月 7 日，经量中等，周期 8 月余。下腹隐痛，乳胀痛，余无不适，纳寐可，二便调，舌红、苔薄黄，脉沉细。

方药：太子参 10 g，麦冬 10 g，五味子 10 g，知母 10 g，黄柏 10 g，黄芪 10 g，熟地黄 10 g，龟甲 10 g，当归 10 g，川芎 10 g，甘草 10 g，益母草 10 g，川楝子 10 g。15 剂，每天 1 剂，水煎服。

患者月经周期第三十天，出现腹痛、乳房胀痛，考虑冲任气血较为充盛，在大补阴丸基础上加太子参、五味子养阴生津，加川芎、益母草活血化瘀，催经来潮。

治疗结果：患者 40 岁，肾阴渐亏，天癸渐竭，冲任二脉虚损，血海不能按时满溢，遂致经行错后、月经减少，渐至 8 月余月经仍未行，发展至闭经。经积极治疗患者已经恢复月经来潮。患者从就诊时停经 43 天渐至 8 月余未行，结合性激素 FSH 37.04 mIU/L、LH 19.79 mIU/L 和 AMH 0.05 ng/mL，西医诊断为卵巢储备功能减退；中医诊断为闭经。根据舌脉象，以虚为主，辨证为肾气亏虚证，予右归丸加减以补肾益气，养血调经。随后患者出现口干、舌红，为阴虚火旺之象。肾阴虚冲任不足，血海不能按时满溢，遂致经行错后，月经过少。肾阴不足，阴虚内热，津液不足，故口燥咽干；舌红苔少、有裂纹则为肾阴虚之象。治疗以补肾养阴为主，兼以柔肝养肝。方选大补阴丸加减。陈慧侬喜用大补阴丸治疗肝肾阴虚证所导致的卵巢储备功能减退，大补阴丸中知母、黄柏滋肾阴而泻相火；龟甲、熟地黄滋肾填精，具有滋阴降火之功效。在此方基础上加紫河车、鹿角胶、蛤蚧等血肉有情之品补肾填精；当归、白芍补血养血；黄芪、白术、山药、芡实健脾益气，通过后天补益先天，运化水谷精微化生气血，充养冲任，使胞宫血海满盈，方能使月经来潮；甘草调和诸药。全方补肾填精，养阴清热，健脾益气。在治疗过程中随证加减。患者经治疗将近 6 个月，月经来潮。2018 年 1 月 8 日复查性激素，FSH 11.96 mIU/L，LH 2.87 mIU/L，较之前已经下降，渐接近正常。

第六章　崩漏

【验案 1】崩漏（脾肾两虚证）

黄某，女，34 岁，已婚，2022 年 10 月 29 日初诊。主诉经量减少 3 个月，阴道流血 30 天。自述平素月经规律，13 岁月经初潮，周期 25～27 天，行经 5～7 天，经量中等，色红，有血块。现有生育需求，未避孕 4 个月。近 3 个月经量较前减少 1/2，上次月经 9 月 3 日，7 天干净，末次月经 10 月 1 日，开始 6 天经量少，仅用护垫即可，10 月 7 日开始阴道流血增多如既往经量，每天使用 2～3 片卫生巾，湿透 1/2，至今量不减，色红，有血块，腰酸胀，曾有头晕。现症见阴道流血量中等，色暗红，有血块，腰酸胀，无腹痛，疲倦，乏力，口干不苦，少痰，纳寐可，二便调，神清，精神可，面色㿠白，口唇淡红，舌淡红、苔薄白，脉沉细。

经孕胎产史：13 岁月经初潮，月经周期 25～27 天，行经 5～7 天，经量中等，色红，有血块，有痛经，尚可忍受，已婚，孕 3 产 1，2016 年生化妊娠 1 次，2016 年 10 月孕 9 周稽留流产清宫 1 次，2019 年剖宫产 1 女孩。

既往史：否认药物、食物过敏史。夫妻双方均携带地中海贫血基因。

妇科检查：外阴血污，阴道通畅，宫颈光滑，宫颈口可见少量血性分泌物，无异味。

2022 年 6 月 20 日检查，血 AMH 0.49 ng/mL，FSH 6.07 IU/L，LH 23.83 IU/L，PRL 371.2 mIU/L，E_2 991.7 pmol/L，P 0.55 nmol/L，T 0.82 nmol/L。B 超检查提示子宫内膜厚 9 mm，子宫附件形态血流未见明显异常，盆腔少量积液 44 mm×19 mm，左侧卵巢内见一无回声区，大小约 24 mm×19 mm。尿 hCG 阴性。血常规白细胞计数 1.05 mm×10^{10}/L，中性粒细胞绝对值 6.16 mm×10^9/L，血红蛋白 99 g/L。

病情分析：患者育龄期女性，阴道流血 30 天，尿 hCG 阴性，AMH 0.49 ng/mL。西医诊断为异常子宫出血，卵巢储备功能减退；中医诊断为崩漏。崩漏的关键病机为劳伤气血，脏腑受损，血海蓄溢失常，冲任二脉不能制约经血，以致经血非时而下，不能自止。卵巢储备功能减退的病机是在年未至"七七"之时，出现任脉虚、太冲脉衰少的病理现象。

诊疗思路：结合患者就诊时阴道流血 30 天，经量多，伴腰酸胀，头晕，疲倦，乏力，口干，面色㿠白，口唇淡红，舌淡红、苔薄白，脉沉细等表现，考虑属脾肾两虚证。患者年近"五七"，肾气渐虚，既往房劳多产伤及肾，加之备孕二胎，忧思劳倦，损伤脾胃，肾虚封藏失司，血海蓄溢失常，脾虚统摄无力，冲任不固，则见经血非时而下，难以自止，出现崩漏。肾精亏虚，腰府失养，故腰酸腰胀；气虚清阳不升，故头晕，倦怠乏力；肾精亏虚，脾失健运，冲任血海亏虚，故平素经量少；脾虚始于健运，不能运化水谷精微化生气血，不能荣养机体，故面色㿠白，口唇淡红；舌淡红、苔薄白、脉沉细均为脾肾两虚的表现。本病需遵循急则治其标、缓则治其本的原则，患者出血量多日久，已造成贫血，故止血为首要任务，治疗以补肾健脾、固冲止血为主。处方为举元煎加减。

方药：黄芪 20 g，当归 6 g，党参 10 g，白术 10 g，升麻 6 g，陈皮 6 g，甘草 6 g，麦冬 10 g，墨旱莲 12 g，女贞子 12 g，仙鹤草 15 g，蒲黄炭 10 g，五味子 5 g。3 剂，每天 1 剂，水冲服。

方选举元煎加减，党参、黄芪、升麻大补元气，升阳举陷，固本止脱；白术健脾以资血之源，又统血归经，现代药理研究表明，党参有促凝血作用，白术有抗凝作用，二药合用可防止抗凝血机制的紊乱；升麻对子宫平滑肌有抑制作用，可通过调节子宫平滑肌而止血；墨旱莲、女贞子补益肝肾，凉血止血；蒲黄炭、仙鹤草收敛止血；阴道流血日久，其血必虚，予当归养血补血；五味子、麦冬养阴生津；患者诉喉中少痰，予陈皮理气健脾，燥湿化痰；甘草调和诸药。西药给予肾上腺色腙片增强毛细血管对损伤的抵抗力，从而缩短止血时间，达到止血的目的。

二诊（2022 年 11 月 1 日）：患者服药后 3 天，阴道流血明显减少。现阴道流血量极少，呈点滴状，淡粉色，伴腰酸胀，口干不苦，无痰，易累，怕冷，纳寐可，二便调，舌淡红、苔薄白，脉沉细。方选举元煎加减。

方药：黄芪 20 g，当归 6 g，白术 10 g，升麻 6 g，党参 10 g，麦冬 10 g，五味子 5 g，仙鹤草 15 g，山茱萸 10 g，女贞子 12 g，熟地黄 10 g，墨旱莲 12 g，甘草 6 g。7 剂，每天 1 剂，水煎服。

患者经治疗后阴道流血较前明显减少，治疗有效。在上方基础上加山茱萸，减陈皮。山茱萸味酸、涩，性微温，归肝、肾经，具有补益肝肾、收涩固脱之效，以收涩固脱之性收敛止血，与墨旱莲、仙鹤草等药物同用可加强补肾填精、滋阴止血之功。

治疗结果：患者经治疗阴道流血已停止，月经恢复正常，疗效显著。患者以经量减少、阴道流出持续1个月为主症，属于中医的崩漏范畴，患者年近"五七"，肾气渐虚，既往房劳多产伤及肾，加之备孕二胎，忧思劳倦，损伤脾胃，肾虚封藏失司，血海蓄溢失常，脾虚统摄无力，冲任不固，则见经血非时而下，难以自止。根据患者经量多，伴腰酸胀，头晕，疲倦，乏力，口干，面色㿠白，口唇淡红，舌淡红、苔薄白，脉沉细等表现，考虑为脾肾两虚所致。本病需遵循急则治其标、缓则治其本的原则，患者出血量多日久，已造成贫血，故止血为首要任务，治疗以补肾健脾、固冲止血为先。方中党参、黄芪、升麻大补元气，升阳举陷，固本止脱；白术健脾以资血之源，又统血归经；予补阴之中行止崩之法，故予墨旱莲、女贞子补益肝肾，凉血止血；五味子、麦冬养阴生津；离经之血即为瘀血，占据血室，新血不能归经，故予蒲黄炭、当归活血化瘀，养血止血；仙鹤草收敛止血；患者诉喉中少痰，予陈皮理气健脾，燥湿化痰；甘草调和诸药。血止后以澄源、复旧为主。当继续健脾益气，佐以填精固摄以养先后天，肾－天癸－冲任－胞宫生殖轴恢复正常后，月经恢复正常。

【验案2】崩漏（肾虚血瘀证）

梁某，已婚，48岁，2022年1月7日初诊。主诉阴道少量流血2月余，子宫内膜息肉术后9天。自述平素月经尚规律，末次月经2021年10月27日，初如既往月经，后淋漓不净，色暗红，少许暗褐色血块，每天使用2～3片卫生护垫。2021年12月29日到医院检查，诊断为异常子宫出血，子宫内膜息肉，于宫腔镜下行子宫内膜息肉切除术＋分段诊刮术。术后病理结果提示宫腔分泌期子宫内膜，间质蜕膜样变，部分变性坏死，结合患者用药史，考虑为药物所致子宫内膜形态学改变；宫颈分泌期子宫内膜。现术后9天，症见无阴道流血，无腹痛，偶有腰部酸胀，外阴痒，白带量不多，无异味，偶有头晕乏力，纳可，寐欠佳，小便可，大便稀，面色苍白，舌暗淡、苔白、边有齿印，脉沉细。

经孕胎产史：初潮13岁，月经周期28～40天，行经5～6天，经期延长2月余未净，血块多，无痛经，末次月经2021年10月27日。孕2产1，人工流产1次，足月剖宫产1孩。

既往史：无特殊病史及传染病史。否认药物、食物过敏史。

2022年1月7日彩超检查提示子宫内膜厚6 mm，子宫60 mm×56 mm×

49 mm，子宫疤痕憩室可能。血常规血红蛋白 95 g/L；性激素六项检查，FSH 18.4 mIU/mL，LH 12.8 mIU/mL，PRL 21.16 ng/mL，T 0.031 ng/mL，P 0.27 ng/mL，E_2 16.7 pg/mL。

病情分析：患者为围绝经期，阴道流血 2 月余，子宫内膜息肉宫腔镜术后 9 天，病理结果排除子宫内膜器质性病变，目前西医诊断为异常子宫出血、子宫瘢痕憩室；中医诊断为崩漏、癥瘕范畴。崩漏的病机为冲任失固，经血妄行。患者年近"七七"，天癸将竭，阴水不足，冲任胞宫失养，虚火扰动冲任，迫血妄行，加之多次手术损伤肾精气血，气虚不能固摄，肾虚不能封藏，以致经血非时而下，手术损伤胞宫脉络，胞脉留瘀，则见子宫瘢痕憩室，瘀血盘踞胞宫，新血不得归经，则见漏下不止。

诊疗思路：结合患者阴道少量流血 2 月余，子宫内膜息肉术后 9 天，现无阴道流血，偶有腰部酸胀，外阴痒，白带量不多，偶有头晕乏力，纳可，寐欠佳，小便可，大便稀，面色苍白，舌淡暗、苔白、边有齿印，脉沉细等表现，考虑为肾虚血瘀所致。患者年近"七七"，肾气亏虚，封藏失职，血海蓄溢失常，冲任不固，则出现崩漏，阴道出血。肾虚不能濡养外府，故腰酸；肾为先天之本，脾胃为后天之本，气虚则清阳不升，故见头晕乏力、面色苍白；脾虚不能运化水湿，故大便溏烂；湿邪下注，则外阴痒；舌淡、苔白、边有齿印、脉沉细均为脾肾两虚之征；舌暗说明有瘀血阻滞，患者有剖宫产手术史，而且气虚不能推动血液运行，气血运行不畅出现瘀血阻滞，瘀阻冲任，血不归经，则崩漏；瘀阻冲任，渐成癥瘕，故见子宫内膜息肉。故本病辨证为肾虚血瘀证。治以补肾益气、化瘀止血为主。

方药：三七 10 g，当归 10 g，蒲黄炭 10 g，人参 10 g，夏枯草 10 g，墨旱莲 10 g，桑叶 10 g，地榆 10 g，木棉花 10 g，生牡蛎 10 g，仙鹤草 10 g，芡实 10 g。15 剂，每天 1 剂，水冲服。

患者诊刮术后阴道流血已止，结合崩漏"塞流、澄源、复旧"的治法，现为澄源、复旧的阶段。结合其病机为肾虚血瘀，故方中三七、蒲黄炭既可以活血化瘀，又可以止血不留瘀血；当归养血活血，人参大补元气，益气止血，人参与当归、三七、蒲黄炭相互配伍，益气止血，使气行则血行；夏枯草、墨旱莲、地榆清热凉血止血；桑叶凉血止血的同时可滋肾阴；木棉花清热解毒止血；仙鹤草、芡实、牡蛎均可收涩止血，同时芡实可补肾健脾。全方大补元气，养血化瘀止血，补中有行，行中有收，攻补兼施。

二诊（2022 年 1 月 22 日）：患者月经周期第五天，服药后无阴道流血，2022 年 1 月 17 日月经来潮，第一天量少点滴状，前一天如既往经量，色暗红，少许血块，无痛经。今日量减少，色红，无血块，纳可，寐稍差，小便调，大便烂，每天 2～3 次，舌淡暗、苔薄腻，脉沉。

方药：三七 10 g，女贞子 10 g，墨旱莲 10 g，地骨皮 10 g，夏枯草 10 g，桑叶 10 g，人参 10 g，白术 10 g，当归 10 g，牡蛎 10 g，山稔根 10 g，仙鹤草 10 g。10 剂，每天 1 剂，水冲服。

患者诊刮后 20 天月经来潮，考虑月经先期，现月经将净，以经后期论治，胞宫血海空虚，仍以补肾益气、养阴活血为主，患者大便稀烂，寒凉之品易伤脾阳，水湿不能健运，故原方减掉木棉花、地榆寒凉之品，改用地骨皮、山稔根滋阴清热，同时加白术健脾益气。继续配合埋线（断红穴）止血。

三诊（2022 年 11 月 17 日）：患者自述服药后 8 个月月经可规律来潮，周期 26～30 天，行经 5～7 天，未复诊。末次月经 11 月 4 日，现阴道流血 14 天未净，上次月经 10 月 1 日，行经 5 天，月经干净后白带夹血丝，无腹痛，偶有外阴瘙痒。现无口干口苦，怕冷，燥热，纳可，寐欠佳，夜梦多，二便调，舌淡苔白，脉弦。2022 年 11 月 16 日彩超检查，子宫内膜增厚 17 mm，宫颈多发囊肿，左侧附件囊性包块卵巢囊肿可能 30 mm×24 mm。

方药：人参 10 g，黄芪 10 g，当归 10 g，三七 10 g，桑叶 10 g，墨旱莲 10 g，女贞子 10 g，仙鹤草 10 g，蒲黄炭 10 g，五灵脂 10 g，丹参 10 g，山稔根 10 g。共 2 剂，每天 1 剂，水冲服。

患者经治疗月经正常 8 个月，患者诉 10 月开始月经再次紊乱，见白带夹血丝，现阴道流血 20 余天淋漓不尽，检查彩超提示子宫内膜偏厚，建议隔日再次复查，必要时再次行诊刮治疗。崩漏不外"虚、热、瘀"，现继续予针灸止血调经，患者子宫内膜较厚仍考虑瘀血内阻，冲任气血运行不畅，阻滞胞宫，瘀血不去，新血不生，治疗应益气化瘀，止血调经，佐以滋阴清热。方中人参、黄芪补气摄血止血；三七、丹参合失笑散（蒲黄炭、五灵脂）共奏活血化瘀、止血调经之功；桑叶、墨旱莲、女贞子滋阴凉血止血；仙鹤草收敛止血。

治疗结果：患者经治疗 2 次后月经恢复正常 8 个月，疗效显著。患者以围绝经期、阴道流血 2 月余、子宫内膜息肉宫腔镜术后 9 天为主症，中医诊断为崩漏、癥瘕范畴。崩漏的病机为冲任失固，经血妄行。患者年近"七七"，天癸将竭，阴水不足，冲任胞宫失养，虚火扰动冲任，迫血妄行，加之多次手术损伤肾精气血，气虚不能固摄，肾虚不能封藏，以致经血非时而下，手术损伤胞宫脉络，胞脉留瘀，则见子宫瘢痕憩室，瘀血盘踞胞宫，新血不得归经，则见漏下不止。治以滋阴清热、化瘀止血为主；佐以益气补虚，养血收敛止血。方中以三七化瘀止血为主；当归活血以助瘀消新血归经，同时可以养血盛冲脉；夏枯草、墨旱莲、地榆清热凉血止血；桑叶凉血止血的同时可滋肾阴；木棉花清热解毒止血；蒲黄炭化瘀；人参益气健脾，补气生血；仙鹤草、芡实、牡蛎均可收涩止血，同时芡实可补肾健脾。全方清热凉血，化瘀止血，补中有行，行中有收，攻补兼施。通过中药及针灸治疗患者月经正常 8 个月，现患者月经再次紊乱，复查彩超提示子宫内膜较厚，仍考虑瘀血内阻，冲任气血运行不畅，阻滞胞宫，瘀血不去，新血不生，治疗仍应益气化瘀，止血调经，佐以滋阴清热。

【验案 3】崩漏（脾虚证）

谭某，女，52 岁，已婚，2022 年 7 月 22 日初诊。主诉月经紊乱 3 月余，阴道不规则流血 26 天。自述平素月经规律，行经 5～7 天，周期 25～28 天。近 3 个月无明显诱因出现月经紊乱，分别于 5 月 24 日、6 月 13 日出现阴道流血，量、色、质如常，7～10 天干净，2022 年 6 月 26 日出现阴道流血，至今未净，初如既往经量，3 天后量减少，淋漓未净，近 2 日阴道流血量稍增，每天用 2～3 片卫生巾，湿透 1/3，色红，伴腰骶酸及下腹坠胀。2022 年 7 月 20 日到医院就诊，行相关检查，结果待回，未用药治疗。现觉头晕乏力，口麻，无口干口苦，思虑重，皮肤散在皮疹瘙痒明显，右上肢新发皮疹，右侧乳房时有胀痛不适，纳可，寐欠佳，易醒，醒后难入睡，小便调，大便每天 2 次，质烂，神清，精神稍疲惫，面色无华，口唇暗淡，舌淡红、苔薄白，脉沉细。

经孕胎产史：月经 13 岁初潮，周期 25～28 天，行经 5～7 天，经量中等，色红有块，有痛经，可忍受。已婚，孕 2 产 2，足月顺产 2 胎，双侧输卵管结扎 10 余年。

既往史：有右侧乳腺结节（3 级）及乳腺囊肿（2 级）病史。无重大手术、传染病史。否认药物、食物过敏史。

2022 年 7 月 20 日 B 超检查提示子宫 75 mm×63 mm×50 mm，子宫内膜厚 11 mm，内见多个局限性隆起点稍强回声团，较大，约 9 mm×8 mm×7 mm，考虑子宫内膜息肉可能。右侧卵巢巧克力囊肿 45 mm×38 mm（？）。血常规血红蛋白 91.71 g/L；甲状腺功能未见异常；检查性激素六项，FSH 5.53 mIU/mL，LH 4.84 mIU/mL，PRL 25.06 ng/mL，T 0.11 ng/mL，P 9.71 ng/mL，E_2 73.17 pg/mL。

AMH 0.163 ng/mL。

妇科检查：外阴血污，阴道通畅，阴道内见少许暗红色血凝块，无异味，宫颈肥大，光滑，宫体后位，增大如孕 6 周，质稍硬，活动欠佳，无压痛，双附件区无压痛。

病情分析：患者年逾"七七"，为围绝经期女性，已行输卵管结扎。近 3 个月月经紊乱，现阴道不规则流血近 1 个月，B 超检查提示子宫增大，子宫内膜增厚伴息肉可能，右侧卵巢巧克力囊肿可能，AMH 0.163 ng/mL。西医诊断为异常子宫出血、子宫内膜息肉（？），卵巢储备功能减退；中医诊断为崩漏、癥瘕范畴。崩漏的中医关键病机为劳伤气血，脏腑受损，血海蓄溢失常，冲任二脉不能制约经血，以致经血非时而下，不能自止。

诊疗思路：中医认为治疗本病需遵循急则治其标、缓则治其本的原则，灵活掌握"塞流、澄源、复旧"三法。患者为围绝经期患者，已行输卵管结扎，近 3 个月月经周期紊乱，现阴道流血 26 天未净，且近 2 日量多，伴有贫血貌，应以塞流止血治其标。考虑患者年龄超过 40 岁，子宫内膜回声异常，诊刮指证明确，诊刮可止血并能明确诊断，患者拒绝手术，要求中药治疗，临证需结合全身症状及出血的量、色、质辨别寒热虚实。就该患者而言，房劳多产善忧思，且素有瘀滞，现年逾"七七"，天癸渐竭，脾肾亏虚，脾虚统摄无权，肾虚封藏失司，火与元气不两立，虚火扰动，冲任失固，经血妄行而成崩漏；瘀血阻滞，血不归经，则见子宫内膜增厚；阴血不足，虚火扰动，则见经血色红；脾失健运，清气不能上乘，加之血既出则血少，血虚不能濡养，故见头晕、乏力；脾虚水湿不化，则见大便烂；舌淡、苔薄白、脉沉细为脾虚不摄之象。故应把握其主要病机进行治疗。辨证为脾虚证。治法为补气升阳，止血调经。处方为举元煎合当归补血汤、二至丸加减。同时西医可给予子宫内膜萎缩法治疗，孕酮胶囊 200 mg×5 天。

方药：黄芪 20 g，当归 6 g，党参 10 g，白术 10 g，升麻 6 g，茯神 10 g，女贞子 10 g，墨旱莲 10 g，五味子 3 g，麦冬 10 g，蒲黄炭 10 g，仙鹤草 12 g，甘草 6 g。7 剂，每天 1 剂，水煎服。

方解：有形之血不能速生，无形之气需当速固。方中党参、黄芪益气固脱；佐以白术、甘草益气摄血；升麻升阳举陷，并可养后天之本，资气血生化之源；当归养血可速补已失之血；血属阴，阴血损失，虚火妄动，故加女贞子、墨旱莲、麦冬滋阴养血止血；子宫增大且子宫内膜增厚，均为血瘀之象，碍血归经，以蒲黄炭化瘀止血；五味子、仙鹤草补虚收敛止血。诸药合用，既能健脾益气，化瘀，收敛止血，同时配伍滋阴养血之品以补益精血，补中有行，散中有收。

二诊（2022 年 7 月 27 日）：患者诉阴道流血前一天量增如既往经量，色暗红，少许血块，下腹坠胀，头晕好转，无口干口苦，易疲倦，上肢时有麻木感，纳可，寐易醒，小便正常，大便烂黏，舌淡红、苔薄白，脉沉细。方选补中益气汤合当归补血汤加减。

方药：黄芪 20 g，当归 6 g，党参 20 g，白术 9 g，升麻 6 g，柴胡 5 g，陈皮 6 g，甘草 6 g，仙鹤草 12 g，川芎 9 g，蒲黄炭 10 g，益母草 10 g，鹿角霜 10 g。5 剂，每天 1 剂，水煎服。

患者经中药治疗及服用孕酮后，阴道流血增多如既往经量，结合既往性激素六项提示 P 升高，目前考虑行经期，要荡涤胞宫，除尽瘀血以利新生，治疗在原方基础上加大补气力度，改以补中益气汤加川芎、益母草行气活血，祛瘀生新。血得温则行，活血的同时加鹿角霜补肾助阳，固冲止血。

三诊（2022 年 8 月 7 日）：患者 8 月 1 日阴道流血停止。现时有外阴瘙痒，已用药冲洗，偶有头晕，余无特殊不适，纳寐可，二便调，舌淡、苔薄白，脉沉。

彩超检查提示子宫内膜 4 mm，子宫增大，约 79 mm × 73 mm × 48 mm。血常规血红蛋白 98.54 g/L。方选补中益气汤合当归补血汤加减。

方药：黄芪 20 g，当归 10 g，党参 10 g，白术 10 g，升麻 6 g，柴胡 3 g，陈皮 6 g，茯神 10 g，山茱萸 10 g，熟地黄 3 g，菟丝子 6 g，钩藤 10 g，甘草 6 g。14 剂，每天 1 剂，水煎服。

患者经治疗已止血，复查彩超提示子宫内膜恢复正常厚度，贫血改善，治疗有效，血止后当结合澄源，以复旧为主。目前处于经后期，治疗当以健脾调经为主，佐以补肾填精，方中继续予补中益气汤健脾益气资气血生化以补后天之本，脾壮运化有力，湿浊得散，所补之精可化为真水，故在健脾的基础上，予熟地黄、菟丝子、山茱萸补肾填精，予钩藤滋阴潜阳，安神宁志以达静能生水之效。

治疗结果：患者经治疗月经复常，贫血改善，疗效显著。患者以月经非时而下、淋漓不净逐渐增多为主症，属于中医的崩漏范畴，多是因患者素有瘀滞，脏腑耗损，年劳肾亏，脾气虚弱，不能藏精摄血，经血妄行，故出现崩漏。瘀血阻滞，血不归经，则见子宫内膜增厚；脾失健运，清气不能上乘，加之血既出则血少，血虚不能濡养，故见头晕、乏力。阴血不足，虚火扰动，则见经血色红。故在补气升阳、止血调经的基础上予以滋阴养血，化瘀止血。方中党参、黄芪益气固脱为主；佐以白术、甘草益气摄血；升麻升阳举陷，并可养后天之本，资气血生化之源；当归养血可直接补已失之血；血属阴，阴血损失，虚火妄动，故加女贞子、墨旱莲、麦冬滋阴养血止血；子宫增大且子宫内膜增厚，均为血瘀之象，碍血归经，以蒲黄炭化瘀止血；五味子、仙鹤草补虚收敛止血。诸药合用，既能健脾益气，化瘀，收敛止血，同时配伍滋阴养血之品以补益精血，补中有行，散中有收。血止后以澄源、复旧为主，当继续健脾益气，佐以填精固摄以后天养先天，促使心、脾、肾、生殖轴协调，恢复阴阳平衡。

第七章　月经过多

【验案 1】月经过多（肾阴虚证）

林某，女，已婚，45 岁，2017 年 7 月 22 日初诊。主诉经量多，伴月经周期提前 3 月余。自述近 3 个月月经失调，周期提前，18 ～ 23 天一行，经量增多，每次行经需用尿不湿。于 7 月 3 日因经量多、行经 10 余天、出血不止行诊刮术，病理提示子宫内膜不规则增生。7 月 16 日行经，经量稍多，前一天未见血，今天见少量出血。头晕乏力，腰酸，口干，寐差，入睡难，梦多，便调，舌淡苔裂、边有齿印，脉沉细。

经孕胎产史：月经周期 10 ～ 60 天，行经 7 ～ 8 天，经量少，末次月经 7 月 16 日。孕 2 产 1。

既往史：无特殊病史。B 超检查提示子宫附件未见异常。

病情分析：患者经量增多、月经周期提前等表现，属于中医的月经过多、月经先期、崩漏范畴；西医诊断为异常子宫出血。月经过多、月经先期主要病机是劳伤气血，脏腑损伤，血海蓄溢失常，冲任二脉不能制约经血，以致经血非时而下。

治疗思路：患者现阴道仍有少量出血，当以"塞流"为法，首选补气摄血法。根据患者出血量少，寐欠，头晕乏力，口干，舌淡苔裂、边有齿印，脉沉细等症状，辨证为气阴两虚证。气虚不能摄血，故月经先期，经量增多；气血虚弱则不能濡养清窍，故出现头晕乏力；气血虚弱，阴血不能荣养心神，故寐差，入睡难，梦多；舌淡苔裂、边有齿印、脉沉细均为气血虚弱之征。治法为健脾益气，养阴止血调经。处方为当归补血汤合生脉饮加减。

方药：黄芪 20 g，当归 10 g，太子参 10 g，麦冬 10 g，五味子 5 g，山药 10 g，女贞子 10 g，墨旱莲 10 g，桑叶 10 g，石斛 10 g，甘草 6 g。5 剂，每天 1 剂，水冲服。

本处方由 3 组药物组成，具体如下。

一是健脾益气药物：山药、黄芪、当归。

由黄芪、当归组成的当归补血汤为补益剂，具有补血之功效。方中重用黄芪，其用量 5 倍于当归，用意有二：一是滋阴补血固里不及，阳气外亡，故重用黄芪补气而专固肌表；二是有形之血生于无形之气，故用黄芪大补脾肺之气，以资化源，使气旺血生。配以少量当归养血和营，则浮阳秘敛，阳生阴长，气旺血生，虚热自退。吴昆《医方考》云："血实则身凉，血虚则身热。或以饥困劳役虚其阴血，则阳独治，故令肌热、目赤、面红、烦渴引饮。此证纯像伤寒加白虎汤之证，但脉大而虚，非大而长，为可辨尔。《黄帝内经》所谓脉虚，血虚是也。当归味厚，为阴中之阴，故能养血；而黄芪则味甘补气者也，今黄芪多于当归数倍，而曰补血汤者，有形之血不能自生，生于无形之气故也。《黄帝内经》曰'阳生阴长'，是之谓尔。"

山药味甘性平，入肺、脾、肾经，健脾，补肺，固肾，益精。《神农本草经》记载："主伤中，补虚，除寒热邪气，补中益气力，长肌肉，久服耳目聪明。"

二是益气养阴药物：太子参、麦冬、五味子、石斛。

《古今名医方论》记载："麦冬甘寒，清权衡治节之司；人参甘温，补后天营卫之本；五味酸温，收先天天癸之原。三气通而三才立，水升火降，而合既济之理矣。"方中运用生脉散补气生津，加之患者发病季节处于夏季，气候炎热，津液耗伤更重，原方中人参偏于大补元气，改人参为太子参，滋阴润燥，加强生津之功。

石斛味甘性微寒，归胃、肾经，益胃生津，滋阴清热。

三是养阴清热止血药物：桑叶、女贞子、墨旱莲。

女贞子、墨旱莲组成二至丸。方中女贞子甘苦而凉，善能滋补肝肾之阴；墨旱莲甘酸而寒，补养肝肾之阴，又凉血止血。二药性皆平和，补养肝肾而不滋腻，故成平补肝肾之剂。

桑叶味苦、甘，性寒，归肺、肝经，润燥凉血止血。《本草分经》记载："苦甘而凉。滋燥凉血，止血去风，清泄少阳之气热。"

甘草调和诸药。

二诊（2017 年 7 月 27 日）：患者月经周期第十二天，末次月经 7 月 16 日，行经 7 天干净。现睡眠差，难入睡，纳可，大便黏，每天 1 次，无口干口苦，舌淡红、苔裂，疲乏，脉沉。

方药：黄芪 20 g，龟甲 10 g，黄柏 10 g，山茱萸 10 g，熟地黄 10 g，党参 15 g，麦冬 10 g，五味子 5 g，石斛 10 g，甘草 6 g，白术 10 g，茯苓 10 g，菟

丝子10 g。12剂，每天1剂，水冲服。

患者现已无阴道异常流血。因其45岁，肾气渐衰，舌淡红、苔裂，为肾阴虚之象；寐差，乃阴虚、阳不入阴所致，治以健脾益气，补肾养阴。方选四君子汤合左归丸加减。方中山茱萸、熟地黄、龟甲补肾滋阴，阴复则火自降；黄柏苦寒泻火，火降则阴可保。患者苔裂，津液亏虚，继续佐以生脉散、石斛养阴生津。患者疲乏易累，予四君子汤健脾益气，黄芪加强健脾益气之功，菟丝子补益肝肾，甘草调和诸药。

三诊（2017年9月12日）：患者月经周期第十一天，末次月经9月2日，行经7天，周期48天，经量中等，有血块，色暗，无痛经。无口干口苦，纳可，夜寐欠，入睡难，梦多，舌淡、苔薄白、边有齿印，易疲乏，二便调。患者经治疗，经量、行经期基本恢复正常，原治疗方案有效，继续守上方加减治疗。

治疗结果：患者年逾"六七"，渐近"七七"，出现月经过多，月经先期，经治疗基本恢复正常月经。患者就诊时出现月经过多需要诊断性刮宫止血，术后13天出现阴道流血，结合患者的舌脉等症状，西医诊断为异常子宫出血；中医诊断为月经过多、月经先期，为气阴两虚证。患者45岁，肾气渐衰，肾主封藏，肾气亏虚，气虚不能摄血，故月经先期、经量增多；气血虚弱则不能濡养清窍，故出现头晕乏力；气血虚弱，阴血不能荣养心神，故寐差，入睡难，梦多；舌淡苔裂、边有齿印、脉沉细均为气血虚弱之征。治以健脾益气，养阴调经，方选当归补血汤合生脉饮加减。方中当归补血汤合山药益气补血止血，生脉饮合石斛益气养阴，二至丸合桑叶补肾养阴止血，甘草调和诸药。患者经治疗血止，止血后调经，予以补肾健脾，方选四君子汤合左归丸加减。黄芪合四君子汤健脾益气，生脉饮合石斛益气养阴，龟甲、山茱萸、熟地黄、菟丝子补肾填精，黄柏苦寒清热泻火，使肾气渐盛，冲任气血渐充，则月经逐渐恢复正常，患者平稳度过围绝经期。

第八章　经期延长

【验案 1】经期延长、癥瘕（阴虚夹瘀证）

闭某，女，41 岁，已婚，2016 年 4 月 11 日初诊。主诉经期延长 1 年余。自述 1 年多前无明显诱因下出现月经淋漓 10 余天未净，经量中等，有痛经，周期 28～30 天，末次月经 4 月 16 日，经量中等，色红，现月经周期第五天，量少，痛经。现有二胎生育需求。舌淡红、苔薄白、边有齿印，脉细弦。

既往史：有子宫肌瘤病史。否认药物、食物过敏史。

孕胎产史：孕 4 产 1，顺产 1 孩。

病情分析：患者经期延长 1 年余，有子宫肌瘤病史，西医诊断为异常子宫出血、子宫肌瘤；中医诊断为经期延长、癥瘕。患者经期延长 10 余天方干净，现患者近"六七"之年，肾气亏虚，三阳脉衰于上，舌淡红、边有齿印，考虑为肾阴亏虚；且伴有痛经表现，脉细弦，体内兼有血瘀，瘀血阻滞胞宫胞脉，冲任气血运行失调，肾 - 天癸 - 冲任 - 胞宫生殖轴生理功能失常，致经血淋漓不尽，气血运行不畅，不通则痛，故出现痛经；瘀血阻滞，瘀积日久，气机阻滞，渐成癥瘕。

诊疗思路：患者多是肾阴亏虚，加之宿有内瘀，导致冲任、胞宫气血运行不畅不通则痛，故出现痛经、经期延长；血瘀日久积聚成块，故出现癥瘕。患者先天肾精不足，冲任气血亏虚，故治以补肾益气养阴。结合患者伴有痛经，既往 B 超检查提示子宫肌瘤，考虑癥瘕均为血瘀所致，治疗以活血化瘀、止血调经为主，消癥散结。气为血之帅，在活血化瘀的同时，加益气活血之品。辨证为阴虚夹瘀证。治法为补肾益气养阴，活血止血调经。处方为生脉散合二至丸加减。

方药：太子参 15 g，麦冬 10 g，五味子 5 g，当归 10 g，白芍 20 g，黄芪 20 g，蒲黄炭 10 g，女贞子 12 g，墨旱莲 12 g，山茱萸 10 g，何首乌 10 g，龟甲 10 g。14 剂，每天 1 剂，水煎服。

方解：方中女贞子、墨旱莲、何首乌、山茱萸滋养肝肾而止血；太子参、麦冬、五味子益气养阴生津；当归、白芍、黄芪益气养血调经，气旺则血行；蒲黄炭活血化瘀，收敛止血。全方补中有行，补而不滞，补肾益气养阴，兼活血化瘀止血调经。

二诊（2016 年 5 月 14 日）：患者月经周期第二天，末次月经 5 月 13 日，经量中等，暗红色，无血块，腰酸胀，周期 27 天。无口干口苦，纳可，夜间梦多，二便调，舌淡红、苔薄白，脉沉细。方选生脉散合二至丸加减。

方药：黄芪 20 g，当归 10 g，太子参 15 g，麦冬 10 g，五味子 5 g，山茱萸 10 g，蒲黄炭 10 g，熟地黄 12 g，女贞子 12 g，墨旱莲 12 g。7 剂，每天 1 剂，水煎服。

结合舌脉象，患者阴虚症状较前缓解，现为月经周期第二天，经量中等，无血块，伴腰酸。治疗予女贞子、墨旱莲养阴止血；当归、蒲黄炭活血化瘀止血；熟地黄、山茱萸补益肝肾之阴；太子参、麦冬、五味子益气养阴，收敛止血。全方在补肾养阴中配合活血止血调经，使瘀血得祛且经能自止。

三诊（2016 年 5 月 21 日）：患者月经周期第九天，末次月经 5 月 13 日，至今未净，月经周期第二至第三天量多，后量少，用护垫即可，经行腰胀，余无不适。二便调，舌红苔黄，脉沉细。2016 年 5 月 15 日检查性激素六项，E_2 76.35 pg/mL，LH 3.97 mIU/L，FSH 8.98 mIU/L，P 0.23 ng/mL，PRL 13.31 ng/mL，T 0.9 ng/mL。方选生脉散合二至丸加减。

方药：太子参 15 g，麦冬 10 g，五味子 10 g，菟丝子 15 g，女贞子 12 g，墨旱莲 12 g，当归 10 g，白芍 10 g，甘草 6 g，山茱萸 10 g，熟地黄 10 g，石斛 10 g，山药 10 g，枸杞子 10 g。7 剂，每天 1 剂，水煎服。

患者现月经周期第九天未净，激素检查 FSH/LH ＞ 2，结合舌脉象，仍有热象，考虑为阴虚内热、扰于冲任、冲任不固、经血失约所致。在上方养阴生津的基础上加菟丝子、枸杞子、白芍补肝肾，调冲任；全方药性偏滋腻，加山药健脾助运化，兼补肾阴；甘草调和诸药。

四诊（2016 年 5 月 28 日）：患者月经周期第十六天。诉近两天感冒，症见流清涕，打喷嚏，口服板蓝根未见明显好转，白带量少，色淡黄，无瘙痒，舌嫩红、苔薄白，脉细。B 超检查提示子宫内膜厚 11 mm，左侧卵泡 20 mm × 17 mm。

方药：党参 20 g，黄芪 20 g，川楝子 10 g，麦冬 10 g，五味子 5 g，菟丝子 15 g，皂角刺 20 g，鹿角胶 10 g（烊化），丹参 15 g，甘草 6 g。3 剂，每天 1 剂，

水煎服。

患者用药后月经已净，现处于经间期，B超检查提示左侧卵巢有成熟卵泡发育，予指导同房。方中党参、黄芪健脾益气；麦冬、五味子益气养阴；川楝子疏肝行气泻热，调畅气机；菟丝子、鹿角胶补肾助阳助卵泡发育；皂角刺促进卵泡排出；丹参活血通络；甘草调和全方药性。

五诊（2016年6月4日）：患者月经周期第二十二天，末次月经5月13日。无不适，舌嫩红、苔少，脉弦细。

方药：太子参15g，麦冬10g，五味子5g，菟丝子10g，枸杞子10g，续断10g，桑寄生10g，甘草6g，白芍20g，石斛10g，山药15g。7剂，每天1剂，水煎服。

患者本月经周期有优势卵泡，已指导同房，现予生脉散合寿胎丸加减补肾益气养阴，助胚胎着床。方中加石斛增强养阴之功，枸杞子、山药补益肝脾肾之阴，以助受孕。

六诊（2016年6月11日）：患者月经周期第三十天，末次月经5月13日。腰胀，大便先结后溏，每天2～5次，舌红苔黄、边有齿印，脉弦细。检查尿hCG阴性。方选当归芍药散加减。

方药：当归20g，川芎9g，赤芍15g，续断10g，鹿角霜10g，益母草10g，白术10g，茯苓15g，牛膝10g，甘草6g，巴戟天10g，艾叶10g。5剂，每天1剂，水煎服。

患者月经周期第三十天，月经未按时来潮，查尿妊娠阴性，现治疗当以补肾助阳、活血行血为主，方选当归芍药散加减。方中加鹿角霜、巴戟天、续断补肾助阳助血行；益母草、牛膝补肾活血调经；艾叶温经散寒调经；甘草调和诸药。全方补肾活血行血助经行。

七诊（2016年6月18日）：患者月经周期第六天，末次月经2015年6月13日，经量中等，色红，少许血块，腰胀，现月经未净，现量少、色暗，周期30天。现大便正常，舌红、边有齿印、苔薄白，脉细。方选生脉散合左归丸加减。

方药：太子参15g，黄芪20g，麦冬10g，五味子5g，女贞子12g，山茱萸10g，当归10g，熟地黄15g，丹参15g，山药15g，续断10g，菟丝子15g，枸杞子10g，甘草6g。7剂，每天1剂，水煎服。

患者月经来潮，现月经周期第六天，经量少，予生脉散合左归丸，去补肾中阴阳之龟甲、鹿角胶及牛膝活血之品，加续断补肾调冲任，当归、丹参活血调经，女贞子养阴止血，黄芪补气升阳止血。

八诊（2016年7月16日）：患者月经周期第七天，末次月经7月10日，至今未净，经量中等，色红，少许血块，无痛经，腰胀，鼻内红肿，余无不适。纳寐可，服上药后腹泻，现二便调，舌红苔少，脉弦细。方选四君子汤加减。

方药：黄芪20 g，当归10 g，女贞子12 g，墨旱莲12 g，续断10 g，白术10 g，茯苓15 g，砂仁5 g（后下），甘草6 g，菟丝子10 g，巴戟天10 g，杜仲10 g。7剂，每天1剂，水煎服。

患者服药后腹泻，为脾肾虚弱，故予巴戟天、杜仲、续断补肾助阳止泻，且固冲任止血；白术、茯苓健脾益气，渗湿止泻；砂仁行气宽中；二至丸养阴止血；当归养血和血，使止血不留瘀。

九诊（2016年8月20日）：患者停经40天，末次月经2016年7月10日，平素月经规律，周期30天，现无腹痛，无阴道流血。舌淡红、苔薄白，脉滑。8月20日检查血hCG 13191.35 IU/L，P 30.12 ng/mL。方选寿胎丸合生脉饮加减。

方药：太子参15 g，麦冬10 g，五味子5 g，菟丝子10 g，枸杞子10 g，续断10 g，桑寄生10 g，甘草6 g，白芍20 g，石斛10 g，山药15 g，阿胶10 g（烊化）。7剂，每天1剂，水煎服。

患者经治疗已经妊娠，现无腹痛、阴道异常流血等不适，根据中医治未病的原则，妊娠早期胎元不稳，易出现胎动不安或胎漏等，应及时固肾安胎元，方选寿胎丸合生脉散加减。方中太子参、麦冬、五味子、石斛等养护津液；菟丝子、续断、枸杞子、桑寄生补肝肾，健壮胎气；阿胶滋养阴血，冲任血旺以安胎；白芍养血敛阴；山药健脾助运以资气血化生，又可防药性滋腻阻碍脾胃运化；甘草调和诸药。

治疗结果：患者经治疗成功受孕。患者以月经淋漓不净为主症，有二胎生育需求，属于中医经期延长、癥瘕范畴，因先天肾阴亏虚，虚热内扰，冲任气血妄行，故月经淋漓不尽。结合患者有子宫肌瘤病史，伴有痛经，中医认为瘀血阻滞，不通则痛，考虑癥瘕为血瘀所致，方中应配合活血止血调经治疗。方选生脉散合二至丸加减。方中女贞子、墨旱莲、何首乌、山茱萸滋养肝肾而止血；太子参、麦冬、五味子益气养阴生津；当归、白芍、黄芪益气养血调经，气旺则血行；蒲黄炭活血化瘀、收敛止血。全方补中有行，补而不滞，补肾益气养阴，兼活血化瘀止血调经。患者未按时行经，治以补肾助阳，活血行血，方选当归芍药散加减。方中加鹿角霜、巴戟天、续断补肾助阳助血行；益母草、牛膝补肾活血调经；艾叶温经散寒调经；甘草调和诸药。全方补肾活血行血助经行。经间期加鹿角霜、皂角刺等促进卵泡排出，指导患者同房，并加补肾助孕药物，因未能及时同房，故未能成功受孕。后继续以补肾调冲任为主，补益生殖之精，助天癸化源，血海按时溢泄，兼顾养护津液。但服药后患者出现腹泻，为脾胃虚弱，在补肾助阳中加健脾助运化湿之药后缓解。随后患者成功受孕，虽无胎漏、胎动不安的表现，但妊娠早期胎元不稳，应固肾安胎，保胎无虞。

【验案 2】月经先期、经期延长、癥瘕（肾阴亏虚证）

赵某，女，37 岁，已婚，2017 年 9 月 2 日初诊。主诉发现盆腔包块 2 年余，经期延长 10 月余。自述 2 年多前行彩超检查发现有子宫肌瘤，2016 年 10 月开始出现经期延长，经服药（具体药物不详）后行经 10 ～ 15 天方净，经量少。现有二胎需求。现自述夜间腰痛，近日时有头晕头痛，无口干口苦，喉中有痰，寐欠佳，做噩梦，纳可，大便烂，每天 2 次，小便调，舌红苔黄，脉沉细。

经孕胎产史：月经初潮 13 岁，周期 23 ～ 25 天，行经 5 ～ 15 天，经量大，少许血块，色暗红，月经周期第一天痛经明显，热敷后好转，末次月经 2017 年 8 月 14 日，行经 7 天。已婚，孕 3 产 1 流 2，2003 年顺产 1 男孩，2004 年放环避孕，2017 年 2 月取环。

既往史：曾于 2017 年 2 月行宫颈赘生物摘除 + 取环 + 诊刮手术，病理结果未见。有甲状腺功能减退病史，现口服优甲乐。有荨麻疹病史。否认药物、食物过敏史。

8 月 16 日检查性激素六项，FSH 14.23 mIU/L，LH 1.93 mIU/L，E_2 10.59 pg/mL，P 0.35 ng/mL，PRL 4.75 ng/mL，T 0.14 ng/mL。AMH 0.69 ng/mL。B 超检查提示子宫 56 mm × 51 mm × 45 mm，子宫多发肌瘤（较大，69 mm × 51 mm），子宫内膜稍厚（13 mm），欠均匀。

病情分析：患者 37 岁，发现盆腔包块 2 年余，经期延长 10 月余，行经 10 ～ 15 天，周期提前，性激素 FSH > 10 mIU/mL，AMH < 1.1 ng/mL，E_2 水平明显降低，考虑卵巢储备功能减退；B 超检查提示多发肌瘤较大，约 70 mm × 52 mm，有甲状腺功能减退病史，均易导致月经失调，甚至影响生育。目前西医诊断为子宫肌瘤、卵巢储备功能减退、甲状腺功能减退；中医诊断为经期延长、月经先期、癥瘕。现患者取环 7 个月，有二胎需求，患者子宫肌瘤较大，有手术指征，但患者要求保守治疗。中医认为本病的病机关键在于肾阴亏虚，肾中阴精不足，阴虚内热，热迫血妄行，则出现月经先期、经期延长、

月经过多。

诊疗思路：患者以发现盆腔包块、经期延长、周期提前、经量增多就诊。B超检查提示子宫肌瘤。FSH 14.23 mIU/L，AMH 0.69 ng/mL。经行痛经，夜间腰痛，时有头晕头痛，喉中有痰，寐欠佳，梦多，大便溏烂，舌红苔黄，脉沉细，考虑为肾阴亏虚所致。肾水早竭，阴虚内热，热迫血妄行，则出现月经先期、经期延长、月经过多；肾虚不能濡养外府，故腰痛；肾虚不能荣养清窍，故头晕头痛；肾阴亏虚，虚火上扰心神，故夜寐梦多；血虚生风，故出现荨麻疹；舌红苔黄、脉沉细均为肾虚的表现。故应滋养肾阴，清泻相火。辨证为肾阴亏虚证。治法为滋阴清热，补肾益精。方选大补阴丸加减。

方药：知母10 g，黄柏15 g，龟甲10 g，生地黄10 g，麦冬10 g，石斛10 g，太子参10 g，覆盆子10 g，青蒿10 g，甘草6 g，沙参10 g，紫草10 g，菟丝子10 g，枸杞子10 g。7剂，每天1剂，水冲服。

方中龟甲、生地黄补肾养阴；知母、黄柏苦寒清热泻火；麦冬、沙参、石斛养阴生津，增强养阴之功；菟丝子、枸杞子、覆盆子三子均为种子类药物，可以滋补肝肾，补益精血养卵子；患者有荨麻疹，考虑为血热所致，加紫草凉血活血，清热解毒透疹；青蒿有退虚热、清热凉血、止血之功效；甘草调和诸药。全方共奏补肾阴、养阴血、清虚热之功效。

二诊（2017年9月9日）：患者末次月经9月9日，现月经周期第一天，下腹部隐痛，可忍受，周期27天。自述经前嘴角长痘，心情欠佳，服药后腰痛好转，口干，纳寐可，二便调，舌暗红、苔少，脉沉细。方选当归补血汤合生脉散加减。

方药：黄芪20 g，当归10 g，川芎10 g，太子参10 g，麦冬10 g，五味子5 g，石斛10 g，女贞子10 g，墨旱莲12 g，蒲黄炭10 g，甘草6 g，桑叶10 g。7剂，每天1剂，水冲服。

患者经治疗，月经周期较前延长，腰痛较前缓解。现月经周期第一天，下腹隐痛，舌红偏暗、苔少，脉沉细。结合患者有多发子宫肌瘤病史，考虑阴虚为本，兼有血瘀，故方中予黄芪补气行血，与当归组成当归补血汤益气止血；生脉散益气养阴；女贞子、墨旱莲、桑叶补益肝肾，养阴止血；石斛补肾养阴；当归、川芎行气活血止痛，月经周期第一天，予以调理冲任气血助血行通畅；蒲黄炭既可以活血化瘀止痛，因势利导助瘀血排除，又可以化瘀止血，因离经之血即为瘀，且患者有子宫肌瘤瘀血阻滞；甘草调和诸药。全方滋阴补肾，益气养阴，养血止血，活血化瘀，标本兼治。配合中成药血府逐瘀胶囊口服以助经水调达，瘀血得祛。

三诊（2017年9月19日）：患者末次月经9月9日，行经7天，易疲乏，服药后经期腰痛消失，余无不适，上次月经8月14日，周期27天。舌红苔少，脉沉细。方选大补阴丸加减。

方药：黄芪20 g，知母10 g，黄柏10 g，龟甲10 g，熟地黄10 g，石斛10 g，女贞子10 g，茯苓10 g，橘核10 g，蒲黄炭10 g，甘草6 g，续断10 g，菟丝子10 g，山药10 g。14剂，每天1剂，水冲服。

患者经治疗后月经周期、行经期恢复正常。患者素体肾精亏虚，且有癥瘕积聚，故仍继续予滋阴清热治其本，活血化瘀治其标。治疗予大补阴丸加减。方中知母、熟地黄滋阴清热；龟甲滋阴潜阳，再加黄柏，增强全方清热之力；黄芪升阳补气；石斛养护津液；茯苓宁心安神；橘核散结消癥；蒲黄炭活血化瘀；女贞子、续断、菟丝子补肾益精；山药健脾胃以防诸药损伤脾胃；甘草调和诸药。

治疗结果：患者经治疗半月余已经取得显著疗效，月经周期、行经期恢复正常。患者以月经周期提前、月经淋漓不尽为主症，属于中医的月经先期、经期延长、癥瘕范畴。结合患者经行痛经，夜间腰痛，时有头晕头痛、喉中有痰、寐欠佳、梦多、大便溏烂、舌红苔黄、脉沉细等表现，考虑为肾阴亏虚所致。治以滋养肾阴，清泻相火，方选大补阴丸加减治疗。方中龟甲、生地黄补肾养阴；知母、黄柏苦寒清热泻火；麦冬、沙参、石斛养阴生津，增强养阴之功；菟丝子、枸杞子、覆盆子三子滋补肝肾；青蒿、紫草凉血活血，清热解毒透疹治疗荨麻疹；甘草调和诸药。全方共奏补肾阴、养阴血、清虚热之功效。患者经治疗月经周期正常，行经期予以补肾益气养阴，活血化瘀，因势利导促进瘀血排除，现行经7天干净。继续予以补肾填精，养阴清热，消癥散结，在大补阴丸的基础上随证加减治疗，资养先天之本，兼调理冲任，以助受孕。

第九章　经间期出血

【验案 1】经间期出血（肾阴虚）

黄某，女，37 岁，已婚，2019 年 10 月 20 日初诊。主诉经间期出血 9 月余，阴道少量流血 7 天。自述近 9 个月以来经间期阴道少量出血，色暗红，有血块，无腹痛，持续 2～3 天，10 月 13 日阴道出血至今，经量少，色红，现仍未净。2017 年开始出现经间期出血，反复发作。现无口干口苦，纳可，寐欠佳，易醒，眠浅，二便调，舌红、苔薄黄，脉弦。

经孕胎产史：平素月经 14 岁初潮，周期 28～33 天，行经 5～6 天，经量中等，色红，有血块，无痛经，乳房胀痛，末次月经 9 月 26 日，行经 7 天，周期 33 天。孕 1 产 1，2013 年顺产 1 女孩。

2019 年 10 月 16 日检查血 hCG 阴性。2019 年 4 月 23 日检查性激素六项，FSH 4.92 IU/L，LH 1.4 IU/L，PRL 17.35 μg/L，E_2 27 ng/L，P 0.3 μg/L，T 19.04 ng/dL。10 月 8 日检查 AMH 0.3 ng/mL。10 月 9 日 B 超检查提示子宫内膜厚 10 mm。

病情分析：患者近 9 个月来出现经间期出血，AMH 0.3 ng/mL，结合 B 超检查排除子宫器质性病变，西医诊断为排卵期出血、卵巢储备功能减退；中医诊断为经间期出血。结合患者舌红、苔薄黄，脉弦，考虑为肾中精血亏损，阴虚内热，热伏冲任，于氤氲之时，阳气内动，阳过盛而损及阴，迫血妄行，导致出血。

诊疗思路：患者素体肾阴亏虚，虚火耗精，精亏血耗，氤氲之时，阳气内动，虚热与阳气相搏，损伤阴络，冲任不固，故而出现经间期出血。辨证为肾阴虚证。治法为滋肾养阴，凉血止血，壮水之主以制阳光。处方为生脉饮合二至丸加减。

方药：黄芪 15 g，太子参 10 g，麦冬 10 g，五味子 3 g，女贞子 10 g，墨旱莲 10 g，甘草 6 g，桑叶 10 g，棕榈炭 10 g，地黄 10 g，醋龟甲 10 g，知母 10 g，合欢皮 10 g。6 剂，每天 1 剂，水冲服。

方中知母、地黄、醋龟甲滋肾益阴；太子参、麦冬、五味子组成生脉饮益气养阴；女贞子、墨旱莲组成二至丸补益肝肾，凉血止血；桑叶、棕榈炭养阴清热止血；黄芪健脾益气止血；合欢皮宁心安神以助眠；甘草补益脾气助运化，又可调和诸药。全方共起滋肾养阴、凉血止血之效。

二诊（2019年10月25日）：患者月经周期第三十天，末次月经9月26日，行经7天，周期33天。10月13日阴道流血至今，量未有明显改变，口干不苦，纳可，寐易醒，二便调，舌淡、苔薄黄，脉弦。方选生脉饮合二至丸加减。

方药：太子参10g，麦冬10g，五味子3g，女贞子10g，墨旱莲10g，甘草6g，桑叶10g，地黄10g，醋龟甲6g，知母10g，合欢皮10g，当归10g。6剂，每天1剂，水冲服。

患者经治疗后仍有阴道流血，但经量未见明显改变，考虑为崩漏，为阴虚火旺所致，上方去棕榈炭，加当归养血活血。

三诊（2019年11月1日）：患者月经周期第六天，末次月经2019年10月27日，经量中等，色红，血块多，无痛经，周期31天。10月13日阴道流血至月经来潮（15天），无口干口苦，纳可，寐较前好转，大便烂，每天1次，小便正常，舌红胖、苔薄黄，脉沉。

2019年10月29日检查性激素六项，E_2 28 ng/L，FSH 4.39 IU/L，LH 1.16 IU/L，PRL 11.75 μg/L，P 3.20 μg/L，T 15.49 ng/dL。方选当归补血汤加减。

方药：黄芪20g，当归10g，蒲黄炭10g，党参10g，麦冬10g，五味子3g，女贞子12g，墨旱莲12g，甘草6g，桑叶10g，海螵蛸10g。6剂，每天1剂，水冲服。

患者阴道流血15天后方行经，根据舌脉象，考虑以肾虚为本、虚热为标，出血日久易耗伤气血，予当归补血汤健脾益气，养阴止血。

四诊（2019年11月6日）：患者月经周期第十一天，末次月经2019年10月27日，经前7天干净，周期31天。晨起口干无口苦，易累，纳寐可，大便烂，每天1次，小便调，舌红、苔薄黄，脉弦。方选生脉饮合二至丸加减。

方药：黄芪10g，太子参10g，麦冬10g，五味子3g，女贞子12g，墨旱莲12g，甘草6g，知母10g，黄柏10g，醋龟甲6g，地黄10g，地骨皮10g，白芍10g。6剂，每天1剂，水冲服。

患者现处于经后期，结合舌脉象，考虑仍为阴虚火旺，继续予生脉饮合二至丸补肾滋阴清热。

五诊（2019 年 11 月 13 日）：患者月经周期第十八天，末次月经 2019 年 10 月 27 日，周期 31 天。咳嗽，有痰，咽痒，口干不苦，11 月 10 ~ 12 日有少量阴道流血，白带夹血丝，易累，纳可，寐欠佳，大便烂，2 天 1 次，小便调，舌尖红、苔黄，脉弦。方选生脉饮合二至丸加减。

方药：太子参 10 g，麦冬 10 g，五味子 3 g，女贞子 12 g，墨旱莲 12 g，甘草 6 g，防风 6 g，荆芥 10 g，桔梗 6 g，玄参 10 g，木蝴蝶 10 g，杏仁 10 g，前胡 10 g，陈皮 6 g。6 剂，每天 1 剂，水冲服。

患者现处于经前期，出现咳嗽、经间期出血，为阴虚火旺损伤阴络并外感风邪所致，继续予生脉饮合二至丸加减，并在方中加入祛风解表之品。

六诊（2019 年 11 月 20 日）：患者月经周期第二十五天，末次月经 2019 年 10 月 27 日，周期 31 天。11 月 15 日见白带夹血丝，口干不苦，燥热，纳寐可，二便调，舌红胖、苔少，脉弦。方选生脉饮合二至丸加减。

方药：太子参 10 g，麦冬 10 g，五味子 3 g，女贞子 12 g，墨旱莲 12 g，甘草 6 g，北沙参 10 g，石斛 10 g，知母 10 g，黄柏 10 g，醋龟甲 6 g，地黄 10 g，地骨皮 10 g。6 剂，每天 1 剂，水冲服。

患者经治疗后已无感冒症状，出现阴虚火旺耗伤津液之象，继续予以养阴清热生津，在四诊方基础上去黄芪、白芍，加北沙参、石斛增强全方养阴生津之力。

七诊（2019 年 11 月 27 日）：患者月经周期第三十二天，现月经未行，末次月经 2019 年 10 月 27 日，周期 31 天。乳房胀痛，有痰，无口干口苦，喉咙痛，怕冷，纳寐可，二便调，舌嫩红、苔少，脉弦。最近 3 ~ 4 个月无性生活。方选小柴胡汤加减。

方药：党参 9 g，柴胡 9 g，黄芩 9 g，半夏 6 g，薄荷 6 g，当归 10 g，川芎 6 g，麦冬 10 g，益母草 10 g，牛膝 10 g，甘草 6 g，赤芍 10 g。6 剂，每天 1 剂，水冲服。

患者现处于经前期，出现乳房胀痛，考虑为肝郁气滞，乳络不畅，治以因势利导，疏肝理气，引血下行，助经水畅达。

八诊（2019 年 12 月 8 日）：患者月经周期第十一天，末次月经 2019 年 11 月 28 日，行经 8 天，周期 32 天，经量中等，色红，有血块，无痛经，经前乳胀。口干不苦，怕冷，胃腹部灼热，纳可，早醒，眠浅，二便调，舌嫩红、苔少，脉弦。方选生脉饮合二至丸加减。

方药：黄芪 10 g，太子参 10 g，麦冬 10 g，五味子 3 g，石斛 10 g，墨旱莲 12 g，甘草 6 g，知母 10 g，黄柏 10 g，醋龟甲 6 g，地黄 10 g，海螵蛸 10 g，合欢皮 10 g。6 剂，每天 1 剂，水冲服。

患者现处于经后期，暂未发现阴道异常出血，考虑为肾阴亏虚，阴虚火旺，继续予以滋肾养阴清热，并在方中加入咸涩之海螵蛸收敛，未病先防，以防出血。

九诊（2019 年 12 月 13 日）：患者月经周期第十六天，末次月经 11 月 28 日，行经 8 天，周期 32 天。近两天感冒，流清涕，咽痛，无咳嗽，口干不苦，纳寐可，怕冷较前好转，大便软，2 天 1 次，小便调，夜晚 6～7 时易头晕，无恶心呕吐，舌红、苔薄白，脉弦。方选小柴胡汤加减。

方药：党参 6 g，柴胡 3 g，黄芩 9 g，半夏 6 g，薄荷 6 g，麦冬 10 g，女贞子 12 g，墨旱莲 12 g，地黄 10 g，甘草 6 g，钩藤 10 g，白芍 10 g，地骨皮 9 g。6 剂，每天 1 剂，水冲服。

患者出现感冒，并有邪犯少阳之症，予和解少阳之小柴胡汤，并在方中佐以滋肾养阴以固本，并加入钩藤引药上行头目。

十诊（2019 年 12 月 23 日）：患者月经周期第二十五天，末次月经 2019 年 11 月 28 日，行经 8 天，周期 32 天。现乳胀，无口干口苦，稍怕冷，已无头晕，纳寐可，多梦，二便调，舌红、苔薄白，脉弦。方选小柴胡汤加减。

方药：党参 6 g，柴胡 3 g，黄芩 9 g，半夏 6 g，薄荷 6 g，麦冬 10 g，女贞子 12 g，墨旱莲 12 g，地黄 10 g，甘草 6 g，赤芍 10 g，当归 10 g。6 剂，每天 1 剂，水冲服。

患者经治疗后已无感冒症状，处于经前期，予以因势利导，在上方中去钩藤、白芍、地骨皮，加赤芍、当归，助经水来潮。

治疗结果：患者经间期出血反复，从最长 15 天淋漓不净到仅 1 天干净，经治疗近 2 个月已无经间期出血，效果显著。患者以经间期出现阴道少量出血为主症，出现在 2 次月经之间，且量、色与平常月经有别，既往有此病史，属于中医经间期出血范畴。因患者素体肾阴亏虚，虚火耗精，精亏血耗，氤氲之时，阳气内动，虚热与阳气相搏，损伤阴络，冲任不固，故而出现经间期出血。治疗以滋肾养阴为主，壮水之主以制阳光。方中女贞子、五味子补肾滋阴为主药，壮水之主以制阳光；墨旱莲补益肝肾填补冲任，又可凉血止血；知母滋阴清热，地黄、桑叶、太子参、麦冬养阴清热生津，壮水制火；龟甲滋阴潜阳，防止阳气外越；黄芪益气升阳；棕榈炭收敛止血；合欢皮宁心安神以助眠；甘草补益脾气助运化，又可调和诸药。全方共起滋肾养阴、凉血止血之效。

【验案2】经间期出血、癥瘕（气虚血瘀证）

唐某，36岁，未婚，2022年7月18日就诊。主诉阴道异常流血5天。自述平素月经规律，周期26～29天，行经5～6天，经量中等，色鲜红，少许血块，无痛经，经前无乳胀腰酸，末次月经2022年7月2日，行经5天，周期26～27天，无痛经，7月13日食用冰冷食物后出现阴道少量流血，色暗褐鲜红，今基本干净，舌淡胖、苔薄白，脉沉。

经孕胎产史：孕0产0，未婚，否认性生活史。

既往史：无手术史。否认药物、食物过敏史。

2022年1月9日检查性激素六项，FSH 13.20 IU/L，LH 7.562 IU/L，E_2 66.0 ng/L，PRL 28.50 μg/L，P 0.62 μg/L，T 24.80 ng/dL。血 AMH 0.18 ng/mL。3月10日B超检查提示子宫肌瘤（约16 mm×13 mm）、右侧卵巢巧克力囊肿（约19 mm×14 mm）。

病情分析：患者在经间期出现阴道少量出血，FSH 13.20 IU/L，AMH 0.18 ng/mL，B超检查提示右侧卵巢巧克力囊肿。西医诊断为异常子宫出血、卵巢储备功能减退、右侧卵巢巧克力囊肿；中医诊断为经间期出血、癥瘕。右附件囊肿属于中医癥瘕的范畴，关键病机为血瘀。气虚血瘀，瘀血阻滞胞络，血不循经，血海蓄溢失常血，瘀血内结，瘀积日久，气机阻滞，渐成癥瘕。

诊疗思路：患者素体气虚，气虚后血行缓慢易成瘀血，瘀血阻滞胞宫，血不循经，血海蓄溢失常则见经间期出血；而气虚后气不摄血，血不归经，又会加重出血；出血日久，气随血脱，加重气虚。结合舌脉象，舌淡胖、苔薄白，脉沉，考虑为气虚血瘀、瘀血停滞、久积成癥所致，辨证为气虚血瘀证。治以补中益气，活血化瘀，补中升提以防脱，益气摄血以止血，活血化瘀以消癥。方选补中益气汤加减。

方药：黄芪20 g，当归10 g，蒲黄炭10 g，党参10 g，白术10 g，桂枝5 g，仙鹤草10 g，陈皮6 g，甘草6 g，法半夏6 g，茯苓10 g，升麻6 g，柴胡3 g，墨旱莲10 g。7剂，每天1剂，水煎服。

患者在月经干净后出现少量阴道流血，诊断为经间期出血。考虑为瘀血阻滞胞脉，经间期氤氲之时，阳气内动，瘀血与阳气相搏，损伤血络而致，予补中益气汤加减。因饮食寒冷出现的经间期出血，加桂枝温经散寒通络以达消癥散结目的；加仙鹤草收敛止血；加墨旱莲凉血止血。

二诊（2022年7月30日）：患者月经周期第三天，末次月经2022年7月28日，周期26天，现月经未净，经量中等，色鲜红，少许血块，无痛经，无腰酸及乳胀。诉7月14日至7月17日阴道少量流血，拭纸可见；7月25日阴道少量褐色分泌物，呈白带夹血丝样，持续至7月26日。现晨起少痰，易累，无口干口苦，嗜睡，纳寐可，二便调，舌淡、苔薄腻，脉弦。

方药：党参15 g，白术10 g，黄芪20 g，甘草6 g，陈皮6 g，半夏9 g，墨旱莲12 g，仙鹤草12 g，茯苓10 g，知母10 g，鳖甲10 g，女贞子12 g，蒲黄炭10 g。7剂，每天1剂，水煎服。

患者卵巢储备功能减退，此次月经出现经间期出血，考虑为肾阴亏虚，虚火灼伤阴络、冲任不固所致。治以清热养阴，滋肾固冲，佐以少量活血化瘀以消包块，予六君子汤加减。

三诊（2022年8月6日）：患者月经周期第十天，末次月经2022年7月28日，行经8天，周期26天，经量中等，色鲜红，7月31日至8月2日血块多，色黑，无痛经，无乳胀腰酸，经行易累。现无口干口苦，晨起少痰，纳可，难入睡，大便成形，每天1次，小便可，舌淡胖、苔薄白，脉弦。

方药：陈皮6 g，女贞子12 g，鳖甲10 g，党参15 g，白术10 g，黄芪20 g，知母10 g，墨旱莲12 g，半夏9 g，蒲黄炭10 g，仙鹤草12 g，茯神10 g，甘草6 g。9剂，每天1剂，水煎服。

患者难入睡，上方去茯苓改用茯神，宁心安神之力更甚。

四诊（2022年8月20日）：患者月经周期第二十二天，末次月经2022年7月28日，行经8天，周期26天。诉服上药后疲倦好转，口干不苦，无痰，纳可，寐欠佳，难入睡，二便调，舌淡胖、苔薄白，脉弦。

方药：鹿角霜10 g，半夏9 g，陈皮6 g，茯苓10 g，甘草6 g，党参10 g，川芎9 g，黄芪20 g，当归10 g，白术10 g，山药10 g，菟丝子10 g，柴胡3 g。7剂，每天1剂，水煎服。

服上药后患者症状改善，现处于经前期，阳长阴消，应治以补肾助阳，扶助阳长，加鹿角霜、菟丝子温肾助阳；加当归、川芎活血调经；再加少量柴胡升提中气。

五诊（2022年8月27日）：患者月经周期第三十一天，末次月经2022年7月28日，行经8天，周期26天。诉今日中午见少量阴道流血，色褐，无腰酸、痛经等不适，脸上长痘，口干不苦，无痰，易累明显好转，纳寐可，二便调，舌淡、苔薄白，脉弦，否认有性生活。方选当归芍药散加减。

方药：蒲黄炭10g，当归10g，白术10g，山药10g，菟丝子10g，黄芪20g，鹿角霜10g，党参10g，半夏9g，川芎9g，茯苓10g，甘草6g，桂枝5g。7剂，每天1剂，水煎服。

既往月经周期26～29天，现已停经31天，否认有性生活，考虑与卵巢储备功能减退有关，肾主月事，治以补肾益气，活血通经，予当归芍药散加减。

六诊（2022年9月3日）：患者月经周期第七天，末次月经2022年8月28日，行经6天，量、色、质正常，少许血块，月经周期第一天痛经，热敷后好转，无腰酸，觉累，无乳胀，周期31天。现口干不苦，少痰，余无不适，纳寐可，二便调，舌淡红、苔薄白，脉弦。方选异功散加减。

方药：当归10g，白术10g，山药10g，陈皮6g，菟丝子10g，黄芪20g，鹿角霜10g，党参10g，半夏9g，甘草6g，五指毛桃10g，土茯苓10g，墨旱莲12g。14剂，每天1剂，水煎服。

患者经治疗后已无经间期出血，现月经周期已正常，现为经后期，舌淡红、苔薄白，脉弦。患者平素白带较多，考虑为脾虚不能运化水湿所致，予以健脾益气，祛湿。方中白术、山药、陈皮、党参、黄芪健脾益气；半夏燥湿化痰；当归养血活血；菟丝子、鹿角霜补肾益精，固摄止带；五指毛桃、土茯苓健脾祛湿；墨旱莲补肾养阴，清热止血。全方补肾养阴，健脾益气。

七诊（2022年9月17日）：患者月经周期第二十天，末次月经2022年8月28日，行经6天，周期31天。现诉无口干口苦，纳寐可，二便调，舌淡暗、苔薄白，脉弦。方选异功散加减。

方药：白术10g，甘草6g，茯神10g，五指毛桃10g，半夏9g，覆盆子10g，墨旱莲12g，菟丝子10g，山药10g，党参10g，当归10g，黄芪20g，陈皮6g。14剂，每天1剂，水煎服。

患者现无特殊不适，上方去土茯苓、鹿角霜，加覆盆子补肾益精，茯神宁心安神助眠。

八诊（2022年9月24日）：患者末次月经2022年9月24日，现月经周期第一天，经量少，色暗红，无血块，无痛经，无腰酸及乳胀，周期26天。现晨起有痰，余无特殊不适，纳寐可，二便调，大便每天1～2次，舌淡苔黄。

方选左归丸合四君子汤加减。

方药：党参 10 g，白芍 10 g，黄芪 20 g，川芎 9 g，当归 10 g，覆盆子 10 g，山药 10 g，白术 10 g，熟地黄 15 g，山茱萸 10 g，甘草 6 g，茯苓 10 g，菟丝子 10 g。9 剂，每天 1 剂，水煎服。

患者经治疗已无经间期出血，考虑患者卵巢储备功能减退，四诊合参，考虑为脾肾两虚所致，予以补肾填精，健脾益气，方选左归丸加减。方中党参、白芍、黄芪、川芎、当归、熟地黄、白术、茯苓、甘草组成八珍汤健脾益气，补血养血；覆盆子、山药、山茱萸、菟丝子补肾填精。

九诊（2022 年 10 月 7 日）：患者月经周期第十四天，末次月经 2022 年 9 月 24 日，行经 8 天，第三天经量中等，第五至第八天经量减少，仅用护垫，色红，少许血块，无痛经，无行经期不适，周期 26 天。现无白带，无口干口苦，少痰，不易累，纳寐可，二便调，舌淡红、苔黄，脉弦。方选左归丸加减。

方药：党参 10 g，当归头 10 g，山药 10 g，山茱萸 10 g，熟地黄 10 g，白术 10 g，茯苓 10 g，菟丝子 10 g，桑椹 10 g，升麻 6 g，陈皮 6 g，黄芪 15 g，甘草 6 g。7 剂，每天 1 剂，水煎服。

现处于经间期，予左归丸加减，益气补中，补肾填精。

治疗结果：患者经治疗，已无经间期出血，月经规则，效果显著。患者以阴道异常出血为主症，B 超检查提示右侧卵巢巧克力囊肿，属于中医经间期出血、癥瘕范畴。结合患者舌淡胖、苔薄白，脉沉，FSH 13.20 IU/L，AMH 0.18 ng/mL，考虑为患者素体气虚血瘀，瘀血阻滞胞宫、冲任，血不循经，血海蓄溢失常所致；气虚不能推动血液运行，渐渐引起血瘀，日久积聚成块，出现癥瘕。治以补中益气，活血化瘀，益气摄血以止血，活血化瘀以消癥。方中蒲黄炭、当归活血化瘀为主药，使瘀得消散；气为血之帅，气行则血行，党参、补中、黄芪补中益气，填补中气空虚，有可助血运行而不滞，助主药消除瘀血；升麻升提以防中气下陷，未病先防；墨旱莲凉血止血，仙鹤草收敛止血，两者合用又可滋补肝肾以养冲任；五味子补肾宁心，茯苓健脾安神以助眠，配伍白术健脾益气以助脾胃运化；麦冬养阴生津；甘草调和诸药，并能补益脾气。患者经治疗后仍经间期出血，但月经偏少，考虑为肾精亏虚所致，予以补肾填精，健脾益气，方选左归丸合四君子汤加减。方中党参、白芍、黄芪、川芎、当归、熟地黄、白术、茯苓、甘草组成八珍汤健脾益气，补血养血；覆盆子、山药、山茱萸、菟丝子补肾填精，使肾气充盛，冲任气血充实，则月经正常。

第十章 经行综合征

【验案 1】月经后期、不寐（肾阴虚证）

隆某，女，50 岁，已婚，2022 年 8 月 3 日初诊。主诉月经推迟半年，睡眠欠佳 10 余年。自述十多年前开始出现睡眠不佳，眠浅、多梦，中药调理后效果不佳，平素月经周期 28 ～ 30 天，行经 6 ～ 7 天，经量中等，色红，有血块，痛经，腰酸。2021 年 12 月开始月经推后，月经周期延长至 30 ～ 60 天，经量较前减少 2/3，4 ～ 5 天干净。末次月经 7 月 24 日，行经 4 天，上次月经 5 月 1 日，周期 85 天。现无口干口苦，无痰，潮热、盗汗，纳可，二便调，舌红苔少，脉弦。

既往史：无特殊病史。否认过敏史。否认新冠相关。

孕胎产史：孕 1 产 0 流 1，药物流产 1 次。

2022 年 3 月 14 日检查性激素六项，FSH 14.9 IU/L，LH 3.5 IU/L，E_2 40.9 ng/L，PRL 23 μg/L，P 0.23 μg/L，T 18.9 ng/mL。血 AMH 0.08 ng/mL。甲状腺功能五项未见异常。

病情分析：患者年逾 50 岁，睡眠不佳 10 余年，2021 年 12 月开始出现月经延迟、量少，伴见潮热盗汗等症状，属中医绝经前后诸证范畴；西医诊断为围绝经期综合征。考虑患者腰酸、潮热、舌红等体征，以肾阴虚证为主。肾阴不足，阴不维阳，虚阳上越，故烘热汗出；水亏不能上制心火，心神不宁，故失眠多梦；肾虚天癸渐竭，冲任失调，血海蓄溢失常，故月经周期紊乱，经量少；舌红苔少、脉细数也为肾阴虚之征。治疗上应以滋阴补肾为主。

诊疗思路：因患者已过"七七"之年，天癸已竭，任脉虚，太冲脉衰少，冲任血海不足，故月经后期，经量少；肾阴亏虚，水亏不能上制心火，心神不宁，故失眠多梦；舌红苔少、脉细数也为肾阴虚之征。治疗上应以滋阴补肾为主。知柏地黄丸具有滋阴降火之功，用于治疗阴虚火旺引起的潮热，方中滋阴药与清热降火药相配，培本清源，标本兼顾，以治本为主。故方选知柏地黄丸加减。

方药：太子参 10 g，当归 10 g，麦冬 10 g，山茱萸 10 g，地黄 10 g，山药

10 g，知母 10 g，菟丝子 10 g，五味子 3 g，桑椹 10 g，茯神 10 g，黄柏 6 g，甘草 6 g。7 剂，每天 1 剂，水煎服。

方中山茱萸、地黄、菟丝子、桑椹补肾滋阴，阴复则火自降；黄柏、知母苦寒泻火，火降则阴可保；太子参、麦冬、五味子益阴生津；当归滋阴补血；山药益气健脾；茯神宁心安神；甘草调和诸药。全方补肾填精，养阴清热。诸药合用，共收滋阴降火之效。

二诊（2022 年 8 月 15 日）：患者睡眠较前明显改善，末次月经 7 月 24 日，舌红、苔薄白，脉弦。方选百合地黄丸加减。

方药：党参 10 g，当归 10 g，麦冬 10 g，山茱萸 10 g，熟地黄 10 g，山药 10 g，知母 10 g，菟丝子 10 g，五味子 3 g，桑椹 10 g，茯神 10 g，百合 10 g，甘草 6 g。7 剂，每天 1 剂，水煎服。

患者睡眠较前改善，继续守原方。在原方基础上将地黄改为熟地黄以增强补肾滋阴之功；茯神改为百合，百合能清心除烦、宁心安神，可用于治疗热病后余热未消、神思恍惚、失眠多梦、心情抑郁等病症。

三诊（2022 年 8 月 24 日）：患者末次月经 8 月 20 日，经量中等，色红，少许血块，无痛经，今基本干净，上次月经 7 月 24 日，周期 27 天。现诉无口干口苦，无痰，睡眠较前改善，纳可，二便调，舌淡红、苔薄白，脉弦。方选百合地黄丸加减。

方药：党参 10 g，当归 10 g，麦冬 10 g，山茱萸 10 g，熟地黄 10 g，山药 10 g，知母 10 g，菟丝子 10 g，五味子 3 g，桑椹 10 g，茯神 10 g，百合 10 g，甘草 6 g。7 剂，每天 1 剂，水煎服。

患者经治疗后月经来潮，睡眠改善，原方案治疗有效，继续守方治疗。

治疗结果：患者经治疗睡眠明显改善，月经基本恢复正常，取得显著疗效。患者年逾 50 岁，睡眠不佳 10 余年，月经延迟、量少 10 个月，伴见潮热盗汗等症状，属中医绝经前后诸证范畴。考虑患者腰酸、潮热、舌红等症状体征，以肾阴虚证为主。因患者已过"七七"之年，天癸已竭，任脉虚，太冲脉衰少，冲任血海不足，故月经后期，经量少。肾阴亏虚，水亏不能上制心火，心神不宁，故失眠多梦；舌红苔少、脉细数也为肾阴虚之征。治疗上应以滋阴补肾为主，方选知柏地黄丸加减。方中山茱萸、地黄、菟丝子、桑椹补肾滋阴，阴复则火自降；黄柏、知母苦寒泻火，火降则阴可保；太子参、麦冬、五味子益阴生津；当归滋阴补血；山药益气健脾；茯神宁心安神；甘草调和诸药。方中滋阴药与清热降火药相配，培本清源，标本兼顾，以治本为主。全方补肾填精，养阴清热。诸药合用，共收滋阴降火之效。患者经治疗失眠症状改善，月经较前规律，无明显潮热盗汗。

【验案 2】经行头痛（肾阴虚证）

覃某，女，43 岁，已婚，2018 年 5 月 20 日初诊。主诉经行头晕头痛 2 年余。自述经行头痛 2 年余，曾行中药调理后症状缓解，停药后半年前复发。平素月经周期 28～33 天，行经 5～6 天。末次月经 5 月 17 日，现月经未净，经量中等，色黑，有血块，无痛经，月经周期第一至第二天头晕头痛，经前双下腹胀痛，周期 27 天。时有心悸，寐差，眠浅，纳可，大便烂，每天 1 次，无口干口苦，舌淡红、苔黄、边有齿印，脉弦。

既往史：无特殊病史。否认过敏史。

孕胎产史：孕 6 产 4 流 2，分别于 19 岁、23 岁、27 岁、33 岁顺产。

病情分析：患者年逾"六七"，经行头晕头痛 2 年余，属中医经行头痛范畴；西医诊断为经行紧张综合征。患者既往经行头痛 2 年余，病程长，无明显表证，故属内伤头痛；患者平素头晕且痛，又时有心悸，但头痛多出现在经前期，且经量正常，有血块，为虚实夹杂之证；既往多次生育，肝肾虚损，行经时气血下注，肝阴不足，脑窍失养，引起头晕头痛，故辨证为肾阴虚证。

诊疗思路：患者年逾"六七"，肾阴亏虚，加上多产房劳，精血耗伤，经行血泄，肾阴更虚，肝阳益亢，风阳上扰清窍，且肝脉过巅，故行经期或经后期头痛，头晕目眩；阴血不足，不能荣养心脉，故心悸；阴虚内热，热扰心神，故失眠；舌淡红、苔黄、脉弦也为阴虚阳亢之征。辨证为肾阴虚证。治则为滋阴补肾。处方为杞菊地黄丸加减。

方药：当归 10 g，白芍 10 g，太子参 10 g，麦冬 10 g，五味子 3 g，醋龟甲 9 g，熟地黄 10 g，黄芪 10 g，柴胡 6 g，黄芩 9 g，半夏 6 g，枸杞子 10 g，甘草 6 g。7 剂，每天 1 剂，水煎服。

方中龟甲、熟地黄、枸杞子补肾滋阴，滋阴潜阳；太子参、五味子、麦冬组成生脉饮健脾益气养阴；黄芩、柴胡、半夏清肝热，加当归、白芍以养血柔肝止痛，再加黄芪健脾益气升阳，以助清阳上升，健脾助运；甘草调和诸药。全方滋补肝肾，健脾益气，平肝降逆。

二诊（2022 年 6 月 1 日）：患者末次月经 5 月 17 日，周期 27 天。现口干不苦，纳寐可，夜寐较前改善，二便调，大便黏较前改善，舌淡胖、苔白、边有齿印，脉弦。方选归芍地黄汤合小柴胡汤加减。

方药：当归 10 g，白芍 10 g，醋龟甲 9 g，熟地黄 9 g，太子参 10 g，麦冬 10 g，五味子 3 g，黄芪 10 g，柴胡 6 g，黄芩 9 g，半夏 6 g，甘草 6 g，大枣 6 g。12 剂，每天 1 剂，水煎服。

患者经治疗夜寐较前改善，现经间期，继续予以补肾养阴，健脾益气，平肝降逆，原方案治疗有效，守方治疗，将枸杞子改为大枣健脾益气养血。

三诊（2022 年 7 月 27 日）：患者末次月经 7 月 11 日，行经 5 天干净，上次月经 6 月 13 日，周期 29 天，经量中等，色红，少许血块，腰胀，经前乳胀，稍口干，仍经行头晕头痛，大便黏。舌淡胖、苔白、边有齿印，脉弦。

方药：当归 10 g，白芍 10 g，醋龟甲 9 g，熟地黄 9 g，僵蚕 6 g，柴胡 6 g，黄芩 9 g，半夏 6 g，党参 10 g，麦冬 10 g，五味子 3 g，大枣 6 g，甘草 6 g。7 剂，每天 1 剂，水煎服。

患者仍见经行头晕头痛，考虑阴虚风动，在守方治疗的基础上去黄芪加僵蚕祛风止痉。

四诊（2022 年 8 月 10 日）：患者末次月经 7 月 11 日，周期 29 天，胃脘胀。现无头晕、头痛，大便溏烂，每天 1～2 次，舌红、苔黄腻、边有齿印，脉弦。方选小柴胡汤加减。

方药：当归 10 g，川芎 6 g，赤芍 9 g，柴胡 9 g，黄芩 6 g，党参 10 g，半夏 9 g，甘草 6 g，益母草 10 g，苍术 6 g，茯苓 10 g，陈皮 6 g，钩藤 6 g。6 剂，每天 1 剂，水煎服。

患者仍见经行头晕头痛，且见腰胀乳胀胃胀，为气滞之相，平素大便溏烂，舌苔厚腻，考虑为气滞湿阻证，现月经将至，需预防本次经行头痛。方选小柴胡汤加减，疏肝理气，祛湿泻热。以党参、茯苓、半夏、陈皮健脾理气祛湿；以当归、川芎、赤芍养血疏肝止痛；以柴胡透解邪热，疏达经气；黄芩清泻邪热；钩藤助平肝息风；益母草养血活血，使气血运行畅通。

五诊（2022 年 8 月 20 日）：患者末次月经 8 月 15 日，经量中等，色红，无血块，腰腹部微胀，头晕头痛明显缓解，今月经基本干净，周期 35 天。口干，纳寐可，二便调，舌淡苔黄、边有齿印，脉弦。

方药：当归 10 g，白芍 10 g，太子参 10 g，麦冬 10 g，五味子 3 g，醋龟甲 9 g，熟地黄 10 g，黄芪 10 g，柴胡 6 g，黄芩 9 g，半夏 6 g，枸杞子 10 g，甘草 6 g。7 剂，每天 1 剂，水煎服。

患者现服药 2 月余，本次月经头晕头痛明显缓解，腰胀腹胀有所好转，大便成形，逆乱之气血得安，则诸症解除，此时月经将净，需滋阴养血，固护根本。故又选归芍地黄丸合小柴胡汤加减，既可补肾填精，又可健脾益气。

六诊（2022 年 11 月 7 日）：患者末次月经 10 月 13 日，经量中等，色暗红，少许血块，无痛经，经前乳胀，现无头晕头痛，上次月经 9 月 15 日，周期 29 天。口干欲饮，纳寐可，大便稀，舌淡、苔黄腻，脉沉。既往有慢性胃炎。

方药：当归 10 g，川芎 6 g，赤芍 9 g，柴胡 9 g，黄芩 6 g，党参 10 g，半夏 9 g，甘草 6 g，益母草 10 g，苍术 6 g，茯苓 10 g，陈皮 6 g，钩藤 6 g。7 剂，每天 1 剂，水煎服。

患者经治疗已无经行头晕头痛，治疗效果显著。现患者偶口干，便稀，苔黄腻，考虑经前期，守 8 月 10 日方继续调理。

治疗结果：患者经治疗 3 个月，经行头晕头痛明显缓解，取得显著疗效。患者年逾"六七"，肾阴亏虚，加上多产房劳，精血耗伤，经行血泄，肾阴更虚，肝阳益亢，风阳上扰清窍，且肝脉过巅，故行经期或经后期头痛、头晕目眩；阴血不足，不能荣养心脉，故心悸；阴虚内热，热扰心神，故失眠；舌淡红、苔黄、脉弦也为阴虚阳亢之征。故本病辨证为肝肾阴虚证，治疗上应以滋阴补肾为主，方选杞菊地黄丸加减。方中龟甲、熟地黄、枸杞子补肾滋阴，滋阴潜阳；太子参、五味子、麦冬组成生脉饮健脾益气养阴；黄芩、柴胡、半夏清肝热；加当归、白芍养血柔肝止痛；再加黄芪健脾益气升阳，以助清阳上升，健脾助运；甘草调和诸药。全方滋补肝肾，健脾益气，平肝降逆。行经期以疏肝理气，平肝降逆，方选小柴胡汤加减治疗。患者经治疗经行头晕头痛缓解。

第十一章 复发性流产

【验案 1】滑胎、月经先期、经行头痛（肾气虚证）

唐某，女，33 岁，已婚，2019 年 8 月 16 日初诊。主诉 2 次不良妊娠。自述于 2014 年孕 2 月余因胚胎停育行清宫术，于 2018 年 10 月因"孕 3 月，检查发现胚胎停育 8 天"再行清宫术。现拟调理备孕，无口干口苦，纳少，寐欠佳，多梦易醒，小便调，便溏，每天 1 次，舌淡胖、苔薄白，脉沉。

经孕胎产史：平素月经周期规律，周期 24～28 天，行经 4 天，既往有痛经，后逐渐减轻。末次月经 8 月 6 日，行经 4 天，经量少，未湿透卫生巾，色深红，较多血块，无痛经，经行前后头痛。上次月经 7 月 12 日，周期 24 天。孕 2 产 0，2014 年、2018 年分别因胚胎停育行清宫术。

既往史：2018 年 6 月 8 日因双侧输卵管梗阻行腹腔镜下输卵管囊肿剥除术＋盆腔粘连松解术，发现右输卵管扭曲，见一约 0.5 mm×0.5 mm 的系膜囊肿，伞端与右侧盆壁少许粘连，术中见双侧输卵管有美兰液流出。无药物过敏史。否认家族有遗传病史。

2018 年 8 月 31 日检查甲状腺功能三项，FT3 5.12 pmol/L，FT4 11.27 pmol/L，TSH 1.30 uIU/mL。2018 年 10 月 24 日绒毛染色体检查提示特纳综合征。2019 年 3 月 2 日检查性激素六项，FSH 6.43 IU/L，LH 6.42 IU/L，PRL 37.58 ng/mL，E_2 50 pmol/L，P 0.6 nmol/L，T 23.67 nmol/L。2019 年 3 月 2 日检查 AMH 0.93 ng/mL。2019 年 8 月 16 日 B 超检查提示 AFC 左 3 个、右 3 个。2019 年 6 月 28 日取患者丈夫精液分析，浓度 $1.226×10^8$/mL，PR+NP=33.9%+25.3%=59.2%，正常率 4%。

病情分析：患者以 2 次不良妊娠就诊，月经周期 24 天，经行前后头痛，AMH 0.93 ng/mL。B 超检查提示 AFC 左 3 个、右 3 个。西医诊断为复发性流产、卵巢储备功能减退；中医诊断属滑胎、月经先期、经行头痛范畴。滑胎的发病机制主要是冲任损伤，胎元不固，或胎元不健，屡孕屡堕。肾气亏虚，系胎无力，或气血两虚，冲任失养，而致滑胎；同时，肾气亏虚和气血虚弱又可致胞宫充盈不足，无血可下，或冲任不固，不能制约经血，故经量少或月经先期而至，肾虚髓海失荣，而致经行前后头痛。

诊疗思路：患者孕2产0，皆为胚胎停育，屡孕屡堕。概因肾虚冲任不固，胎失系载，乃致屡孕屡堕；肾气亏虚，经血衰少，血海不盈，故见经量少；气虚不摄，冲任不固，故月经先期而至；肾虚精血不足，髓海失荣，故见经行前后头痛；舌淡胖、苔薄白、脉沉为肾气虚之征。辨证为肾气亏虚证。治法为补气益肾，滋阴补血。处方为举元煎合左归丸加减。

方药：党参10 g，当归10 g，白芍10 g，山茱萸10 g，熟地黄10 g，白术10 g，茯苓10 g，菟丝子10 g，枸杞子10 g，覆盆子6 g，巴戟天10 g，黄芪15 g，甘草6 g。6剂，每天1剂，水冲服。

方解：方中黄芪、党参、白术益气健脾，以后天补养先天，生化气血以化精，先后天同补；茯苓利水渗湿，健脾宁心；熟地黄补血养阴，益髓填精；山茱萸养肝滋肾，涩精敛汗；白芍养血调经，柔肝止痛；当归补血活血；菟丝子补肾益精；枸杞子、覆盆子滋补肝；巴戟天补肾阳，强筋骨，在补阴之中配伍补阳药，取阳中求阴之效；甘草调和诸药。诸药合用，使肾气盛，气血旺，冲任气血冲盛，方有子。

二诊（2019年8月25日）：患者月经周期第二十天，末次月经8月6日，周期24天。无口干口苦，纳可，寐欠佳，眠浅，易醒，大便黏，每天1次，小便调，舌红、苔黄腻，脉弦。方选小柴胡汤合归肾丸加减。

方药：党参10 g，柴胡9 g，黄芩9 g，法半夏6 g，续断10 g，当归10 g，菟丝子10 g，茯苓10 g，山茱萸10 g，熟地黄10 g，合欢皮10 g，甘草6 g。6剂，每天1剂，水冲服。

患者经治疗，纳可。考虑患者现处于经前期，有经行头痛，寐欠佳，舌红脉弦，予小柴胡汤合归肾丸加减以补肾养阴，疏肝清热。因经行头痛予小柴胡汤疏肝清热，平冲降逆；因肾水亏虚，水不涵木，故予归肾丸补肾养阴。山茱萸、熟地黄补肾养阴；菟丝子、续断补肾壮阳，取阳中求阴；当归合熟地黄补血养血，补养肾阴；茯苓健脾宁心，利水渗湿；合欢皮安神。全方使肾阴充盛，水可涵木，则冲气不上逆，气血调和，故经行诸证消失。

三诊（2019年9月1日）：患者月经周期第二十七天，末次月经8月6日，周期24天。无口干口苦，易累，怕冷，纳寐可，大便溏，每天1次，小便调，舌淡、苔薄白，脉弦。方选小柴胡汤加减。

方药：党参10 g，柴胡9 g，黄芩9 g，法半夏6 g，续断10 g，当归10 g，菟丝子 10 g，茯苓 10 g，山茱萸 10 g，钩藤 10 g，鹿角霜 6 g，甘草 6 g，合欢皮 10 g。6 剂，每天 1 剂，水冲服。

患者经治疗，纳寐有改善。现处于经前期，在原方的基础上加鹿角霜温补肾阳，以助经血顺利下行；患者经行前后头痛，钩藤清热平肝。

四诊（2019 年 10 月 20 日）：患者月经周期第二十五天，末次月经 9 月 26 日，行经 4 天，上次月经 9 月 1 日，周期 25 天，经量中等，色红，有血块，无痛经，无乳胀，腰酸。现右少腹胀痛，易累，纳寐可，二便调，舌红苔黄，脉弦。方选大补阴丸加减。

方药：太子参 10 g，麦冬 10 g，五味子 3 g，知母 10 g，黄柏 6 g，龟甲 10 g，生地黄 12 g，当归 10 g，白芍 10 g，丝瓜络 10 g，山药 10 g，菟丝子 10 g，枸杞子 10 g。6 剂，每天 1 剂，水冲服。

患者现处于经前期，结合舌红苔黄，脉弦，考虑为肾阴虚所致，治疗予以养阴清热，补肾益气，方选生脉饮合大补阴丸加减。大补阴丸滋补肾阴清热；太子参补元气，麦冬养阴清热，五味子敛汗生津，三药合用，一补一清一敛，共同发挥益气生津敛阴的作用；腰酸加菟丝子、枸杞子以滋补肝肾，且有安胎之妙；因少腹胀痛，加丝瓜络以通络活血；当归、白芍养血缓急止痛。

五诊（2019 年 11 月 3 日）：患者月经周期第三十八天，末次月经 9 月 26 日，周期 25 天，现月经未行。现乳房胀，腰酸，小腹胀痛，口干不苦，易累，纳可，梦多易醒，二便调，舌红、苔黄腻，脉滑。检查尿 hCG 阳性。患者经治疗已经怀孕，因有 2 次不良妊娠史，根据中医治未病原则，予以安胎治疗。方选生脉饮合寿胎丸加减。

方药：太子参 10 g，麦冬 10 g，五味子 3 g，墨旱莲 10 g，菟丝子 10 g，续断 10 g，桑寄生 10 g，阿胶 10 g（烊化），山茱萸 10 g，黄芪 15 g，山药 10 g，白芍 15 g，甘草 6 g。6 剂，每天 1 剂，水冲服。

患者早孕，治疗应"预防为主，防治结合"。鉴于有滑胎的病史，需重用补肾藏精固脱之品。以寿胎丸加山茱萸补肾益精固冲，预培其损；太子参、山药、黄芪健脾益气，补后天养先天以固胎元；因口干，舌红苔黄，加五味子、麦冬以养阴生津；墨旱莲养阴清热；白芍养血缓急止痛；甘草调和诸药。嘱查血孕三项。

六诊（2019 年 11 月 10 日）：患者停经 45 天，末次月经 9 月 26 日。偶有腹部胀痛，恶心欲吐，无腰酸，无阴道流血，无口干口苦，乏力，纳一般，寐佳，二便调，舌淡红、苔黄腻，脉滑。11月4日检查，E$_2$ 1979 pmol/L，P 106.4 nmol/L；血 β-hCG 26300 mIU/mL。B超检查提示宫内早孕，活胎（6周+），孕囊约29 mm×12 mm×34 mm，见胚芽长5 mm，可见心管搏动。方选寿胎丸合四君子汤加减。

方药：党参10 g，白术10 g，茯苓10 g，甘草6 g，菟丝子10 g，续断10 g，桑寄生10 g，阿胶10 g（烊化），山茱萸10 g，黄芪15 g，山药10 g，白芍15 g，陈皮6 g。14剂，每天1剂，水冲服。

患者经治疗，现偶有腹部胀痛，恶心欲吐，乏力，纳一般，舌淡红、苔黄腻，脉滑，考虑为脾肾两虚所致，治以健脾益气，固肾安胎，方选四君子汤合寿胎丸加减治疗。寿胎丸补肾安胎；四君子汤中党参甘平，既有利于气血化生，更能升健安胎；配以黄芪，使阳生阴长，加强补气升阳、生精养血之力；白术为安胎妙药之一，健脾燥湿，加强益气助运之力；苓术相配，则健脾祛湿之功益著；因恶心欲呕，加陈皮以理气健脾；山药、山茱萸健脾固肾；白芍缓急止痛，合甘草组成芍药甘草汤。诸药合用，补肾以固胎之本，健脾以养胎之源，共奏补肾固胎、健脾益气、培育胎元之效。

七诊（2019年11月24日）：患者孕8周+，无腹痛，无腰酸，无阴道流血，头晕，乏力，恶心欲吐，口干口苦，纳可，寐佳，二便调，舌红、苔薄黄，脉滑。11月11日检查：E$_2$ 3427 pmol/L，P 121.8 nmol/L，血 β-hCG 166499 mIU/mL。方选生脉饮合寿胎丸加减。

方药：党参10 g，麦冬10 g，五味子3 g，甘草6 g，菟丝子10 g，续断10 g，桑寄生10 g，山药10 g，白芍15 g，墨旱莲12 g，女贞子12 g，阿胶10 g（烊化）。6剂，每天1剂，水冲服。

患者经治疗，胎元稳固，继续寿胎丸加减治疗。乏力，加党参既有利于气血化生，更能升健安胎；口干口苦，加麦冬、五味子养阴生津；孕后血聚宫养胎，阴血益虚，加墨旱莲、女贞子以补益肝肾，滋阴养血清热。

八诊（2019年12月2日）：患者孕9周+，现疲倦乏力，恶心欲吐，呕吐胃酸，呕吐时有咽干痛，时有口苦，腰痛，二便调，舌淡、苔薄白，脉滑。11月30日检查，E$_2$ 4533 pmol/L，P 176.10 nmol/L，血 β-hCG 1.831×10^5 mIU/mL。B超检查提示宫内早孕，活胎（8周+），孕囊约46 mm×30 mm×44 mm，见胎心。方选寿胎丸加减。

方药：党参15 g，麦冬10 g，五味子3 g，甘草6 g，菟丝子10 g，续断

10 g，桑寄生 10 g，山药 10 g，白芍 15 g，墨旱莲 12 g，女贞子 12 g，阿胶 10 g（烊化），石斛 10 g。9 剂，每天 1 剂，水冲服。

现患者觉恶心呕吐，偶有咽干口苦，予 11 月 24 日方加石斛益胃生津，滋阴清热。守方辨证加减治疗至孕 3 月。

治疗结果：患者经治疗 2 个月已经妊娠，孕后予以安胎治疗至孕 3 月，妊娠顺利，已分娩 1 男孩。患者 2 次胚胎停育，概因肾虚冲任不固，胎失系载，乃致屡孕屡堕；肾气亏虚，经血衰少，血海不盈，故见经量少；气虚不摄，冲任不固，故月经先期而至；肾虚精血不足，髓海失荣，故见经行前后头痛；舌淡胖、苔薄白、脉沉为肾气虚之征。本病诊断为滑胎、月经先期、经行头痛。辨证为肾气亏虚证。治以补气益肾，滋阴补血，予举元煎合左归丸加减。方中黄芪、党参、白术益气健脾，以后天补养先天，生化气血以化精，先后天同补；茯苓利水渗湿，健脾宁心；熟地黄补血养阴，益髓填精；山茱萸养肝滋肾，涩精敛汗；白芍养血调经，柔肝止痛；当归补血活血；菟丝子补肾益精；枸杞子、覆盆子滋补肝；巴戟天补肾阳，强筋骨，在补阴药之中配伍补阳药，取阳中求阴之效；甘草调和诸药。诸药合用，使肾气盛，气血旺，冲任气血冲盛，方有子。在此基础上辨证加减，经前疏肝解郁，经后补肾养阴，患者经治疗已经妊娠。孕后由于肾虚胎元不固而出现胎动不安，治以寿胎丸加减以补肾益气安胎，寿胎丸出自《医学衷中参西录》，具有补肾安胎功效，主治肾虚滑胎及妊娠下血，胎动不安，胎萎不长。方中太子参益气健脾，生津润肺，麦冬养阴清热，润肺生津，太子参、麦冬合用则益气养阴之功易彰；五味子补肾益气生津；菟丝子补肾益精，肾旺自能荫胎；桑寄生、续断补肝肾，固冲任，使胎气强壮；阿胶滋养阴血；山茱萸养肝滋肾，涩精敛汗；白芍养血调经，柔肝止痛；黄芪、山药益气健脾，以后天养先天，生化气血以化精，先后天同补，加强安胎之功；墨旱莲滋补肝肾；甘草调和诸药。诸药合用，使肾气盛，气血旺，胎有所系，载养正常，则自无堕胎之虑。

【验案 2】滑胎、胎漏、胎动不安（脾肾两虚兼有血瘀证）

褚某，女，41 岁，已婚，2017 年 8 月 8 日初诊。主诉停经 44 天，2 次不良妊娠病史。自述停经 44 天，末次月经 2017 年 6 月 26 日，周期 30 天。2017 年 8 月 3 日自测尿 hCG 阳性，无腹痛，无阴道流血流液，自觉乏力，纳差，稍恶心，久坐后腰背不适，口干不苦，入睡困难，稍嗜睡，二便调，舌暗红、苔黄，脉细滑。

既往史：有 2 次胚胎停育史。无传染病史。否认药物、食物过敏史。

孕胎产史：孕 2 产 0。

8 月 8 日检查孕三项，E_2 602.26 pg/mL，P 12.36 ng/mL，hCG 51855.72 IU/L。B 超检查提示宫内早孕，大小如孕周，孕囊 33 mm × 16 mm，见卵黄囊、胚芽、心管搏动；子宫肌层回声欠均（小肌瘤？较大者约 12 mm × 6 mm）。

病情分析：患者高龄，41 岁，有 2 次胚胎停育史，现停经 44 天，腰酸，B 超检查提示宫内早孕，有子宫肌瘤，舌暗红、苔黄，脉细滑。西医诊断为早孕、复发性流产；中医诊断为胎动不安、滑胎。治疗应以预防为主，防治结合。滑胎的主要病机为冲任损伤，胎元不固，或胎元不健，不能成形，故而屡孕屡堕。现患者为妊娠状态，应以"胎动不安"治疗。结合患者高龄 41 岁，年近"六七"，肾气亏虚，且 2 次胚胎停育行清宫术损伤肾气，肾气亏虚，不能系胎，胎元不固，故出现胎动不安；腰为肾之外府，肾虚则不能濡养外府，出现腰酸；脉细也为肾虚的表现；舌暗说明有瘀血阻滞。

诊疗思路：患者有 2 次胚胎停育史，多因素禀肾气不足，冲任不固，胎失所系；脾虚气血生化乏源，胎失所养，气虚不摄，胎失所载，以致胎动不安，一旦受孕应及时安胎。患者乏力，腰背酸痛，入睡困难，舌暗红、苔黄，脉细滑，四诊合参，可诊断为脾肾两虚证。因胞络系于肾，肾主骨，肾虚则骨髓不充，故腰背酸痛；肾阴虚则不能濡养心神，心肾不交故入睡困难；脾主肌肉四肢，脾虚则四肢肌肉无所禀受，故乏力；气虚中阳不振，故稍嗜睡。辨证为脾肾两虚兼有血瘀证。治法为补肾固胎，益气健脾。处方为寿胎丸合当归芍药散、四君子汤加减。

方药：当归 5 g，白芍 10 g，白术 10 g，茯苓 10 g，黄芪 20 g，党参 15 g，菟丝子 10 g，枸杞子 10 g，续断 10 g，桑寄生 10 g，墨旱莲 10 g，阿胶 10 g（烊化），甘草 6 g。7 剂，每天 1 剂，水冲服。

方解：寿胎丸可补肾安胎，方剂配伍重用菟丝子补肾益精，味甘性平，温而不燥，滋而不腻，益阴而固阳，壮胎元以安胎为君药。张锡纯在《医学衷中参西录》中说："由斯而论，愚于千百味药中，得一最善治流产之药，乃菟丝子是也。"桑寄生、续断补肝肾，固冲任，使胎气强壮。阿胶滋养阴血，使血脉安伏以养胎安胎。四药相配，共奏固肾安胎之功。四君子汤中党参甘平，既有利于气血化生，更能升健安胎；配以黄芪，使阳生阴长，加强补气升阳、生精养血之力；白术为安胎妙药之一，健脾燥湿，加强益气助运之力；苓术相配，则健脾祛湿之功益著；使以炙甘草，益气和中，调和诸药，共奏益气健脾、安胎补益之效。在上方基础上，因患者舌暗红，B超检查提示有子宫肌瘤，考虑存在瘀血阻滞，加当归、白芍养血活血，缓急止痛；患者口干，加墨旱莲养阴清热；枸杞子滋补肝肾之阴。诸药合用，补肾以固胎之本，健脾以养胎之源，养阴清热以滋胎之长，共奏补肾固胎、益气健脾、培育胎元之效。又加用孕酮针，更使胎元得固，达到益母安胎的目的。

二诊（2017年8月15日）：患者停经51天，晨起刷牙时恶心无呕吐，今日晨起见白带夹血丝，无腹痛，腰酸，纳差，大便2天1次，无口干口苦，睡眠较前好转，舌暗红、苔黄，脉细滑。2017年8月14日检查孕三项，E_2 918.13 pg/mL，P 27.17 ng/mL，hCG 91796.05 IU/L。

方药：守上方加女贞子10 g、石斛10 g、人参10 g(焗服)。7剂，每天1剂，水冲服。

患者白带夹血丝，既往有2次滑胎史，脉细滑，考虑肾气亏虚所致胎元不固，故在上方的基础上加人参大补元气，固肾安胎；加女贞子、石斛补肾养阴止血。

三诊（2017年8月22日）：患者孕8周+2天，现觉腹胀，食后为甚，纳欠佳，舌暗红、苔薄黄，脉沉细。8月14日检查孕三项，$E_2 > 1000$ pg/mL，P 30.01 ng/mL，hCG 1.63×10^5 IU/L。

方药：守8月8日方加石斛10 g、陈皮6 g。14剂，每天1剂，水冲服。

现患者觉腹胀，余症基本同前，予8月8日方加陈皮理气健脾，石斛益胃生津。

四诊（2017年9月7日）：患者孕10周+3天，现觉口干不苦，恶心呕吐缓解，腰酸，白带量中等，色黄，无阴痒，二便调，舌暗红、苔少，脉细滑。现患者经治疗症状好转，续守上方补肾健脾，益气安胎。

处方：守上方加女贞子10 g。7剂，每天1剂，水冲服。

五诊（2017年9月14日）：患者孕11周+3天，现觉下腹时胀，隐痛，二便调，舌暗红、苔薄黄，脉细滑。患者经治疗病情稳定，继续守8月8日方补肾安胎，进一步稳固胎元。

治疗结果：患者孕后予以安胎治疗至孕3月，妊娠顺利，已分娩1女孩。患者高龄，41岁，有2次胚胎停育史，现停经44天，腰酸，B超检查提示宫内早孕，有子宫肌瘤，舌暗红、苔黄，脉细滑。结合患者年近"六七"，肾气亏虚，而且 2 次胚胎停育行清宫术损伤肾气,肾气亏虚,不能系胎,胎元不固,故出现胎动不安;腰为肾之外府,肾虚则不能濡养外府,故出现腰酸;脉细也为脾肾两虚的表现。舌暗,B 超检查提示有子宫肌瘤,说明瘀血阻滞。西医诊断为复发性流产、子宫肌瘤、高龄;中医诊断为胎动不安、滑胎、癥瘕。辨证为脾肾两虚兼有血瘀证。治疗应以预防为主,防治结合。患者已有 2 次胚胎停育史,须引起高度重视,以滑胎为治疗要点。因胞络系于肾,腰为肾之府,肾气不充,故腰背酸痛;肾阴虚则不能濡养心神,心肾不交故入睡困难;气虚中阳不振,故见嗜睡;又因脾胃为后天之本,气血生化之源,脾胃气虚,受纳与健运乏力,则饮食减少;孕后冲气上逆,胃失和降,故恶心;脾主肌肉,脾胃气虚,四肢肌肉无所禀受,故四肢乏力。正如《医方考》所说:"夫面色萎白,则望之而知其气虚矣;言语轻微,则闻之而知其气虚矣;四肢无力,则问之而知其气虚矣;脉来虚弱,则切之而知其气虚矣。"故治宜补肾固胎,益气健脾,养血活血。方选寿胎丸合当归芍药散、四君子汤加减。方中菟丝子补肾益精,肾旺自能荫胎;桑寄生、续断补肝肾,固冲任,使胎气强壮;阿胶滋养阴血,使冲任血旺,则胎气自固;四药相配,共奏补肾安胎之功。党参补脾益肺,养血生津;苦温之白术,健脾燥湿,加强益气助运之力;茯苓甘淡,健脾渗湿,苓术相配,则健脾祛湿之功益著;使以炙甘草,益气和中,调和诸药;四药配伍,共奏益气健脾之功。再加墨旱莲滋补肝肾,凉血止血;枸杞子滋补肝肾之阴;白芍、当归补血养血活血。再根据患者症状予女贞子滋补肝肾,陈皮理气健脾,石斛益胃生津,胎元终得巩固,妊娠顺利。

【验案 3】滑胎(肾阴虚证)

邹某,女,34 岁,已婚,2019 年 4 月 17 日初诊。主诉胚胎停育 3 次。自述 3 次胚胎停育,分别于 2016 年孕 6 周胚胎停育行清宫术,2017 年孕 7 周胚胎停育自然流产,2018 年 2 月孕 8 周胚胎停育行清宫术,行胎儿染色体检测提示 22 号三体重复。平素月经周期 30 天,行经 7 天,末次月经 4 月 11 日,经量中等,色深红,少许血块,经前下腹稍隐痛,现月经周期第七天,经前稍乳胀。现觉咽中有痰,易咳嗽,纳寐可,二便调,舌红胖、边有齿印、苔裂,脉沉细。

既往史:曾封闭抗体阴性,经治疗后阳性。2018 年 7 月 12 日因宫腔粘连行宫腔镜下宫腔粘连分离术加放置节育环。2018 年 9 月 4 日行宫腔镜下取环。无药物过敏史。否认家族有遗传病史。

2018 年 10 月 24 日检查 AMH 0.81 ng/mL。2018 年 12 月 18 日检查性激素六项,

FSH 3.10 IU/L, LH 5.32 IU/L, PRL 3.26 mIU/L, E_2 108.5 pmol/L, P < 0.15 nmol/L, T 0.26 nmol/L。夫妻双方染色体均正常。2018 年 4 月 2 日取患者丈夫精液分析，浓度 $1.41×10^8$/mL，PR+NP=67.8%+4.8%=72.6%，液化时间 20 min，正常率 9.5%。2019 年 4 月 2 日 B 超检查提示子宫、双附件未见明显异常。

病情分析：患者屡孕屡堕，有 3 次胚胎停育史。AMH 0.81 ng/mL。西医诊断为复发性流产、卵巢储备功能减退；中医诊断为滑胎。滑胎的中医病因病机主要是冲任损伤，胎元不固，或胎元不健，不能成形。肾气亏虚，冲任不固，系胎无力，而致滑胎。正如《石兰秘录》所说："肾水（包括癸水）亏者子宫燥涸，禾苗无雨露之濡，亦成萎亏。"

诊疗思路：患者有 3 次不良妊娠史，屡孕屡堕，舌红胖、边有齿印、苔裂，脉沉细。肾主封藏，肾虚封藏不固，不能系胎，胎元不固，乃至屡孕屡堕；舌红胖、边有齿印、苔裂、脉沉细均为肾虚之征。辨证为肾气虚证。治法为补肾固冲，健脾益气。处方为左归丸合生脉饮加减。

方药：党参 10 g，白术 10 g，茯苓 10 g，甘草 6 g，菟丝子 10 g，木蝴蝶 10 g，麦冬 10 g，五味子 3 g，黄芪 15 g，当归 10 g，醋龟甲 6 g，熟地黄 10 g，巴戟天 10 g。9 剂，每天 1 剂，水冲服。

现患者月经周期第七天，为经后期，血海空虚，阴精不足。且患者舌红胖、苔裂，脉沉细，考虑肾气虚兼有阴伤，治以补益肾阴，健脾益气养阴，方选生脉饮合左归丸加减。方中菟丝子、醋龟甲、巴戟天补肾益精髓，固冲安胎；当归、熟地黄滋肾填精养血而安胎；党参、白术、黄芪、茯苓、甘草健脾益气以资化源；生脉饮益气养阴；木蝴蝶清肺利咽。全方合用，使肾气健旺，胎有所系，载养正常，则无堕胎之虑。

二诊（2019 年 5 月 6 日）：患者月经周期第二十五天，末次月经 4 月 11 日，行经 7 天，周期 33 天。现稍乳胀，晨起时有痰，色淡黄，不咳，无腰酸，纳寐可，二便调，舌红苔少，脉沉细。方选当归芍药散合左归丸加减。

方药：当归 10 g，川芎 6 g，茯苓 10 g，白芍 10 g，巴戟天 10 g，白术 10 g，甘草 6 g，菟丝子 10 g，续断 10 g，山茱萸 10 g，熟地黄 10 g，杜仲 10 g，党参 10 g。6 剂，每天 1 剂，水冲服。

患者现处于经前期，月经将至，因有宫腔粘连，治以补肾养血活血，方选当归芍药散合左归丸加减。当归芍药散养血活血；巴戟天、菟丝子、续断、山茱萸、熟地黄、杜仲补肾益精髓，固冲安胎；党参、白术、甘草健脾益气以资化源。

三诊（2019年5月24日）：患者月经周期第十八天，末次月经5月6日，自测尿LH弱阳性。舌红胖、苔少，脉沉细。方选举元煎合寿胎丸加减。

方药：党参10 g，白术10 g，茯苓10 g，甘草6 g，菟丝子10 g，续断10 g，桑寄生10 g，山茱萸10 g，黄芪15 g，山药10 g，巴戟天10 g，当归6 g。9剂，每天1剂，水冲服。

患者经治疗症状好转。现经间期，自测尿LH弱阳性。考虑经间期，有备孕需求，予以补肾固冲安胎，方选举元煎合寿胎丸加减。举元煎补中健脾益气；菟丝子、续断、桑寄生、山茱萸、巴戟天补肾益精髓，固冲安胎；当归活血补血以助着床。

四诊（2019年6月17日）：患者月经周期第十天，末次月经6月8日，周期33天，行经7天，经量中等，色红，少许血块，无痛经腰酸，经前稍乳胀，畏寒肢冷。现无口干口苦，纳可，夜寐梦多，二便调，舌红苔裂，脉沉细。方选左归丸加减。

方药：党参10 g，当归10 g，续断10 g，山茱萸10 g，熟地黄10 g，山药10 g，王不留行10 g，菟丝子10 g，枸杞子10 g，覆盆子6 g，巴戟天10 g，黄芪15 g，甘草6 g。6剂，每天1剂，水冲服。

患者现经后期，舌红苔裂，脉沉细，乃肾阴不足，予左归丸加减滋阴补肾。AMH水平偏低，卵巢储备功能不足。卵为有形之物，靠有形之阴，如水、精、血化生而成，也靠阴液之血、精、液之滋养发育成熟，故加党参、当归、黄芪补气生血。阳气在卵子生长尤其是排出过程中起着动力的作用，故加巴戟天、覆盆子温肾助阳。

五诊（2019年7月5日）：患者月经周期第二十八天，末次月经6月8日，周期33天。现无口干口苦，口腔溃疡，纳可，夜寐梦多，大便黏，每天1次，小便正常，舌暗红、苔黄腻，脉细。自测尿hCG阴性。方选大补阴丸加减。

方药：太子参10 g，麦冬10 g，五味子3 g，石斛10 g，知母10 g，黄柏10 g，醋龟甲6 g，熟地黄10 g，菟丝子10 g，山药10 g，甘草6 g，川芎6 g，当归10 g。6剂，每天1剂，水冲服。

患者口腔溃疡，夜寐梦多，舌红、苔黄腻，考虑阴虚火旺，心肾不交，予以大补阴丸加减，滋阴降火补肾，益气生津。

六诊（2019年7月22日）：患者月经周期第十七天，末次月经7月6日，周期26天，经量中等，色红，有血块，无痛经腰酸。现无口干口苦，纳可，寐改善，仍欠佳，大便黏，便而不爽，每天1～2次，小便正常，舌红、苔白、苔裂，脉细。

2019年7月9日检查AMH 0.77 ng/mL。2019年7月9日检查性激素六项，FSH 7.34 IU/L，LH 4.34 IU/L，PRL 379.6 mIU/L，E_2 170 pmol/L，P 0.67 nmol/L，T 0.56 nmol/L。2019年7月21日B超提示子宫内膜厚9.1 mm；右侧卵泡19 mm×15 mm×15 mm，左侧卵泡14 mm×13 mm×12 mm。方选举元煎合寿胎丸加减。

方药：党参10 g，白术10 g，茯苓10 g，甘草6 g，菟丝子10 g，续断10 g，桑寄生10 g，山茱萸10 g，黄芪15 g，山药10 g，白芍15 g，熟地黄10 g，醋龟甲6 g。15剂，每天1剂，水冲服。

患者经间期卵泡发育好，指导同房。患者既往有3次胚胎停育史，按照中医治未病思想，预培其损，治病与安胎并举，以寿胎丸补肾安胎；合用举元煎去升麻，补中益气；寐欠佳，大便黏，故加茯苓健脾利湿，宁心安神；舌红脉细，故加醋龟甲滋阴潜阳，熟地黄补阴血，益肾精。

七诊（2019年9月16日）：患者月经周期第十四天，末次月经9月3日，周期28天，量一般，色暗红，有血块，无腹痛乳胀等不适。现无口干口苦，纳寐可，二便调，舌红苔裂，脉细弦。方选寿胎丸合生脉饮加减。

方药：党参10 g，麦冬10 g，五味子3 g，甘草6 g，菟丝子10 g，续断10 g，桑寄生10 g，阿胶10 g（烊化），黄芪20 g，山药10 g，墨旱莲10 g，白芍10 g。6剂，每天1剂，水冲服。

患者现处于经间期，无明显不适，指导同房。患者既往有3次胚胎停育史，按照中医治未病思想，预培其损，治病与安胎并举，以寿胎丸补肾安胎。因舌红苔裂，孕后血海下聚胞宫以养胎元，阴血益虚，故予生脉饮益气养阴生津，加墨旱莲养阴清热；加白芍养血缓急止痛；加桑寄生补肝肾强筋骨安胎；加黄芪、山药补脾益气，以后天养先天。

八诊（2019年10月7日）：患者停经34天，诉乳胀，腹胀不痛，恶心干呕，无腰酸，无口干口苦，无阴道流血，纳欠，寐一般，难入睡，二便调，昨夜夜尿1次，小便稍频，舌红苔裂，脉细滑。现服用孕酮胶囊每天2次，每次2粒；肝素10000 U皮下注射，每天1次。检查孕三项，E_2 1077.0 pmol/L，P 72.73 nmol/L，血β-hCG 3859 mIU/mL。西医诊断为早孕；中医诊断为胎动不安（肾虚）。方选寿胎丸合生脉饮加减。

方药：人参 10 g（焗服），麦冬 10 g，五味子 3 g，甘草 6 g，菟丝子 10 g，续断 10 g，桑寄生 10 g，阿胶 10 g（烊化），黄芪 20 g，山药 10 g，墨旱莲 10 g，白芍 10 g。6 剂，每天 1 剂，水冲服。

患者停经 34 天，血 β-hCG 3859 mIU/mL，早孕诊断明确，按照患者既往 3 次胚胎停育史，一旦怀孕，当以安胎治疗。审其脉证，患者有轻微早孕反应，舌脉基本同前，守 9 月 16 日方继续治疗，同时加人参大补元气，固肾安胎。

九诊（2019 年 10 月 14 日）：患者停经 41 天，末次月经 9 月 3 日。现诉口干，口腔溃疡，汗出较多，恶心，乳胀，无腹痛腰酸，无阴道流血，纳可，寐改善，大便软，每天 2～3 次，小便调，舌红苔裂，脉细滑。现服用孕酮胶囊每天 2 次，每次 2 粒；肝素 10000 U 皮下注射，每天 1 次；补佳乐每天 1 次，每次 1 粒。10 月 13 日检查孕三项，E₂ 1952.0 pmol/L，P 89.82 nmol/L，血 β-hCG 23194.0 mIU/mL。肝功能检查、凝血、血常规未见明显异常。方选生脉饮合寿胎丸加减。

方药：党参 10 g，麦冬 10 g，五味子 3 g，甘草 6 g，菟丝子 10 g，续断 10 g，桑寄生 10 g，阿胶 10 g（烊化），黄芪 20 g，山药 10 g，墨旱莲 10 g，石斛 10 g。6 剂，每天 1 剂，水冲服。

患者孕三项检查结果良好，继续守 10 月 7 日方保胎治疗，因口干、口腔溃疡，故将白芍改石斛养阴生津。

十诊（2019 年 10 月 21 日）：患者孕 6 周 +，末次月经 9 月 3 日。现诉恶心干呕，胸闷，咽哑，口干不苦，汗出较多，恶心，乳胀，无腹痛腰酸，无阴道流血，纳可，偏食酸辣，寐可，大便软，每天 2～3 次，小便稍频，舌淡胖、苔裂，脉细滑。现服用孕酮胶囊每天 2 次，每次 2 粒；肝素 10000 U 皮下注射，每天 1 次；补佳乐每天 1 次，每次 1 粒。10 月 17 日检查孕三项，E₂ 7229.0 pmol/L，P 68.25 nmol/L，血 β-hCG 44968 mIU/mL。10 月 18 日 B 超检查提示宫内早孕，活胎（相当于孕 6 周 +）。方选寿胎丸合四君子汤加减。

方药：人参 10 g（焗服），麦冬 10 g，五味子 3 g，甘草 6 g，菟丝子 10 g，续断 10 g，桑寄生 10 g，阿胶 10 g（烊化），黄芪 20 g，山药 10 g，茯苓 10 g，白术 10 g。6 剂，每天 1 剂，水冲服。

患者经治疗，孕三项和 B 超检查结果良好，继续守 10 月 14 日方补肾益气安胎治疗，但出现恶心干呕，大便软，每天 2～3 次，舌淡胖、苔裂，脉细滑，考虑脾虚，故去墨旱莲、白芍，加茯苓、白术健脾利湿。

十一诊（2019年10月31日）：患者孕8周+1天，末次月经9月3日。现诉胸闷，恶心欲吐，乳房胀，口淡，无腹痛腰酸，无阴道流血，口干不苦，有痰，犯困，纳一般，多梦，大便软，每天2～3次，小便调，舌淡红、苔裂，脉细滑。10月30日检查孕三项，E_2 3525 pmol/L，P 77.44 nmol/L，血 β-hCG 101693 mIU/mL。抗甲状腺过氧化物酶抗体9.69 IU/mL；促甲状腺激素1.27 uIU/mL；游离三碘甲状腺原氨酸4.69 pmol/L；游离甲状腺素17.04 pmol/L，空腹胰岛素58.51 pmol/L；25-羟维生素D3 8.08 ng/mL；CA125 58.95 U/mL。

患者病情稳定，现主要症状是妊娠恶阻，症状、舌脉基本同前，继服10月21日方治疗7天以固肾安胎，健脾益气。

十二诊（2019年11月8日）：患者孕9周，末次月经9月3日。现诉胸闷，恶心欲吐，较上周严重，偶咳，睡眠时明显，乳房胀，困倦乏力，鼻塞，无外感，纳欠佳，食欲缺乏，口淡，夜寐梦多，便秘，大便软，每天1～2次，小便正常，舌红苔裂，脉弦。2019年11月8日B超检查提示宫内早孕，活胎（9周）；孕囊44 mm×18 mm×56 mm，可见胚胎轮廓，头臀径25 mm，可见胎心搏动。双附件未见明显异常。方选寿胎丸合生脉饮加减。

方药：党参10 g，麦冬10 g，五味子3 g，甘草6 g，菟丝子10 g，续断10 g，桑寄生10 g，阿胶10 g（烊化），黄芪20 g，山药10 g，茯苓10 g，桑叶10 g。6剂，每天1剂，水冲服。

B超检查提示胚胎发育良好，现患者恶心欲呕，食欲缺乏，继续以寿胎丸合生脉饮加减补肾健脾，益气固冲安胎，因咳嗽、鼻塞，去白芍，加桑叶以清肺润燥。

十三诊（2019年11月15日）：患者孕10周，现诉恶心欲吐较前改善，胸闷较少，已无咳嗽，无腹痛及阴道流血，口淡，无口干口苦，乳房胀，稍腰酸，纳可，食后易犯困，夜寐梦多，大便软，每天2次，小便正常，舌红、苔少、苔裂，脉弦。方选寿胎丸合四君子汤加减。

方药：党参10 g，茯神10 g，甘草6 g，菟丝子10 g，续断10 g，桑寄生10 g，黄芪15 g，阿胶10 g（烊化），山药10 g，白术10 g，桑叶10 g。6剂，每天1剂，水冲服。

患者经治疗，恶心欲呕明显减轻，现孕10周，治疗已超过既往胚胎停育时长2周，胎元终得稳固，予以寿胎丸合四君子汤加减化裁，补肾固胎，益气养血，行进一步治疗；夜寐梦多，故加茯神宁心安神。嘱咐立产卡，定期产检，预约 NT 检查。

治疗结果：患者经治疗 6 个月后妊娠，孕后予以安胎治疗至孕 3 月，妊娠顺利，已分娩 1 男孩。患者有 3 次不良妊娠史，屡孕屡堕，血 AMH 0.81 ng/mL，多因肾虚失于封藏，冲任不固，胎失系载，乃至屡孕屡堕，脉沉细为肾虚之征。本病诊断为滑胎，辨证为肾气虚证，治法为补肾固冲，健脾益气，方选左归丸合生脉散加减。方中菟丝子、醋龟甲、巴戟天补肾益精髓，固冲安胎；当归、熟地黄滋肾填精养血而安胎；党参、白术、黄芪、茯苓、甘草健脾益气以资化源；生脉饮益气养阴。全方合用，使肾气健旺，冲任气血充盛，则自无堕胎之虑。患者经治疗 6 个月后妊娠，孕后由于肾虚胎元不固而出现胎动不安，治以寿胎丸合生脉散补肾益气安胎。寿胎丸出自《医学衷中参西录》，具有补肾安胎功效，主治肾虚滑胎及妊娠下血，胎动不安，胎萎不长。方中菟丝子补肾益精，肾旺自能荫胎；桑寄生、续断补肝肾，固冲任，使胎气强壮；阿胶滋养阴血；石斛、麦冬益胃生津；五味子补肾益气生津；黄芪、党参、山药益气健脾，以后天养先天，生化气血以化精，先后天同补，加强安胎之功；墨旱莲滋补肝肾；甘草调和诸药。诸药合用，使肾气盛，气血旺，胎有所系，载养正常，则自无堕胎之虑。

【验案 4】滑胎（肾虚证）

周某，女，34 岁，已婚，2021 年 12 月 10 日初诊。主诉 2 次胚胎停育史，胚胎停育行药物流产术后 3 天。自述 2021 年连续 2 次胚胎停育，分别于 2021 年 3 月 28 日孕 9 周因胚胎停育行清宫术；2021 年 12 月 8 日因孕 9 周＋胚胎停育行药物流产术，已排出孕囊，现为药物流产术后第三天，阴道少量流血，色红，少许血块，无腹痛，偶腹胀。纳寐一般，二便正常，舌淡、苔薄白，脉弦。

经孕胎产史：既往月经规律，月经周期 30 ～ 31 天，行经 5 ～ 6 天，经量中等，色暗红，无块，无痛经，末次月经 2021 年 10 月 3 日。孕 2 产 0，分别于 2021 年 3 月、12 月出现胚胎停育。

2021 年 12 月 10 日检查，AMH 0.75 ng/mL，CA125 250.60 U/mL；B 超检查提示宫腔异常回声。染色体核型（男方）46，XY，14PS+；染色体核型（女方）46，XX。2021 年 7 月 8 日检查患者丈夫精液，精子浓度 8.1 mm×10^7/mL，PR+NP=38.3%+18.5%=56.8%。

病情分析：患者因连续 2 次胚胎停育就诊，AMH 0.75 ng/mL，B 超检查提示宫腔异常回声，西医诊断为胚胎停育药物流产术后、复发性流产、卵巢储备功能减退；四诊合参，属于中医滑胎、堕胎范畴。滑胎的中医核心病机为肾虚，患者既往胚胎停育曾行清宫术，损伤肾气，肾气亏虚，封藏不固，受胎不实，冲任不固，胎元失养，胎失所系，故屡孕屡堕。

诊疗思路：中医学将滑胎的病因归为肾虚、气血虚弱、血瘀三大类。结合患者病史、年龄及辅助检查结果，考虑本病核心病机为肾虚。肾气亏虚，冲任不固，系胎无力，胎失所载，故屡孕屡堕。患者目前为胚胎停育药物流产术后，治疗以化瘀生新为主，温经散寒。结合 B 超检查提示宫腔异常回声，考虑瘀块留滞，予加活血化瘀药物以祛瘀行血止血；患者腹胀，舌淡、苔薄白，在活血化瘀的基础上予健脾益气以固护脾气，气为血之帅，气行则血行。辨证为血瘀证。治法为活血化瘀。处方为生化汤合失笑散加减。

方药：当归 10 g，川芎 9 g，赤芍 10 g，茯苓 10 g，白术 10 g，蒲黄炭 10 g，五灵脂 10 g，炮姜 3 g，丹参 10 g，益母草 10 g，牛膝 10 g，甘草 6 g，桃仁 9 g。5 剂，每天 1 剂，水煎服。

方解：方中当归补血活血，化瘀生新，为君；川芎活血行气祛风，桃仁活血祛瘀，失笑散活血化瘀止血，加赤芍、牛膝活血化瘀，引血下行，为臣；炮姜温经散寒，收缩子宫，止痛止血，同时予益气健脾的药物白术、茯苓固护脾胃，脾气健旺以促血行，为佐；甘草和中，调和诸药，为使。全方补虚化瘀，加丹参、益母草加强化瘀清热之功。

二诊（2021 年 12 月 19 日）：患者胚胎停育药物流产术后第十一天。现诉仍有少量褐色分泌物，昨晚少许小血块，无腹痛、腰酸等不适。纳寐可，二便调，舌胖大，舌淡红、苔薄白，脉弦。2021 年 12 月 17 日复查 β -hCG 266 mIU/mL。B 超检查提示宫腔异常回声团，大小约 26 mm×16 mm×29 mm；子宫肌瘤，大小约 10 mm×6 mm×10 mm。方选生化汤合失笑散加减。

方药：当归 10 g，川芎 9 g，赤芍 15 g，茯苓 10 g，白术 10 g，蒲黄炭 10 g，五灵脂 10 g，炮姜 3 g，丹参 20 g，益母草 20 g，牛膝 10 g，甘草 6 g，桃仁 9 g，黄芪 20 g。7 剂，每天 1 剂，水冲服。

患者现胚胎停育药物流产术后第十一天，阴道仍有少量流血，经治疗有少许血块排出，结合患者辅助检查结果 β -hCG 266 mIU/mL。B 超检查提示宫腔异常回声团，考虑药物流产不全，宫腔内仍有残余胚胎组织，继续守上方以活血化瘀，行血止血，加黄芪以益气行血，促进残余胚胎组织排出。

三诊（2021年12月27日）：患者胚胎停育药物流产术后第二十天，血止第五天。自述12月22日阴道流血干净，现无腹痛，无头晕，纳寐可，二便调，舌淡、苔薄白，脉弦。2021年12月26日复查β-hCG 42.4 mIU/mL。B超检查提示子宫内膜厚约16 mm，子宫内膜增厚并回声不均匀；子宫占位病变，大小约10 mm×8 mm×11 mm，疑似子宫肌瘤。

方药：党参10 g，当归10 g，白芍10 g，山茱萸10 g，熟地黄10 g，山药10 g，茯苓10 g，菟丝子10 g，枸杞子10 g，覆盆子6 g，五味子3 g，黄芪15 g，甘草6 g。7剂，每天1剂，水煎服。

患者经治疗阴道流血干净。考虑患者胚胎停育药物流产术后损伤肾气，冲任气血空虚待复，宜予调补，故现阶段主要治疗原则为补肾填精，益气养血。方中熟地黄甘温滋肾以填真阴；辅以山茱萸、枸杞子、白芍养肝血；合五子衍宗丸去车前子以加强补肾益精之效；佐以茯苓、甘草、党参、黄芪益气健脾；山药益阴健脾滋肾；当归养血补血。全方合而有滋肾养肝益脾之效。

四诊（2022年3月16日）：患者既往有2次胚胎停育史，生育要求强烈。目前月经周期第十天。末次月经3月7日，6天干净，经量中等，色红，少许血块，无痛经，经前无乳胀。上次月经2月5日，6天干净，月经周期30天。目前无特殊不适，纳寐可，二便调，舌红、舌体胖大、苔黄，脉弦。3月15日抗精子抗体阴性。B超检查提示子宫内膜厚约7 mm。方选大补阴丸合五子衍宗丸加减。

方药：太子参10 g，当归10 g，麦冬10 g，山茱萸10 g，熟地黄10 g，山药10 g，知母10 g，菟丝子10 g，枸杞子10 g，覆盆子6 g，五味子3 g，黄柏10 g，甘草6 g。7剂，每天1剂，水煎服。

结合患者既往连续2次胚胎停育的不良妊娠病史，且既往辅助检查提示卵巢储备功能减退，舌红、舌体胖大、苔黄，脉弦，考虑均为肾阴亏虚所致。患者目前月经周期第十天，为经后期，肾水、天癸、阴精、血气等渐复至盛，故治疗以补肾填精为大法。方中熟地黄大补肾水，潜阳制火；黄柏、知母清热泻火，苦寒坚阴，使火去而不伤阴；合用山茱萸、山药、菟丝子、枸杞子、覆盆子、五味子以滋阴补肾，固精培元；当归养血补血；甘草益气和中；加太子参平补气阴；麦冬清养肺胃之阴，与知母配伍，为肺肾相滋、培本清源之法。

五诊（2022年3月23日）：患者月经周期第十七天。末次月经2022年3月7日，月经周期30天。目前无特殊不适，舌淡胖、苔薄白，脉沉。复查

CA125 11 U/mL。方选左归丸加减。

方药：党参 10 g，当归 10 g，白芍 10 g，山茱萸 10 g，熟地黄 10 g，白术 10 g，茯苓 10 g，菟丝子 10 g，枸杞子 10 g，覆盆子 6 g，紫河车 3 g，黄芪 15 g，甘草 6 g。7 剂，每天 1 剂，水煎服。

患者经用药后复查 CA125 已降至正常水平。患者目前处于月经前期，遣方用药以补益气血、益精填髓为主。方中八珍汤益气养血；加山茱萸、枸杞子、覆盆子补益肝肾；紫河车益精填髓，黄芪益气。诸药合用，共同维持阴阳气血平衡状态，以备种子育胎。

六诊（2022 年 4 月 1 日）：患者月经周期第二十五天。末次月经 3 月 7 日，6 天干净。无口干口苦，纳寐可，二便调，舌红、苔薄黄，脉弦。2022 年 3 月 29 日取患者丈夫精液分析，液化时间 20 min，浓度 2.7 mm × 10^7/mL，PR+NP=18.5%+22.2%=40.7%，正常率 3.5%，精子 DFI 37.8%。方选大补阴丸合五子衍宗丸加减。

方药：太子参 10 g，当归 10 g，麦冬 10 g，山茱萸 10 g，地黄 10 g，山药 10 g，知母 10 g，菟丝子 10 g，枸杞子 10 g，覆盆子 6 g，五味子 3 g，黄柏 10 g，甘草 6 g。14 剂，每天 1 剂，水煎服。

现患者处于经前期，无特殊不适，守 3 月 16 日方继续补肾填精。结合患者丈夫的辅助检查结果，诊断为畸精弱精、生殖道支原体感染。建议患者丈夫男科治疗。

七诊（2022 年 4 月 15 日）：患者月经周期第十天。末次月经 4 月 6 日，经量中等，色红，多血块，无痛经，经前乳胀，月经周期 33 天。无口干口苦，纳寐可，二便调，舌红苔少、边有齿印，脉弦。2022 年 4 月 10 日检查 AMH 0.75 ng/mL。

方药：党参 10 g，当归 10 g，麦冬 10 g，山茱萸 10 g，熟地黄 10 g，山药 10 g，知母 10 g，菟丝子 10 g，枸杞子 10 g，覆盆子 9 g，五味子 3 g，黄柏 10 g，甘草 6 g。7 剂，每天 1 剂，水煎服。

患者目前处于经后期，无特殊不适，结合舌脉，予滋肾益阴之药以蓄积精血助长卵泡，继续守上方以补肾填精，益气养血。

八诊（2022 年 4 月 27 日）：患者月经周期第二十二天。末次月经 4 月 6 日。稍觉口干，无口苦，纳寐可，二便调。舌红、舌体胖大、苔黄、边有齿印，脉弦。

方药：太子参 10 g，当归 10 g，麦冬 10 g，山茱萸 10 g，熟地黄 10 g，山药 10 g，知母 10 g，菟丝子 10 g，枸杞子 10 g，覆盆子 9 g，五味子 3 g，桑椹

10 g，甘草 6 g。7 剂，每天 1 剂，水煎服。

患者目前处于经前期，自觉偶有口干，无口苦，继续守上方加减治疗，去党参、黄柏，调整为味甘微苦而性平之太子参以生津润肺，甘寒质润之桑椹以滋阴润燥生津。

九诊（2022 年 5 月 11 日）：患者月经周期第十天。末次月经 5 月 2 日，6 天干净，经量中等，色红，少块，无痛经。上次月经 4 月 6 日，月经周期 26 天。无口干口苦，纳寐可，二便调，舌淡、苔薄白，脉弦。5 月 10 日检查患者丈夫精液，精子活力、正常精子率均在正常范围，精子 DFI 37.8%。患者丈夫的解脲支原体复查已转阴。

方药：党参 10 g，当归 10 g，白芍 10 g，山茱萸 10 g，熟地黄 10 g，山药 10 g，茯苓 10 g，菟丝子 10 g，枸杞子 10 g，覆盆子 10 g，桑椹 10 g，黄芪 20 g，甘草 6 g。7 剂，每天 1 剂，水煎服。

患者目前情况良好，现月经周期第十天，无特殊不适，建议患者本周期 B超监测卵泡生长发育及排出情况，结合男方精液分析结果，本周期指导同房备孕。用药继续守上方，以滋肾养阴、补气养血为大法，改善卵泡质量，同时促进卵泡生长发育。

十诊（2022 年 6 月 26 日）：患者停经 56 天，要求保胎。患者末次月经 5 月 2 日，自述无阴道流血、腹痛，偶有腰酸，纳可，欲食辣，厌油烟味，干呕，寐可，二便调，舌淡胖、苔薄白，脉弦。现规律口服孕酮胶囊、维生素 C、维生素 D3 及叶酸片。6 月 25 日检查孕三项，β-hCG 127363 mIU/mL，E_2 5580 pmol/L，P 90.72 nmol/L。甲状腺功能三项未见明显异常。B 超检查提示宫内早孕，活胎（孕 7 周＋），见胎心胎芽。宫腔积液。

西医诊断为先兆流产、复发性流产、卵巢储备功能减退；中医诊断为胎动不安、滑胎。方选寿胎丸合四君子汤加减。

方药：党参 10 g，白术 10 g，茯苓 10 g，甘草 6 g，菟丝子 10 g，续断 10 g，桑寄生 10 g，陈皮 6 g，白及 5 g，黄芪 15 g，山药 10 g，白芍 10 g，墨旱莲 10 g。14 剂，每天 1 剂，水煎服。

患者经调理成功妊娠。中医学认为，养胎者，血也；载胎者，气也；脾为后天之本，气血生化之源，脾土健运，生化有源；气血充足，则胎有所养，予寿胎丸合四君子汤加减以补肾健脾，益气安胎。方中党参、黄芪大补元气以系胎；白术、茯苓、山药、陈皮、甘草益气健脾，脾健气旺以系胎；续断、菟丝子、桑寄生补益肝肾以养胎，续断补肝肾，调冲任，其药性平和，现代研究表明续断中含有大量的维生素 e，可促进子宫及胚胎的发育，菟丝子对下丘脑 – 垂体 – 卵巢轴有直接影响，可促进卵巢黄体的生成，促进 P 分泌。结合患者 B 超检查提示宫腔积液，考虑宫腔积血可能，加墨旱莲、白及收敛止血。

十一诊（2022 年 7 月 6 日）：患者停经 66 天，现孕 9 周 +，末次月经 5 月 2 日。现偶有腹痛，昨天腰痛 1 天，阴道无流血，余无特殊不适，舌红、苔稍厚，脉滑。7 月 5 日阴道彩超检查提示宫内早孕，相当于孕 9 周 +，孕囊 46 mm×38 mm×49 mm，胚芽长 23 mm，见心管搏动，宫腔积液 17 mm×7 mm。子宫实性占位病变，考虑肌瘤可能，大小约 15 mm×10 mm×10 mm。

方药：党参 10 g，白术 10 g，茯苓 10 g，甘草 6 g，菟丝子 10 g，续断 10 g，桑寄生 10 g，陈皮 6 g，白及 5 g，黄芪 15 g，山药 10 g，白芍 10 g，仙鹤草 12 g。14 剂，每天 1 剂，水煎服。

患者现孕 9 周 +，伴有腹痛、腰酸，无阴道流血，结合 B 超检查提示宫腔积液、子宫肌瘤；患者屡孕屡堕伤及肾精肾气，肾虚无以濡养外府，故腰酸。守方同前。方中菟丝子、桑寄生、杜仲、续断补益肝肾，安胎元；黄芪、党参、白术、山药、甘草益气健脾，脾健以载胎；陈皮健脾理气；结合患者的 B 超检查提示宫腔积液，加白及、仙鹤草止血安胎。

十二诊（2022 年 7 月 20 日）：患者孕 11 周复诊。末次月经 5 月 2 日。偶有两侧少腹刺痛及上腹部隐痛，偶有腰酸，阴道时有淡黄色分泌物，恶心呕吐，纳一般，无口干口苦，无痰，寐可，二便调，舌红苔白。7 月 11 日血常规未见明显异常。

方药：党参 10 g，白术 10 g，茯苓 10 g，甘草 6 g，菟丝子 10 g，续断 10 g，桑寄生 10 g，陈皮 6 g，白及 5 g，黄芪 15 g，山药 10 g，白芍 10 g，仙鹤草 12 g。5 剂，每天 1 剂，水煎服。

患者经治疗已孕 11 周，但有不良妊娠史，而且时有腹痛、阴道少量流血，为肾气亏虚、不能系胎、胎元不固所致，继续守 7 月 1 日方补肾健脾安胎，兼以收敛止血。

治疗结果：患者第二次胚胎停育后药流不全，经治疗将宫腔残留物祛除，孕前调理 5 月余，待夫妻双方肾气盛，冲任气血充实，则指导备孕，孕后予以补肾健脾益气安胎治疗至孕 3 月，妊娠顺利。

患者连续胚胎停育 2 次，中医辨病为滑胎，相当于西医的复发性流产。患者素体肾虚，屡孕屡堕伤及肾精肾气，加重肾气亏虚；加之既往清宫术金刃损伤胞宫脉络，瘀血内生，日久不祛，久病及肾，从而加重肾虚，肾虚无以养胎、系胎，故先后堕胎2次。本病以肾虚为本，气滞、血瘀为标，主要病机为肾虚血瘀。患者首诊为胚胎停育药物流产术后，首当以活血化瘀生新为大法，方选生化汤合失笑散加减；堕胎更损伤肾气，瘀血祛除后，以补肾填精、益气养血为大法，方选左归饮合五子衍宗丸加减；此后结合月经周期，根据不同时期的肾阴阳转化、消长节律和气血盈亏变化的规律，采用周期性用药的治疗方法，灵活遣方用药以滋补肾阴，健脾益气，疏通冲任气血，为调经种子做好准备；待成功受孕后予寿胎丸合四君子汤加减化裁以补肾健脾安胎，使肾气盛，气血旺，而胎自安。

第十二章　不孕症

【验案 1】不孕症、月经后期、早发性卵巢功能不全（肾阴虚证）

方某，女，36 岁，已婚，2022 年 4 月 19 日初诊。主诉未避孕未孕 2 年余，月经推后 1 年余。自述 2018 年结婚，2019 年 8 月顺产 1 男孩后开始备孕二胎，至今未孕。1 年前无明显诱因下出现经量少、月经推后，月经周期 30 ～ 90 天。曾因停经 3 个月至当地医院就诊，予口服孕酮胶囊，服药后月经仍不能按时来潮，末次月经 2 月底，上次月经 12 月 23 日，周期 2 月余，现停经 50 余天，拟调理月经、备孕。症见腰酸累，口干口苦，无痰，白带量少，阴道干涩，同房不适，纳可，寐欠佳，难入睡，二便调，舌红、苔薄黄，脉沉细。

经孕胎产史：月经 13 岁初潮，周期 30 ～ 90 天，行经 3 天，经量少，月经周期第一天仅湿透 1 片卫生巾，余用护垫即可，色偏暗，少许血块，稍痛经，经前乳胀。末次月经 2 月底，行经 3 天，现停经 50 余天。孕 2 产 1，已婚，2018 年自然流产 1 次，2019 年足月顺产 1 男孩。

既往史：有阴道炎病史。无传染病史。否认药物、食物过敏史。

2022 年 4 月 14 日检查性激素六项，FSH 38.02 IU/mL，LH 31.38 IU/mL，PRL 78.5 nmol/L，E_2 108.7 pmol/L，P 1.01 nmol/L，T 1.01 nmol/L；AMH ＜ 0.01 ng/mL；检查甲状腺功能三项，TSH 1.75 uIU/mL，FT3 4.77 pmol/L，FT4 17.27 pmol/L；CA125 7.96 U/mL；血 hCG 0.5 IU/mL。2022 年 4 月 19 日检查尿 hCG 阴性；B 超检查提示子宫内膜厚 4 mm，子宫形态血流未见明显异常。

病情分析：患者 36 岁，不孕 2 年，以经量少、月经稀发为主要表现，检查提示 FSH ＞ 25 IU/L、AMH ＜ 1.1 ng/mL。西医诊断为继发性不孕症、早发性卵巢功能不全；中医根据其临床表现诊断为月经过少、月经后期、不孕症范畴。本病的主要病机为天癸早衰，肾中精气不足，天癸不充，冲任气血亏少，精血无以生化，经水渐衰，致经量少，月经后期；冲任气血亏虚，胞宫、胞脉失养，导致不孕。

诊疗思路：患者多是由于肾阴亏虚，天癸早竭，冲任气血不足，胞脉失养而出现月经失调、不孕。肾藏精，主生殖，女性卵巢功能与肾关系密切，肾中阴精不足，阴窍失于濡养，故阴道干涩；腰为肾之府，肾精亏虚则腰府无以濡养，不荣则痛，故腰酸痛；阴虚易生内热，可见口干口苦；虚热上扰，热扰心神，导致失眠不寐。综上，结合舌脉象，可辨证为肾阴虚证，治以滋阴补肾，填精益髓。患者口干口苦，寐欠佳，舌红苔黄，脉沉，为阴虚兼内热，在滋阴补肾的基础上予清热益气养阴。处方为大补阴丸合生脉散加减。患者月经稀发，西医考虑早发性卵巢功能不全，予配合口服芬吗通雌孕激素序贯疗法调经。

方药：菟丝子 10 g，枸杞子 10 g，鹿角霜 10 g，覆盆子 10 g，知母 10 g，黄柏 10 g，地黄 12 g，醋龟甲 10 g，党参 10 g，麦冬 10 g，五味子 5 g，山药 10 g，当归 10 g，甘草片 6 g。20 剂，每天 1 剂，水煎服。

方解：方中地黄补肾养阴；鹿角霜、龟甲血肉有情之品益精填髓；菟丝子为阴中阳药，补而不腻；枸杞子、覆盆子、菟丝子合用补益肝肾；知母、黄柏清热泻火；山药健脾益气，补后天资先天；当归养血和血；党参、麦冬、五味子益气养阴，收敛固摄阴精；甘草调和诸药。全方滋阴补肾，填精益髓。并予口服人胎盘片，配合鹿角霜、龟甲等血肉有情之品补益精血。

二诊（2022 年 5 月 10 日）：患者末次月经 2 月底，月经仍未来潮，停经 2 月余。现服用芬吗通第二十二天，无特殊不适，舌红、苔薄黄，脉沉细。方选大补阴丸合生脉散加减。

方药：覆盆子 10 g，五味子 5 g，麦冬 10 g，甘草片 6 g，菟丝子 10 g，黄柏 10 g，当归 10 g，党参 10 g，知母 10 g，地黄 12 g，枸杞子 10 g，鹿角霜 10 g，醋龟甲 10 g，山药片 10 g。14 剂，每天 1 剂，水煎服。

患者停经 2 月余，现服芬吗通雌孕激素序贯治疗中，中药继续守前方滋阴补肾，填精益髓。

三诊（2022 年 5 月 24 日）：患者月经周期第三天，末次月经 5 月 22 日，量较前稍增多，湿透 1/5 片卫生巾，色暗红，少许血块，经行小腹轻微胀痛，伴腰酸，经前乳胀，周期 3 月余。现纳寐可，二便调，舌红、苔薄白，脉沉。2022 年 5 月 23 日检查性激素六项，FSH 6 IU/L，LH 12.03 IU/L，E_2 639.53 pmol/L，P 0.97 nmol/L，T 21.39 nmol/L，PRL 12.03 IU/L。B 超检查提示子宫内膜厚 5.1 mm，左侧卵巢内可见 4～6 个卵泡，较大的为 18 mm×14 mm。方选大补阴丸合生脉散加减。

方药：醋龟甲 10 g，地黄 12 g，知母 10 g，黄柏 10 g，当归 10 g，党参

10 g，麦冬 10 g，五味子 5 g，鹿角霜 10 g，枸杞子 10 g，菟丝子 10 g，覆盆子 10 g，山药片 10 g，甘草 6 g。25 剂，每天 1 剂，水煎服。

芬吗通停药后 7 天患者月经来潮，现为行经期，经量较前增多，复查 FSH 水平在正常范围，彩超见有窦卵泡发育，治疗有效。现患者口干口苦已缓解，寐改善，结合舌红苔白，考虑已无虚热；脉沉仍为肾虚之象，继续予滋阴补肾填精治疗，守前方，配合口服人胎盘片补肾调经，口服芬吗通人工周期治疗。

四诊（2022 年 6 月 21 日）：患者月经周期第三十一天，末次月经 5 月 22 日，行经 4 天，周期 3 月余。现诉腰酸，乏力，纳可，寐欠佳，难入睡，二便调，舌红苔白。2022 年 6 月 21 日检查尿 hCG 阳性。方选寿胎丸合二至丸加减。

方药：菟丝子 10 g，山药片 10 g，桑寄生 10 g，阿胶 10 g（烊化），白芍 10 g，覆盆子 10 g，续断 10 g，墨旱莲 10 g，女贞子 10 g，黄芪 15 g，五味子 5 g，麦冬 10 g，党参 10 g。7 剂，每天 1 剂，水煎服。

患者经治疗已成功受孕，现症见腰酸、乏力，考虑原肾阴亏虚，孕后阴血下注胞宫，气血不充，故而腰酸、乏力，方予寿胎丸合二至丸加减滋阴补肾安胎。方中菟丝子、桑寄生补肾益精，肾旺自能荫胎；阿胶滋阴养血，使冲任血旺，则胎气自固；墨旱莲、桑寄生、续断补肝肾，固冲任，安胎元，使胎气强壮；山药既能补脾养胃又能补肾涩精，既滋先天肾精，又养后天脾胃；山药与党参、黄芪、白术合用起益气健脾之效，用大量补气药能固摄胎元的同时还能养血生血；五味子、麦冬益气养阴生津。诸药合用，使肾气盛以系胎，脾气健以养胎，胎元得固。西医配合予孕酮胶囊保胎治疗。

五诊（2022 年 6 月 30 日）：患者孕 5 周 +4 天，无腹痛及阴道流血。现觉恶心，口淡，腰酸，纳少，食欲欠佳，寐欠佳，小便可，大便 2～3 天 1 次，舌红苔白，脉细滑。2022 年 6 月 30 日检查孕三项，E_2 840 pmol/L，P 22.34 nmol/L，hCG 67594.35 mIU/mL。B 超检查提示宫内早孕，孕囊 36 mm × 7 mm，内见卵黄囊，未见胚芽及心管搏动。方选四君子汤合寿胎丸加减。

方药：莲子 10 g，陈皮 6 g，黄芪 15 g，茯苓 10 g，白术 10 g，续断 10 g，覆盆子 10 g，阿胶 10 g（烊化），桑寄生 10 g，党参 10 g，菟丝子 10 g，白芍 10 g，山药 10 g。7 剂，每天 1 剂，水煎服。

患者孕 5 周 +4 天，P 偏低，hCG 67594.35 mIU/mL，仍未见胎心，中药予四君子汤合寿胎丸加减健脾益肾安胎。患者胃气素虚，孕后经血停闭，血聚冲任养胎，冲脉气盛，挟胃气上逆，胃失和降，故见恶心欲吐。方中陈皮、莲子健脾行气，白芍养血和血。配合西医补充雌孕激素保胎治疗。

六诊（2022年7月21日）：患者孕8周+4天，觉恶心欲吐，疲倦，纳差，无腹痛及阴道流血流液，寐欠佳，小便可，大便秘结，舌红、苔薄白，脉滑。7月20日检查孕三项，E_2 7945.3 pmol/L，P 55.32 nmol/L，hCG 189516 mIU/mL。7月21日B超检查提示宫内早孕，孕囊58 mm×32 mm，见心管搏动。方选四君子汤合寿胎丸加减。

方药：续断10 g，墨旱莲10 g，黄芪15 g，阿胶10 g（烊化），党参10 g，麦冬10 g，五味子5 g，陈皮6 g，白术10 g，茯苓10 g，菟丝子10 g，桑寄生10 g，女贞子10 g。7剂，每天1剂，水煎服。

患者孕8周+4天，复查P已明显上升，hCG已达高峰，B超已见心管搏动，现仍觉恶心不适，考虑为胎气旺盛，挟胃气上逆，胃失和降所致，中药在前方安胎基础上予健脾行气之品。

治疗结果：经过调理患者成功受孕。患者以月经过少、周期推后、不孕为主症，属于中医月经后期、不孕范畴，多由于先天肾精亏虚，天癸早竭，冲任气血亏虚，胞宫失养而形成。患者阴道干涩，同房困难，伴腰酸，为肾阴亏虚证，应以补肾填精益髓治疗为主；患者舌红苔黄，脉沉，口干口苦，寐欠佳，考虑为阴虚内热、虚火内扰所致，在补肾养阴基础上予清相火之热，方予大补阴丸合生脉散加减。方中地黄补肾养阴；鹿角霜、龟甲血肉有情之品益精填髓；菟丝子为阴中阳药，补而不腻；枸杞子、覆盆子、菟丝子合用补益肝肾；知母、黄柏清热泻火；山药健脾益气，补后天资先天；当归养血和血；党参、麦冬、五味子益气养阴，收敛固阴精；甘草调和诸药。全方滋阴补肾，填精益髓。并予口服人胎盘片，配合鹿角霜、龟甲等血肉有情之品补益精血。患者月经稀发、卵巢功能早衰，予口服芬吗通人工周期调理月经。孕后腰酸、乏力，考虑原肾阴亏虚，孕后阴血下注胞宫，气血不充，故而腰酸、乏力，方予寿胎丸合二至丸加减滋阴补肾安胎。方中菟丝子、桑寄生补肾益精，肾旺自能荫胎；阿胶滋阴养血，使冲任血旺，则胎气自固；墨旱莲、桑寄生、续断补肝肾，固冲任，安胎元，使胎气强壮；山药既能补脾养胃又能补肾涩精，既滋先天肾精，又养后天脾胃，与党参、黄芪、白术合用起益气健脾之效，用大量补气药能固摄胎元的同时还能养血生血；五味子、麦冬益气养阴生津。诸药合用，使肾气盛以系胎，脾气健以养胎，胎元得固。并配合西医口服孕酮胶囊、戊酸雌二醇片，肌注孕酮注射液保胎治疗。

【验案2】月经先期、卵巢储备功能减退（肾阴虚证）

陈某，女，41岁，已婚，2016年6月30日初诊。主诉月经周期提前2年，有二胎生育需求。自述近2年月经提前，周期23～25天，行经3～4天，末次月经6月28日，经量少，色暗，无血块，无痛经，现月经周期第三天。纳可，睡眠欠佳，入睡困难，二便调，舌红、苔薄白，脉弦。

经孕胎产史：平素月经提前，行经3～4天，周期23～25天，末次月经6月28日。孕3产1。

既往史：无特殊病史。否认过敏史。

检查性激素，FSH 13.2 mIU/mL，LH 5.15 mIU/mL，PRL 155.82 ng/mL，T 2.36 ng/dL。B超检查提示子宫肌瘤23 mm×23 mm。

病情分析：患者平素月经提前，经量少，且寐欠佳，舌红、苔薄白，脉弦，FSH 13.2 mIU/mL，属中医月经先期、月经过少范畴；西医诊断为月经失调、卵巢储备功能减退。根据临床上卵巢储备功能减退患者多见失眠、舌红苔少、脉细数等肾阴虚相火旺的症状，考虑患者证型为肾阴虚证。

诊疗思路：陈慧侬认为肾之阴精"天癸"的充盛与衰竭具体表现为月经的来潮与绝经，以及生殖能力的开始与丧失，是影响卵巢储备功能的关键因素。因此治疗卵巢储备功能减退的首要原则为滋肾阴。患者肾阴亏虚，阴虚内热，热迫血妄行，故月经先期；阴虚内热，热扰心神，故失眠；肾中精气不足，天癸不充，冲任气血亏少，精血无以生化，经水渐衰，致经量少；舌红苔少、脉细数均为肾阴虚证的表现，故治疗本病的第二原则为清相火。辨证为肾阴虚证。治法为补肾养阴清热。方选大补阴丸合两地汤加减。

方药：知母10 g，黄柏10 g，龟甲10 g，熟地黄12 g，生地黄12 g，女贞子12 g，山茱萸10 g，墨旱莲12 g，地骨皮10 g，甘草6 g，山药15 g，麦冬10 g，太子参10 g，五味子5 g。10剂，每天1剂，水冲服。

方中熟地黄、龟甲滋阴潜阳，壮水制火以培本；黄柏苦寒泻相火以坚阴；知母苦寒质润，上清肺热，下制肾水；太子参、麦冬、五味子组成生脉饮益气养阴；生地黄、地骨皮清肝肾之虚热，泻肾火，除骨蒸；墨旱莲、女贞子补肾滋阴养血；山茱萸补肾。诸药合用，起到滋阴清热的效果。

二诊（2016年7月9日）：患者末次月经6月28日，现月经周期第十二天。入睡仍困难，梦多，口干，二便调，舌红、苔黄腻，脉弦。B超检查提示子宫内膜厚7 mm，无优势卵泡。

处方：6月30日方加苍术10 g、巴戟天10 g。14剂，每天1剂，水冲服。

患者现月经周期第十二天，入睡仍困难，梦多，口干，继续予上方滋阴清热、养血调经。因舌苔黄腻，加苍术清热燥湿，加巴戟天温肾壮阳。

三诊（2016年7月30日）：患者末次月经2016年7月22日，经量少，周期24天，现月经周期第九天。睡眠未见改善，乏力，大便溏，舌红、苔薄黄，脉弦。7月24日检查性激素六项，FSH 9.92 mIU/mL，LH 3.71 mIU/mL，E_2 44.01 pg/mL，P 0.34 ng/mL，PRL 10.77 ng/mL，T 0.42 ng/dL。

方药：玄参10 g，麦冬10 g，黄芩10 g，柴胡10 g，法半夏10 g，知母10 g，黄柏10 g，龟甲10 g，熟地黄12 g，地骨皮10 g，白芍20 g，太子参15 g，黄芪20 g，合欢皮10 g。7剂，每天1剂，水煎服。

患者舌红、苔薄黄，继续予大补阴丸合两地汤加减。因患者烦躁、脉弦，加柴胡、黄芩、法半夏清肝热；便溏加黄芪健脾益气；寐欠佳、口干，去山茱萸、墨旱莲、女贞子，加合欢皮安神助眠。

四诊（2016年8月11日）：患者末次月经2016年7月22日，现月经周期第二十一天。睡眠较前改善，纳可，大便溏。8月4日B超检查提示子宫内膜厚8 mm，右侧卵泡17 mm×14 mm，左侧卵泡12 mm×7 mm。

方药：菟丝子10 g，枸杞子10 g，覆盆子10 g，知母10 g，麦冬10 g，龟甲10 g，黄柏10 g，熟地黄15 g，太子参15 g，五味子5 g，甘草6 g，石斛10 g，生地黄5 g，地骨皮10 g。7剂，每天1剂，水煎服。

患者经治疗睡眠较前改善，B超检查提示有优势卵泡，结合患者月经先期，继续予以补肾养阴清热之大补阴丸合生脉饮、五子衍宗丸加减治疗。方中大补阴丸补肾填精，养阴清热；生脉饮益气养阴；五子衍宗丸去车前子，补肾填精助卵泡发育；加石斛、生地黄等清热滋阴。

五诊（2016年8月20日）：患者末次月经8月19日，经量少，色暗，无痛经，周期27天，现月经周期第二天。舌红苔黄，脉弦。

方药：当归10 g，白芍20 g，知母10 g，黄柏10 g，龟甲10 g，熟地黄10 g，生地黄10 g，菟丝子10 g，枸杞子10 g，覆盆子10 g，甘草6 g，地骨皮10 g，太子参15 g，麦冬10 g，山药15 g。12剂，每天1剂，水煎服。

患者经治疗，月经周期基本正常，现月经周期第二天，经量偏少，色暗。予当归、白芍补血养血活血，促进子宫内膜脱落及经血排出；继续予大补阴丸合两地汤滋阴清热；加覆盆子、山茱萸补肾填精，山药健脾。

六诊（2016 年 9 月 10 日）：患者末次月经 8 月 19 日。诉寐欠佳，口干、口淡，便溏，舌暗红、苔白腻，脉弦。

方药：当归 10 g，白芍 20 g，知母 10 g，黄柏 10 g，龟甲 10 g，生地黄 10 g，菟丝子 10 g，山药 15 g，枸杞子 10 g，首乌藤 10 g，太子参 15 g，地骨皮 10 g，麦冬 10 g，甘草 6 g。7 剂，每天 1 剂，水煎服。

患者诉夜寐欠佳，故加首乌藤养血安神；因患者舌暗红、苔白腻，故去熟地黄、覆盆子等滋腻药物。

七诊（2016 年 9 月 17 日）：患者末次月经 9 月 14 日，现月经周期第四天，月经未净，经量少，色红，无痛经。入睡困难，口干，大便溏，舌红苔黄，脉弦。

方药：白芍 20 g，知母 10 g，黄柏 10 g，山药 15 g，龟甲 10 g，熟地黄 10 g，生地黄 10 g，菟丝子 10 g，枸杞子 10 g，覆盆子 10 g，地骨皮 10 g，麦冬 10 g，太子参 15 g，甘草 6 g。7 剂，每天 1 剂，水煎服。

患者现月经周期第四天，月经未净，经量少，继续予大补阴丸合两地汤滋阴清热，加覆盆子、山茱萸补肾填精，山药健脾。因当归有活血、润肠通便之效，考虑患者月经将净，且大便溏，故去当归。

八诊（2016 年 9 月 24 日）：患者末次月经 9 月 14 日，现月经周期第十一天。入睡困难，大便溏，苔白腻。9 月 23 日 B 超检查提示子宫内膜厚 5 mm，右侧卵泡 15 mm × 11 mm，左侧卵泡 11 mm × 8 mm。

方药：知母 10 g，黄柏 10 g，龟甲 10 g，熟地黄 10 g，生地黄 5 g，菟丝子 10 g，枸杞子 10 g，覆盆子 10 g，白术 10 g，太子参 15 g，麦冬 10 g，鹿角胶 10 g（烊化），五味子 5 g，地骨皮 10 g，甘草 6 g。5 剂，每天 1 剂，水煎服。

患者现处于经间期，故在大补阴丸合两地汤基础上加鹿角胶、菟丝子、枸杞子、覆盆子以增强补肾益精之效，促进卵泡成熟排出。

九诊（2016 年 9 月 29 日）：患者末次月经 9 月 14 日。睡眠较前好转，身体沉重感较前减轻。

方药：黄芪 20 g，太子参 15 g，麦冬 10 g，五味子 5 g，菟丝子 10 g，枸杞子 10 g，石斛 10 g，续断 10 g，桑寄生 10 g，女贞子 12 g，墨旱莲 12 g，白芍 20 g，甘草 6 g。14 剂，每天 1 剂，水煎服。

患者现处于经间期，指导同房，方选寿胎丸加减，待精卵结合后促进受精卵着床。方中菟丝子补肾益精，肾旺自能荫胎；桑寄生、续断补肝肾，固冲任，使胎气强壮；阿胶滋养阴血，使冲任血旺，则胎气自固。四药相配，共奏补肾安胎之功。

十诊（2016年10月15日）：患者末次月经9月14日，现停经31天。检查血hCG 728.6 IU/mL，P 97.8 nmol/mL。口干，乏力，纳寐可，二便调，舌红苔裂，脉滑。

方药：黄芪20 g，太子参15 g，麦冬10 g，五味子5 g，菟丝子10 g，枸杞子10 g，石斛10 g，续断10 g，桑寄生10 g，女贞子12 g，墨旱莲12 g，阿胶10 g（烊化），甘草6 g，白芍20 g。7剂，每天1剂，水冲服。

患者现停经38天，检查血hCG 728.6 IU/mL，提示出现妊娠，继续予寿胎丸固肾安胎。因患者现症见口干，舌红，可在寿胎丸基础上加太子参、麦冬、五味子、石斛滋阴清热，益气生津润燥；女贞子、墨旱莲补肾填精；乏力可用黄芪补气健脾；续断、菟丝子、枸杞子补益肾气。

十一诊（2016年10月22日）：患者末次月经9月14日，现停经38天，下腹隐痛，无阴道出血及腰酸。B超检查提示宫内早孕，未见胚芽及胎心，子宫肌瘤30 mm×26 mm。

方药：黄芪20 g，太子参15 g，麦冬10 g，五味子5 g，菟丝子10 g，白术10 g，石斛10 g，续断10 g，桑寄生10 g，女贞子12 g，墨旱莲12 g，阿胶10 g（烊化），甘草6 g，白芍20 g，当归5 g。10剂，每天1剂，水冲服。

患者现宫内早孕，未见胎心胎芽，B超检查提示有子宫肌瘤，说明有瘀血阻滞，继续予以补肾安胎，健脾益气，方选生脉饮合寿胎丸加减，加当归养血安胎，白术健脾。

十二诊（2016年11月11日）：患者末次月经9月14日，现停经48天。近2日腰酸，纳差，夜寐欠佳，二便调，舌红苔白。B超检查提示宫内早孕见胎心，hCG 21007 mIU/mL，P 85 ng/mL。

方药：黄芪20 g，太子参15 g，麦冬10 g，五味子5 g，菟丝子10 g，枸杞子10 g，石斛10 g，续断10 g，桑寄生10 g，阿胶10 g（烊化），女贞子12 g，墨旱莲12 g，甘草6 g，白芍20 g，山药15 g。10剂，每天1剂，水冲服。

患者B超结果提示宫内早孕，见胎心。治疗上继续予寿胎丸合二至丸加减补肾填精安胎。因患者现纳差，故加山药健脾益气。

治疗结果：患者现拟调理备孕二胎，平素月经提前，属中医月经先期范畴，且症见寐欠佳，舌红、苔薄白，脉弦，FSH 13.2 mIU/mL，提示卵巢储备功能减退。根据临床上卵巢储备功能减退患者多见失眠、舌红苔少、脉细数等肾阴虚相火旺的症状，考虑患者证型为阴虚热证。月经提前，经量少，色暗，为火热而水不足，火热灼经故月经提前，色暗；阴水不足故经量少；治之不必泻火，只专补水，水足而火自消。陈慧侬认为治疗卵巢储备功能减退的首要原则为"滋肾阴，清相火"。故方选大补阴丸合两地汤加减。方中知母、熟地黄、龟甲、女贞子、麦冬滋阴润燥，填精益髓；山茱萸、熟地黄、山药合用滋补肝肾脾阴；地骨皮、生地黄能清骨中之虚热；木香行气，防止滋补太过；甘草调和诸药。肾水不足，阴虚内热，故难受孕，今补其阴水，滋其阴故能有子。

【验案3】不孕症（肾阴虚证）

何某，女，31岁，已婚，2018年2月24日初诊。主诉未避孕未孕1年余。自述1年前开始备孕，至今未孕，监测排卵有成熟卵泡。现月经周期第二十六天，无口干口苦，易疲乏，纳可，夜寐欠佳，小便多，大便时干时稀，舌红苔黄，脉弦。

经孕胎产史：患者平素月经规律，行经7天，周期28～30天，经量中等，色红，无痛经，有血块，末次月经1月30日。孕0产0。

既往史：2017年7月24日行宫腔镜下子宫内膜息肉摘除术，余无特殊病史及传染病史。否认药物、食物过敏史。

2018年2月2日（月经周期第四天）检查性激素，FSH 14.46 IU/L，LH 59.24 IU/L，E_2 383.66 pmol/L，P 0.86 ng/L。B超检查提示有优势卵泡。

病情分析：患者备孕1年未孕，监测排卵有成熟卵泡，上一年性激素六项提示有排卵，但FSH > 10 IU/L，提示卵巢储备功能减退，既往有子宫内膜息肉病史，且行宫腔镜下子宫内膜息肉摘除术，有宫腹腔镜手术史，易使瘀血占据子宫，可致气血不和，瘀阻子宫。西医诊断为原发性不孕、卵巢储备功能减退；中医诊断为不孕症。患者症见易疲乏，夜寐欠佳，舌红苔黄，脉弦，可辨证为肾阴虚证。

诊疗思路：患者未避孕未孕1年，不孕症诊断明确，且FSH > 10 IU/L，提示卵巢储备功能减退，根据患者舌红苔黄，脉弦，辨证为肝肾阴虚证。因卵之生及胎之育无一可离开肾之阴精"天癸"，故治疗时以补肾滋阴为原则。治法为滋肾养血，调补冲任。处方为一贯煎加减。

方药：当归10 g，白芍10 g，山茱萸10 g，沙参10 g，麦冬10 g，生地黄10 g，黄柏10 g，枸杞子10 g，菟丝子10 g，续断10 g，甘草6 g，川楝子10 g，茯苓15 g。7剂，每天1剂，水冲服。

方中生地黄味甘苦性寒，入心肝肾经，可清热凉血，养阴生津；菟丝子性润而辛香流通，不温不燥，补而不腻；枸杞子甘平质润；山茱萸微温味酸，可滋补肝肾；白芍酸寒入肝，养血敛阴，柔肝平肝；当归补血活血；黄柏清热燥湿；续断补肾阳；川楝子清泻肝火；茯苓健脾祛湿防滋阴药碍伤脾胃；沙参、麦冬润燥生津，以达补肺启肾、金水相生之效。

二诊（2018年5月12日）：患者末次月经4月20日，行经6天，周期28天。现月经周期第二十四天，子宫输卵管造影提示双侧输卵管通畅。患者丈夫精液分析提示弱精症，经治疗好转，5月6日复查精液浓度 3.78×10^7/mL，PR+NP=35.5%+17.6%=53.1%，正常精子形态1%。方选大补阴丸合一贯煎加减。

方药：知母10g，黄柏10g，龟甲10g，生地黄5g，熟地黄10g，太子参10g，石斛10g，麦冬10g，甘草6g，沙参10g，当归10g，川楝子10g，王不留行10g。7剂，每天1剂，水冲服。

患者行子宫输卵管造影提示双侧输卵管通畅，丈夫畸精症，嘱其夫妻同治，积极备孕。经前期以滋阴为主，方选大补阴丸合一贯煎加减。方中熟地黄益精填髓；龟甲滋阴潜阳，壮水以培本；黄柏苦寒，泻相火以坚阴；知母苦寒质润，上清肺热，下制肾水，滋阴药与清热降火药相配，培本清源，标本兼顾，以治本为主；生地黄甘寒，入心肝肾经，清热凉血，养阴生津；太子参甘平，益气健脾生津润肺；麦冬、石斛、沙参养阴生津以清虚热；当归补血活血；川楝子疏肝行气；王不留行活血调经，以促月经按时来潮。

三诊（2018年6月9日）：患者末次月经5月18日，经量中等，色鲜红，无痛经，上次月经4月20日，行经6天，周期28天，现月经周期第二十二天。尿频，尿痛，便秘，大便每晚2～4次，舌红苔少，脉弦。检查性激素六项，FSH 5.69 IU/L，LH 3.27 IU/L，E_2 35.23 pmol/L，P 0.10 ng/L，PRL 21.62 mIU/L，T 0.24 nmol/L。尿常规白细胞（++）。2018年5月31日（月经周期第十四天）B超检查提示子宫内膜厚8 mm，左侧卵泡 20 mm×17 mm（有同房）。方选寿胎丸合生脉散加减。

方药：太子参10g，麦冬10g，五味子5g，生地黄10g，菟丝子10g，续断10g，桑寄生10g，女贞子12g，墨旱莲12g，白芍15g，车前草10g，甘草6g。7剂，每天1剂，水冲服。

患者经治疗后性激素六项正常，监测排卵有成熟卵泡，已指导同房，现予寿胎丸合生脉散助胚胎着床。患者尿频、尿痛、便秘，故予太子参益气健脾，生津润肺；麦冬甘寒养阴清热，润肺生津；五味子生津止渴；三药合用，一清一润一敛，益气养阴，生津止渴，使气复津生，汗止阴存，气充脉复；白芍养血调经，敛阴柔肝；菟丝子、女贞子补肾益精；桑寄生、续断、墨旱莲滋补肝肾，固冲任；车前草利水渗湿；甘草调和诸药。

四诊（2018 年 6 月 23 日）：患者末次月经 5 月 18 日，周期 28 天。现停经 36 天，自测尿 hCG 阳性，6 月 18 日、21 日、23 日见阴道少量褐色分泌物，小腹胀痛，易腹胀，大便黏，每天 1 次，纳寐可，多梦，舌红、苔薄黄，脉细滑。诊断为先兆流产。方选寿胎丸合二至丸加减。

方药：太子参 10 g，麦冬 10 g，五味子 5 g，女贞子 12 g，菟丝子 10 g，续断 10 g，桑寄生 15 g，阿胶 10 g（烊化），白芍 20 g，墨旱莲 12 g，甘草 6 g。3 剂，每天 1 剂，水冲服。

患者自测尿 hCG 阳性，时有阴道少量流血，予孕酮安胎，同时监测 hCG、P、E_2，中药以补肾安胎止血为主，上方去生地黄、车前草，加阿胶滋养阴血，使胎气稳固。方中菟丝子补肾益精，肾旺自能荫胎；桑寄生、续断补肝肾，固冲任，使胎气强壮；阿胶滋养阴血，使冲任血旺，则胎气自固。四药相配，共奏补肾安胎之功。

五诊（2018 年 6 月 26 日）：患者停经 39 天，末次月经 5 月 18 日，周期 28 天。自述 6 月 23 日至今见阴道少量褐色分泌物，时有小腹隐痛，口干，纳可，寐欠佳，多梦，二便调，舌红、苔薄黄，脉细滑。6 月 25 日检查孕三项，E_2 455.06 pg/mL，P 35.83 ng/mL，hCG 10700.27 IU/L。西医诊断为先兆流产；中医诊断为胎动不安（肾虚）。方选寿胎丸合二至丸加减。

方药：太子参 10 g，麦冬 10 g，五味子 5 g，女贞子 12 g，菟丝子 10 g，续断 10 g，桑寄生 15 g，阿胶 10 g（烊化），白芍 20 g，墨旱莲 12 g，山药 15 g，甘草 6 g。7 剂，每天 1 剂，水冲服。

患者孕后阴道少量出血，小腹隐痛，继续予上方固肾安胎，加山药健脾以资生化之源。

六诊（2018 年 7 月 3 日）：患者停经 46 天，末次月经 5 月 18 日，周期 28 天。自述休息欠佳时觉头晕，阴道流血已减少，仍有少量，淡褐色，时有小腹隐痛，无腰酸，口干不苦，恶心欲吐，纳可，寐欠佳，多梦，二便调，舌红、苔薄黄，脉滑。7 月 3 日 B 超检查提示宫内早孕（孕囊 31 mm×17 mm，见卵黄囊、胚芽，见心管搏动）。方选寿胎丸合二至丸加减。

方药：太子参 10 g，麦冬 10 g，五味子 5 g，女贞子 12 g，菟丝子 10 g，续断 10 g，桑寄生 15 g，阿胶 10 g（烊化），甘草 6 g，白芍 20 g，墨旱莲 12 g，山药 15 g。7 剂，每天 1 剂，水冲服。

患者阴道出血症状缓解，B 超检查提示宫内早孕，胚胎发育良好。续上方加减固肾安胎至孕 3 月。

治疗结果：患者备孕 1 年未孕，FSH 14.46 IU/L 提示卵巢储备功能减退，根据其病机，治以补肾滋阴为主。方选大补阴丸合一贯煎加减。方中生地黄味甘苦性寒，入心肝肾经，可清热凉血，养阴生津；菟丝子性润而辛香流通，不温不燥，补而不腻；枸杞子甘平质润；山茱萸微温味酸，可滋补肝肾；白芍酸寒入肝，养血敛阴，柔肝平肝；当归补血活血；黄柏清热燥湿；续断补肾阳；川楝子清泻肝火；茯苓健脾祛湿，防滋阴药碍伤脾胃；沙参、麦冬润燥生津，以达补肺启肾、金水相生之效。并根据月经周期调整用药，监测排卵指导同房，后成功妊娠。孕后见阴道少量流血，以补肾安胎止血为主，予寿胎丸合二至丸加减，孕 46 天 B 超检查提示心管搏动，治疗有效。

【验案 4】高龄，不孕症、月经先期（肾阴虚证）

何某，女，44 岁，已婚，2018 年 3 月 31 日初诊。主诉未避孕未孕 1 年余，拟试管助孕。自述 2001 年足月顺产 1 孩，现备孕二胎 1 年余未孕，丈夫精液分析结果正常。平素口干口苦，纳一般，寐易醒，大便不成形，小便调，舌红、苔薄黄，脉弦。2018 年 1 月 3 日开始服用 DHEA、辅酶 Q10 治疗。

经孕胎产史：月经 16 岁初潮，周期 24～25 天，行经 4～7 天，经量中等，色红有块，月经第一天稍痛经，末次月经 2018 年 3 月 11 日。孕 1 产 1，2001 年足月顺产 1 孩。

既往史：有荨麻疹病史。无传染病史。否认药物、食物过敏史。

2018 年 1 月 12 日 B 超检查提示子宫 58 mm × 46 mm × 41 mm，子宫内膜厚 12.1 mm，子宫内膜回声不均；右侧卵巢 2 个窦卵泡，左侧卵巢 5 个窦卵泡；左侧卵巢混合性团块（20 mm × 13 mm）。2018 年 3 月 31 日 B 超检查提示左侧卵巢 1 个窦卵泡。2018 年 1 月 2 日检查性激素六项，FSH 5.49 mIU/mL，LH 2.44 mIU/mL，E_2 33 pmol/L，P 0.2 nmol/L，PRL 8.98 nmol/L，T 23.3 nmol/L。AMH 0.861 ng/mL。2017 年 4 月 17 日子宫输卵管造影提示双侧输卵管通畅。

病情分析：患者未避孕未孕 1 年，月经周期 24～25 天。丈夫精液分析未见异常，排除男方因素所致不孕。检查提示 AMH 0.861 ng/mL，双侧卵巢 AFC ＜

7个。西医诊断为继发性不孕、卵巢储备功能减退；中医诊断为不孕症、月经先期。妊娠与肾气和冲任二脉天癸有着极其密切的关系，肾气盛，天癸成熟，并使任脉流通，冲脉气盛，作用于子宫、冲任，使之气血调和，男女适时交合，两精相搏，胎孕乃成，故不孕主要责之于肾，患者年逾"六七"，肾水早竭，肾精匮乏，则天癸不充，冲任气血亏虚，继而胞宫、胞脉失养，导致不孕。肾精亏虚，阴虚血热则热扰冲任，伤及胞宫，血海不宁，使月经先期而至。舌红、苔薄黄、脉弦均为肾阴虚的表现。

诊疗思路：患者因肾水早竭，肾精匮乏，天癸不充，冲任气血亏虚，继而胞宫、胞脉失养，导致不孕。患者月经先期、色红有块属热证；口干口苦、失眠易醒均为肾精亏虚、阴虚内热所致。阴虚血热，虚热迫血妄行则月经周期提前；肾精不足，虚热内生，上扰心神则失眠易醒。结合舌红、苔薄黄，辨证为肾阴虚证。治法为填精益髓，滋阴清热。处方为两地汤合大补阴丸、生脉散加减。

方药：地骨皮10 g，熟地黄10 g，玄参10 g，麦冬10 g，白芍15 g，龟甲10 g，黄柏10 g，太子参10 g，五味子5 g，菟丝子10 g，当归10 g，枸杞子10 g，甘草6 g，墨旱莲12 g。7剂，每天1剂，水冲服。

方解：方中熟地黄味甘性温，归肝肾经，补血滋阴，益精填髓；龟甲甘咸而寒，直入肾经，滋补肾水，为壮水涵木之品；黄柏味苦性寒，入肾经，具有清热泻火功效，与地骨皮、玄参相互配伍，增强清相火、退虚热的功效；枸杞子、菟丝子、墨旱莲滋补肝肾，清热凉血；当归、白芍养血敛阴，柔肝平肝；太子参、麦冬、五味子养阴清热生津；甘草益气补中，调和诸药。统观全方，药物配伍自有精妙之处，共奏滋补真阴以固其本、降泻相火以清其源之效。

二诊（2018年4月10日）：患者停经31天，末次月经2018年3月11日，周期24～25天。现无不适，稍疲倦，纳寐可，乳胀，便秘，舌淡暗、苔薄白、边有齿印、脉细弦。尿hCG阳性。诊断为早孕。方选寿胎丸合生脉散加减。

方药：黄芪15 g，太子参10 g，麦冬10 g，五味子5 g，菟丝子10 g，续断10 g，桑寄生15 g，阿胶10 g（烊化），山药10 g，白芍15 g，女贞子12 g，墨旱莲12 g，甘草6 g。3剂，每天1剂，水冲服。

患者停经36天，尿hCG阳性，早孕诊断明确。根据中医未病先防原则，现孕早期应积极保胎治疗，予寿胎丸合生脉散加减清热生津，固肾安胎。方中菟丝子能促进卵巢黄体形成；续断能促进子宫和胚胎发育；桑寄生、阿胶滋阴补肾，安胎元；女贞子、墨旱莲滋肾养阴，清热凉血；白芍养血柔肝；太子参、黄芪、山药健脾益气；麦冬、五味子养阴生津止渴；甘草调和诸药。纵观全方，具有健脾益气、固肾安胎之效，使胎元有所附、有所养，达到壮母固胎的目的。西药予孕激素孕酮胶囊口服抑制子宫收缩，提供孕卵着床所需的激素水平，从而降低流产事件的发生，维持正常妊娠；戊酸雌二醇片可调节子宫血液循环，改善妊娠结局。

治疗结果：患者高龄，44 岁，卵巢储备功能减退，原拟行 IVF-ET 助孕，现经中药调理自然受孕。患者未避孕未孕 1 年，月经周期 24 ～ 25 天。丈夫精液分析未见异常，排除男方因素所致不孕。检查提示 AMH 0.861 ng/mL，双侧卵巢 AFC ＜ 7 个。西医诊断为不孕、卵巢储备功能减退；中医诊断为不孕、月经先期。卵巢储备功能减退的病机主要在于肾水早竭，肾精匮乏，则天癸不充，冲任气血亏虚，继而胞宫、胞脉失养，导致不孕。肾精亏虚，阴虚血热则热扰冲任，伤及胞宫，血海不宁，使月经先期而至。结合舌红、苔薄黄，辨证为肾阴虚证，治疗以填精益髓、滋阴清热为主。方选两地汤合大补阴丸、生脉散加减。方中熟地黄味甘性温，归肝肾经，补血滋阴，益精填髓；龟甲甘咸而寒，直入肾经，滋补肾水，为壮水涵木之品；黄柏味苦性寒，入肾经，具有清热泻火功效，与地骨皮、玄参相互配伍，增强清相火、退虚热的功效；枸杞子、菟丝子、墨旱莲滋补肝肾，清热凉血；当归、白芍养血敛阴，柔肝平肝；太子参、麦冬、五味子养阴清热生津；甘草益气补中，调和诸药。统观全方，药物配伍自有精妙之处，共奏滋补真阴以固其本、降泻相火以清其源之效。孕后根据中医未病先防原则，孕早期应积极保胎治疗，予寿胎丸合生脉散加减清热生津，固肾安胎，使胎元有所附、有所养，达到壮母固胎的目的。

【验案 5】不孕症、卵巢储备功能减退（肾阴虚证）

牟某，女，43 岁，已婚，2018 年 1 月 5 日初诊。主诉胚胎停育 1 次，未避孕未孕 1 年。自述于 2017 年 1 月孕 2 月余胚胎停育行清宫术，未避孕未孕 1 年，拟调理备孕二胎。现月经周期第十五天，经间期有同房，舌红胖、苔黄，脉细，尺脉沉。

经孕胎产史：月经规律，周期 28 天，行经 3 天，经量中等，色鲜红，少许血块，无痛经。末次月经 2017 年 12 月 21 日，行经 3 天。孕 3 产 1，2004 年足月顺产 1 女孩。

既往史：无特殊病史及传染病史。否认药物、食物过敏史。

2017 年 11 月 28 日检查 AMH 0.65 ng/mL；检查性激素六项，E₂ 50 pg/L，FSH

10.2 mIU/mL，LH 3.8 mIU/mL，PRL 10.1 ng/mL，P 0.52 ng/mL，T 0.33 ng/mL。2017 年 1 月 1 日（月经周期第十二天）B 超检查提示子宫内膜厚 12 mm，右侧卵泡 20 mm×19 mm。患者丈夫精液浓度 1.139×10^8/mL，PR+NP=15.3%+15.3=30.6%（弱精）。

病情分析：患者为高龄女性，因未避孕未孕 2 年来诊。既往有胚胎停育史，性激素提示 AMH < 1.1 ng/mL，FSH > 10 IU/L。西医诊断为继发性不孕、卵巢储备功能减退、不良妊娠；中医诊断为不孕症。中医认为不孕症的主要病机往往是肾气不足、冲任气血失调所致，而陈慧侬认为卵巢储备功能减退所致不孕的关键病机是肾水早竭。肾藏精，主生殖，内寓元阴元阳，与女性卵巢功能密切相关，卵泡为有形之物，靠有形之肾阴精血和癸水化生并滋养发育成熟，故补肾养阴填精之法应为根本大法。

诊疗思路：治疗本病需病证结合，根据患者肾阴亏虚的病机，再结合患者的病史、舌脉象，考虑肾阴虚证。多是源自患者素体先天禀赋不足，加之高龄，肾气亏虚，或久病耗损真阴，天癸乏源，胞宫失养，冲任血海空虚，继而胞宫、胞脉失养，导致不孕；舌红苔黄考虑为阴虚有热，脉细、尺脉沉多为肾虚之征，故辨证为肾阴亏虚证。治则为补肾养阴清热，肝脾气血同调，使血海、天癸、胞宫精血充足，月事按时而下，定时排卵摄精成孕。处方为大补阴丸加减。

方药：熟地黄 10 g，龟甲 10 g，知母 10 g，黄柏 10 g，何首乌 10 g，白芍 10 g，川楝子 10 g，茯苓 10 g，山药 10 g，太子参 10 g，山茱萸 10 g，丹参 10 g，麦冬 10 g，甘草 10 g，黄精 10 g。15 剂，每天 1 剂，水煎服。

方解：方中熟地黄味甘性温，归肝、肾经，补血滋阴，益精填髓；龟甲甘咸而寒，直入肾经，滋补肾水，二者合用，滋阴潜阳，壮水制火以培本；黄柏苦寒，泻相火以坚阴；知母苦寒质润，下制肾水，滋阴药与清热降火药相配，培本清源，标本兼顾，以治本为主；何首乌甘平质润，滋补肝肾，补精血兼顾通调；白芍酸寒入肝，养血敛阴；配伍川楝子疏肝泄热，柔肝平肝；加山茱萸滋肾阳，滋阴同时顾及阳气，有"阳中求阴"之义；以上药补肾中阴阳，肾有所藏则精旺。滋阴药容易碍伤脾胃，山药、茯苓、太子参健脾益气补后天以资先天。虚则补其母，在补肾的基础上酌加麦冬、黄精以达补肺启肾、金水相生之效。患者现月经周期第十五天，加丹参活血促排卵，甘草益气补中，调和诸药。全方共奏补肾养阴清热、肝脾气血同调之效。阴足则卵成。

二诊（2018 年 2 月 7 日）：患者月经周期第十九天，末次月经 1 月 20 日，经量中等，色红，有血块，3 天干净。上次月经 12 月 21 日，周期 31 天。1 月 17 日自测尿 hCG 弱阳性，无特殊不适，纳寐可，大便正常，舌红苔少，脉沉滑。方选大补阴丸合五子衍宗丸加减。

方药：熟地黄 15 g，山茱萸 12 g，何首乌 19 g，知母 15 g，黄柏 12 g，五味子 5 g，车前子 10 g，覆盆子 15 g，龟甲 15 g，菟丝子 15 g，枸杞子 10 g，甘草 5 g。15 剂，每天 1 剂，水煎服。

患者自测尿 hCG 弱阳性，后月经来潮，考虑为生化妊娠，多是胚胎本身质量差、宫腔内环境差或母体激素紊乱等所引起，现重新促排养卵。目前患者虽处于经前期，但卵巢储备功能减退，加之素体阴虚，陈慧侬认为当以补肾养阴填精为根本大法，大补阴精，滋养卵泡，改善卵子质量，提高卵巢功能，故选用大补阴丸合五子衍宗丸加减。五子衍宗丸取"以子补子"之义，方中枸杞子、菟丝子补肾精，壮阳道，助精神；覆盆子养真阴，固精关；五味子补肾水，益肺气；车前子利小便，与上述四子相配，补中寓泻，补而不腻。诸药相配成方，共奏补肾益精之功。大补阴丸中熟地黄、龟甲合用，滋阴潜阳，壮水制火以培本；配伍黄柏、知母，滋阴药与清热降火药相配，培本清源，标本兼顾；何首乌甘平质润，滋补肝肾，补精血兼顾通调；山茱萸涩精，益精填髓；甘草调和诸药。诸药合用，补肾助阳，滋阴益肾，促进卵泡生长。

三诊（2018 年 3 月 21 日）：患者月经周期第五天，末次月经 3 月 17 日，经量中等，色红，无血块，3 天干净。无特殊不适，舌暗苔少，脉弦细。方选大补阴丸合五子衍宗丸加减。

方药：熟地黄 15 g，黄芪 15 g，当归 10 g，生牡蛎 20 g，黄柏 15 g，龟甲 15 g，知母 15 g，菟丝子 15 g，枸杞子 10 g，覆盆子 15 g，车前子 10 g，五味子 10 g。15 剂，每天 1 剂，水煎服。

患者现月经周期第五天，经后期，阴血不足，血海空虚，当滋阴养血，补虚固本，养血以养阴，养阴以养经，益精血以养卵泡。在上方基础上加黄芪、当归补益气血，加生牡蛎潜阳补阴。

四诊（2018 年 4 月 11 日）：患者月经周期第二十四天，末次月经 3 月 17 日。诉易感冒，口腔溃疡，脱发，口干，寐可，二便调，舌红苔少，脉弦细。方选五子衍宗丸加减。

方药：菟丝子 15 g，覆盆子 15 g，枸杞子 10 g，五味子 5 g，车前子 10 g，当归 10 g，牡蛎 20 g，龟甲 15 g，白芍 15 g，白术 10 g，茯苓 10 g，

鹿角胶 10 g（烊化），石斛 15 g，麦冬 15 g。15 剂，每天 1 剂，水煎服。

患者现口腔溃疡，脱发，口干。阴虚则生内热，虚火灼伤阴液则见口干，虚火上炎故口腔溃疡，加石斛、麦冬养阴生津。患者今 43 岁，卵巢储备功能减退，故脱发，《黄帝内经》曰："（女子）五七阳明脉衰，面始焦，发始堕。六七三阳脉衰于上，面皆焦，发始白。"在滋肾养阴的基础上加鹿角霜，继以血肉有情之品养之，填精益髓。肾水不足，水不涵木，加白芍柔肝平肝；患者易感冒，加茯苓、白术健脾滋后天气血生化之源，改善体质。

五诊（2018 年 4 月 16 日）：患者停经 31 天，末次月经 3 月 17 日。无特殊不适，纳寐可，二便调，舌红、苔薄白，脉细滑。检查血 hCG 279.04 mIU/mL，P 37.5 nmol/L，E_2 272 pg/L。方选寿胎丸合生脉饮加减。

方药：太子参 10 g，麦冬 10 g，五味子 10 g，山药 10 g，菟丝子 10 g，桑寄生 10 g，续断 10 g，阿胶 10 g（烊化），石斛 10 g，黄柏 10 g，熟地黄 10 g。7 剂，每天 1 剂，水冲服。

患者停经 31 天，成功受孕，孕后以生脉饮合寿胎丸为主方加减，益气养阴，固肾安胎。方中太子参、麦冬、五味子、山药益气养阴，收敛固摄，使胎有所系；菟丝子补肾益精，固摄冲任，肾旺自能荫胎；加续断、桑寄生增强补肝肾之功，益肾安胎；阿胶滋阴补血润燥；患者素体阴虚，阴液不足，熟地黄滋真阴，黄柏苦寒，石斛生津。全方使气血充沛，运行调畅，以收安胎之效。

六诊（2018 年 4 月 23 日）：患者停经 38 天，末次月经 3 月 17 日。诉 4 月 20 日阴道有少量褐色分泌物，伴腰酸乳胀，无腹痛。纳欠佳，恶心欲吐，乏力，寐可，二便调，舌红、苔黄腻。2018 年 4 月 21 日检查血 hCG 7161.17 mIU/mL，P 38.7 nmol/L，E_2 449 ng/L。2018 年 4 月 28 日 B 超检查提示宫内早孕（？），孕囊周边见液性暗带，最大前后径 2 mm，未见胎芽及胎心；左侧卵巢黄体 28 mm × 21 mm。方选生脉饮合大补阴丸加减。

方药：太子参 10 g，麦冬 10 g，五味子 5 g，熟地黄 10 g，何首乌 20 g，桑叶 10 g，仙鹤草 12 g，藕节 10 g，山茱萸 10 g，知母 10 g，黄柏 10 g，陈皮 10 g，墨旱莲 12 g。7 剂，每天 1 剂，水冲服。

现患者 hCG 翻倍，B 超检查提示宫内早孕，从 4 月 20 日少量出血至今。西医诊断为先兆流产；中医诊断为胎动不安。现以保胎治疗为主，西医予孕酮补充孕激素，维持孕后黄体功能。中医方面，患者乏力明显，气虚不摄血，结合舌红、苔黄腻，阴虚有热，迫血妄行，下扰胞宫，故当益气养阴清热，凉血止血安胎。予生脉饮合大补阴丸加减。方中太子参、麦冬、五味子益气养阴摄血；熟地黄滋肾以填真阴；知母、黄柏苦寒，滋阴药与清热降火药相配，培本清源，标本兼顾；何首乌甘平质润，滋补肝肾，补精血；山茱萸滋肾阳，滋阴同时顾及阳气，"阳中求阴"；桑叶、墨旱莲清热凉血；藕节、仙鹤草性平，收敛止血。诸药合用，以收止血安胎之效。

治疗效果：患者经治疗3个月后成功自然受孕。患者因高龄，未避孕2年不孕，既往有不良妊娠史，检查提示卵巢储备功能减退。女性卵巢功能与肾主生殖密切相关，肾藏精，内寓元阴元阳。卵泡为有形之物，靠有形之肾阴精血和癸水化生以及滋养发育成熟。陈慧侬认为卵之生及胎之育，"阴精"为重要的物质基础。肾之阴精"天癸"的充盛与衰竭是影响卵巢储备功能的关键因素。肾阴虚为本病主要病机，肾阴不足、血海空虚为此病之根本；肾中精气不足，胞脉失养，而出现不孕之症；舌红苔黄考虑为阴虚有热；脉细、尺脉沉多为肾虚之征，故辨证为肾阴亏虚证。治则补肾养阴清热，肝脾气血同调，使血海、天癸、胞宫精血充足，月事按时而下，定时排卵摄精成孕，方选大补阴丸加减。方中熟地黄味甘性温，归肝、肾经，补血滋阴，益精填髓；龟甲甘咸而寒，直入肾经，滋补肾水，二者合用，滋阴潜阳，壮水制火以培本；黄柏苦寒，泻相火以坚阴；知母苦寒质润，下制肾水，滋阴药与清热降火药相配，培本清源，标本兼顾，以治本为主；何首乌甘平质润，滋补肝肾，补精血兼顾通调；白芍酸寒入肝，养血敛阴；配伍川楝子疏肝泄热，柔肝平肝；加山茱萸滋肾阳，滋阴同时顾及阳气，有"阳中求阴"之义；以上药补肾中阴阳，肾有所藏则精旺。滋阴药容易碍伤脾胃，山药、茯苓健脾益气补后天以资先天。虚则补其母，在补肾的基础上酌加麦冬、黄精以达补肺启肾、金水相生之效。甘草益气补中，调和诸药。全方共奏补肾养阴清热、肝脾气血同调之效。患者经滋肾养阴清热育卵方法治疗3个月后自然受孕，孕后以生脉饮合寿胎丸为主方加减，益气养阴，固肾安胎。方中太子参、麦冬、五味子、山药益气养阴，收敛固摄，使胎有所系；菟丝子补肾益精，固摄冲任，肾旺自能荫胎；加续断、桑寄生增强补肝肾之功，益肾安胎；阿胶滋阴补血润燥；患者素体阴虚，阴液不足，熟地黄滋真阴，黄柏苦寒，石斛生津。全方使气血充沛，运行调畅，以收安胎之效。

【验案6】月经先后无定期、卵巢储备功能减退、胰岛素抵抗（肾阴虚证）

秦某，女，30岁，已婚，2022年8月25日初诊。主诉月经紊乱2年余，停经 65 天。自述 2 年前因月经紊乱，月经周期缩短至 10 ～ 15 天，来医院就诊行相关检查提示卵巢功能早衰，予口服中药加坤泰胶囊、人胎盘片、补佳乐等药物治疗后，月经周期恢复至 23 ～ 25 天。末次月经 6 月 21 日，至今月经未来潮，停经 65 天，今日自测早孕试纸阴性。拟调理月经，备孕二胎。现症见小腹胀闷不适，乳胀、口腔溃疡、口干口苦，少痰，易累，脾气急，纳可，寐欠佳，难入睡，多梦，二便调，舌红、苔薄白，脉细。

经孕胎产史：月经 14 岁初潮，周期 23 ～ 25 天，行经 3 ～ 5 天，经量中等，色鲜红，少许血块，无痛经，月经周期第一至第二天腰酸明显。末次月经 2022 年 6 月 21 日，行经 5 天。孕 4 产 1，2012 年、2013 年、2014 年分别孕 1 月余行人流术，2015 年足月顺产 1 男孩。

既往史：有慢性胃炎、霉菌性阴道炎等病史。无传染病史。否认药物、食物过敏史。

2020 年检查 AMH 0.02 ng/mL；2022 年 8 月 25 日检查尿 hCG 阴性；B 超检查提示子宫内膜厚 6 mm，右侧卵泡 14 mm×10 mm，左侧卵泡 3 mm×2 mm；2022 年 8 月 27 日 B 超检查提示子宫内膜厚 7 mm，右侧卵泡 16 mm×12 mm，左侧卵泡 3 mm×2 mm。

病情分析：患者月经紊乱 2 年余，既往月经周期提前，现停经 65 天，月经未来潮，检查 AMH 0.02 ng/mL。西医诊断为月经失调、卵巢储备功能减退；中医诊断为月经先后无定期。卵巢储备功能减退的病机主要在于肾水早竭，肾精匮乏，则天癸不充，冲任气血亏虚，继而胞宫、胞脉失养。患者多次人流手术史伤及肾气，肾精匮乏，冲任失调，血海蓄溢失常，遂致月经先后无定期。

诊疗思路：患者因多次人流手术史伤及肾气，肾精匮乏，冲任失调，血海蓄溢失常，致月经先后无定期；肾水早竭，肾精匮乏，则天癸不充，冲任气血亏虚，继而胞宫、胞脉失养，亦致卵巢储备功能减退。结合舌红、苔薄白、脉细、口干、口腔溃疡、失眠多梦、急躁易怒等症状，均为肾精亏虚、阴虚内热所致。阴虚血热，热灼伤津液则口干、口腔溃疡；肾精不足，虚热内生，上扰心神则失眠多梦、急躁易怒。辨证为肾阴虚证，治疗以滋补肾阴、填精益髓为主。患者现已停经 2 月余，小腹胀闷、乳胀，考虑肝气郁滞不舒，在滋补肾阴的基础上佐以行气活血之品，气为血之帅，气行则血行，促月经来潮。处方为左归丸合生脉散加减。

方药：党参 10 g，覆盆子 10 g，黄芪 20 g，当归 10 g，山药 10 g，五味子

3 g，川芎 6 g，鹿角胶 10 g（烊化），熟地黄 15 g，山茱萸 10 g，甘草 6 g，麦冬 10 g，菟丝子 10 g。7 剂，每天 1 剂，水煎服。

方解：方中重用熟地黄滋肾益精；覆盆子、菟丝子补肾益精，滋补肝肾；鹿角胶血肉有情之品峻补精髓；山茱萸养肝滋肾，涩精敛汗；山药补脾益阴，滋肾固精；党参、黄芪健脾益气；麦冬、五味子养阴生津；当归、川芎行气活血；甘草调和诸药。全方共奏填精益髓、养阴生津、行气活血之效。

二诊（2022 年 9 月 1 日）：患者停经 2 月余，末次月经 2022 年 6 月 21 日，周期 23 天。诉易上火，口腔溃疡，眼睛分泌物多，口干明显，纳可，寐欠佳，难入睡，多梦，二便调，舌淡、苔薄白，脉弦。2022 年 8 月 25 日检查尿 hCG 阴性。8 月 29 日（月经周期第七十天）B 超检查提示子宫内膜厚 7 mm，右侧卵泡17 mm × 13 mm、11 mm × 9 mm，左侧卵泡 3 mm × 2 mm；9 月 1 日（月经周期第七十三天）B 超检查提示子宫内膜厚 7 mm，右侧卵泡 20 mm × 13 mm、19 mm × 10 mm、15 mm × 10 mm，左侧卵泡无；9 月 3 日（月经周期第七十五天）B 超检查提示子宫内膜厚 7 mm，右侧卵泡 20 mm × 13 mm、19 mm × 10 mm，左侧卵泡无。方选左归丸合生脉散加减。

方药：党参 10 g，黄芪 20 g，当归 10 g，鹿角胶 10 g（烊化），覆盆子10 g，山药 10 g，麦冬 10 g，川芎 9 g，熟地黄 15 g，山茱萸 10 g，甘草 6 g，五味子 3 g，菟丝子 10 g。7 剂，每天 1 剂，水煎服。

患者月经仍未来潮，继续守前方填精益髓，养阴生津，佐以行气活血，促月经来潮。

三诊（2022 年 9 月 15 日）：患者月经周期第十天，末次月经 2022 年 9 月 6 日，行经 4 天，量较前增多，色红，无血块，无痛经，经前 2 天乳胀，周期 2 月余。现诉稍口干口苦，纳可，失眠多梦较前明显好转，小便调，大便偏干，舌淡胖、苔薄白，脉弦。9 月 15 日（月经周期第十天）B 超检查提示子宫内膜厚 8 mm，右侧卵泡 16 mm × 13 mm、12 mm × 9 mm。方选左归丸合生脉散加减。

方药：山茱萸 10 g，熟地黄 15 g，黄芪 20 g，鹿角胶 10 g（烊化），当归10 g，麦冬 10 g，山药 10 g，菟丝子 10 g，川芎 9 g，甘草 6 g，五味子 3 g，覆盆子 10 g，党参 10 g。7 剂，每天 1 剂，水煎服。

患者月经来潮，诸症较前明显缓解。现经后期血海空虚，继续守方填精益髓，养阴生津。

四诊（2022 年 9 月 17 日）：患者月经周期第十二天，末次月经 9 月 6 日，周期 2 月余。诉口干不苦，易累，脾气急，纳寐可，大便干，每天 1 次，小便调，舌淡胖、苔薄白，脉弦。9 月 17 日糖耐量试验，GLU 0-1-2-3 为 4.27 mmol/L-9.87 mmol/L-6.87 mmol/L-5.59 mmol/L；2022 年 9 月 17 日胰岛素释放试验，INS 0-1-2-3 为 61.55 pmol/L-746.11 pmol/L-809.9 pmol/L-344.62 pmol/L；9 月 17 日（月经周期第十二天）B 超检查提示子宫内膜厚 8 mm，右侧卵泡 16 mm×13 mm、13 mm×9 mm。

补充诊断：胰岛素抵抗（IR）。

处方：二甲双胍 0.5 g/ 片×14 天。每天 2 次，每次 1 片。

患者糖耐量试验、胰岛素释放试验结果提示空腹胰岛素偏高，胰岛素分泌异常，存在胰岛素抵抗，治疗上予二甲双胍缓释片口服。二甲双胍缓释片既抑制糖异生和肝糖输出，又可抑制糖类和脂肪吸收，降低三酰甘油的作用，从而达到改善外周胰岛素抵抗的效果。

五诊（2022 年 9 月 20 日）：患者月经周期第十五天，末次月经 2022 年 9 月 6 日，周期 2 月余。近 2 日干咳，咽痒，无痰，无鼻塞流涕，口干不苦，易累，精神一般，纳寐可，小便黄，大便干、排不尽感，舌淡胖、苔白腻，脉细。9 月 18 日检查甲状腺功能三项未见异常；AMH ＜ 0.01 ng/mL。9 月 20 日（月经周期第十五天）B 超检查提示子宫内膜厚 8 mm，右侧卵泡 17 mm×13 mm（透声差，已破）。方选左归丸合四君子汤加减。

方药：党参 10 g，熟地黄 10 g，枸杞子 10 g，黄芪 20 g，当归 10 g，陈皮 6 g，覆盆子 10 g，鹿角胶 10 g（烊化），菟丝子 10 g，山茱萸 10 g，甘草 6 g，茯苓 10 g，白术 10 g，山药 10 g。7 剂，每天 1 剂，水煎服。

患者复查 AMH ＜ 0.01 ng/mL，考虑为肾水早竭、肾精亏虚所致，继续予左归丸补肾填精。患者易累，为脾胃气虚所致，脾主肌肉，四肢肌肉无所禀受水谷精微，则易累、四肢乏力；大便干、排不尽感，亦为脾胃气虚，受纳与健运乏力所致，脾胃运化不利，故大便排不尽，予四君子汤益气健脾。方中党参益气健脾；茯苓、白术健脾渗湿；甘草益气和中，调和诸药。

六诊（2022 年 11 月 8 日）：患者停经 41 天，末次月经 9 月 28 日，周期 22 天。11 月 4 日自测早孕试纸阳性，现觉恶心欲呕，纳少，左下腹时有胀痛，无腰酸、阴道流血流液等不适。偶有干咳，少痰，易饥，寐可，二便调，舌暗红、苔白，脉滑。诊断为早孕。方选寿胎丸合四君子汤加减。

方药：续断 10 g，白芍 10 g，白术 10 g，黄芪 20 g，茯苓 10 g，陈皮 6 g，

莲子 10 g，山药片 10 g，桑寄生 10 g，菟丝子 10 g，党参 10 g，阿胶 10 g（烊化）。7 剂，每天 1 剂，水煎服。

患者停经 41 天，尿 hCG 阳性，早孕诊断明确。患者素体肾阴精亏虚，胞宫、胞脉失养，根据中医未病先防治疗原则，现孕早期应积极保胎治疗，予寿胎丸合四君子汤加减固肾安胎。方中菟丝子能促进卵巢黄体形成；续断能促进子宫和胚胎发育；桑寄生、阿胶滋阴补肾，安胎元；白芍养血柔肝；党参、黄芪、白术、茯苓、山药、莲子健脾益气，以滋后天气血生化之源；陈皮健脾理气和胃，缓解孕吐症状；甘草调和诸药。纵观全方，具有健脾益气、固肾安胎之效，使胎元有所附、有所养，达到壮母固胎的目的。西药予孕激素孕酮胶囊口服抑制子宫收缩，提供孕卵着床所需的激素水平，从而降低流产事件的发生，维持正常妊娠。

治疗结果：患者成功受孕。患者月经紊乱 2 年余，既往月经周期提前，现停经 65 天，月经未来潮，查 AMH 0.02 ng/mL。西医诊断为月经失调、卵巢储备功能减退；中医诊断为月经先后无定期。患者因多次人流手术史伤及肾气，肾精匮乏，冲任失调，血海蓄溢失常，致月经先后无定期；肾水早竭，肾精匮乏，则天癸不充，冲任气血亏虚，继而胞宫、胞脉失养，亦致卵巢储备功能减退。结合舌红、苔薄白、脉细、口干、口腔溃疡、失眠多梦、急躁易怒等症状均为肾精亏虚、阴虚内热所致。阴虚血热，热灼伤津液则口干、口腔溃疡；肾精不足，虚热内生，上扰心神则失眠多梦、急躁易怒。治疗以滋补肾阴、填精益髓为主，方选左归丸合生脉散加减。方中重用熟地黄滋肾益精；覆盆子、菟丝子补肾益精，滋补肝肾；鹿角胶血肉有情之品峻补精髓；山茱萸养肝滋肾，涩精敛汗；山药补脾益阴，滋肾固精；党参、黄芪健脾益气；麦冬、五味子养阴生津；佐以当归、川芎行气活血促月经来潮；甘草调和诸药。全方共奏填精益髓、养阴生津、行气活血之效。结合糖耐量、胰岛素释放试验指标，考虑患者存在胰岛素抵抗，予二甲双胍缓释片调节糖脂代谢。予患者左归丸加减补肾填精益髓规律治疗 2 月余，使肾气盛，冲任调，故有子，孕后予寿胎丸合四君子汤加减起健脾益气、固肾安胎之效，使胎元有所附、有所养，达到壮母固胎的目的。

【验案 7】不孕症、EMT、卵巢储备功能减退、癥瘕（肾虚血瘀证）

蒙某，女，34 岁，已婚，2022 年 1 月 22 日就诊。主诉未避孕未孕 2 年，试管移植失败 1 次，余 2 个冻胚待移植。自述 2009 年开始与丈夫同房，性生活正常，避孕套避孕。2019 年开始备孕，2020 年 6 月 17 日行腹腔镜下卵

巢囊肿剔除术 + 卵巢修补术 + 肠道、盆腔粘连松解术 + 诊刮术，术后诊断为 EMT Ⅳ 期。2021 年 2 月、4 月取卵 2 次，配成 4 个冻胚。2021 年 6 月 4 日移植 2 个冻胚，未成功。2021 年 12 月 19 日宫腔镜检查提示两侧宫角可见输卵管开口，病理示增殖期子宫内膜。末次月经 1 月 17 日，现月经周期第六天，月经未净，经量中等，色偏深红，无血块，小腹灼痛，可忍受，经前乳房胀痛，上次月经 12 月 24 日，周期 24 天。现左侧疼痛，阵发性，艾灸疼痛缓解，腰酸，易累，怕冷，纳可，寐欠佳，多梦，大便烂，2 天 1 次，小便调，舌淡苔白，脉弦。

经孕胎产史：平素月经周期 24 ～ 28 天，行经 5 ～ 6 天，经量中等，色红，无血块、无乳胀、无腰酸。末次月经 2022 年 1 月 17 日，行经 6 天。适龄结婚，孕 0 产 0。

既往史：无特殊病史。否认药物、食物过敏史。

2021 年 12 月 30 日检查，CA125 21.48 U/mL，CA199 < 0.6 U/mL，癌胚抗原 2.5 ng/mL，甲胎蛋白 1.0 ng/mL。2022 年 1 月 18 日检查性激素六项，E_2 53 pg/mL，LH 5.69 mIU/mL，FSH 12.61 mIU/mL，P 0.2 ng/mL，PRL 27.35 ng/mL，T 32.46 ng/dL；血 AMH 0.528 ng/mL。2022 年 1 月 18 日 B 超检查提示左侧附件区囊性占位，大小约 86 mm × 88 mm × 81 mm，边界清，形态欠规则，考虑来源于卵巢可能。患者丈夫精液 PR+NP=67.8%+2.2% =70%，浓度 7.42 × 10^7/mL。

病情分析：患者为卵巢囊肿剔除术后，以不孕为主要表现。现行试管助孕，取卵率低，移植失败 1 次，检查提示 FSH > 10 mIU/mL，AMH < 1.1 ng/mL，彩超提示盆腔包块。西医诊断为原发不孕、EMT Ⅳ 期、卵巢储备功能减退、输卵管积水；中医可归为不孕、癥瘕范畴。中医认为本病多是患者先天肾气不足，或是后天伤肾，导致脏腑功能失调，血行不畅，瘀血内停，加之体虚容易外感邪气，与其他邪气交结于胞宫胞脉，日久成积块，故为癥瘕，包块阻滞冲任、胞宫，两精不能相搏，故不孕；肾水不足，不能上济心火，故出现多梦、寐差。

诊疗思路：本病多因肾气亏虚，精血不足，胞宫失养，加之瘀血内阻，冲任气血运行不畅，故难以摄精成孕。其中舌红、苔薄白、脉沉为肾虚之象。肾主生殖，为先天之本，脾为后天之本，为气血生化之源，治当以补肾养精来滋养填补血海、胞宫，使肾气充盛，并加以健脾助气血化生以资先天；同时辅助活血化瘀消癥剔除陈旧瘀血，缩小包块，使气血通畅，脏腑得养，自然能摄精成孕。现患者卵巢储备功能减退，当以补肾养阴助卵泡发育为主，并予养血和血之药调理冲任，助行药力。患者口干，寐多梦，为肾虚经血不足，不能上济心火，故予滋阴清热之品制虚火。辨证为肾虚血瘀证。治法为补肾益精，益气养血。处方为左归丸加减。

方药：山药 10 g，当归 10 g，党参 10 g，熟地黄 10 g，知母 10 g，鹿角胶 6 g（烊化），甘草 6 g，黄芪 10 g，菟丝子 10 g，紫河车 3 g，茯神 10 g，山茱萸 10 g。7 剂，每天 1 剂，水煎服。

方解：患者卵巢储备功能减退，陈慧侬认为妇女以精血为用，有形的卵巢、卵泡的生长发育需要依赖有形的肾精肾阴的滋养，故中药促排卵关键为补肾填精、益阴养血，方用左归丸加减。方中熟地黄、知母、菟丝子、山茱萸补益肝肾，精血互生；鹿角胶、紫河车温肾助阳，补肾养血；黄芪、当归益气生血，合山药、党参、甘草益气健脾，化生有源；甘草调和诸药。全方补肾养精，益气养血，使精血足，能滋养血海、胞宫。

二诊（2022 年 1 月 29 日）：患者末次月经 1 月 17 日，行经 6 天，周期 24 天。现诉少腹隐痛，较前好转，乳胀痛，多梦易醒，二便可，舌红苔少，脉弦。方选桂枝茯苓丸合五苓散加减。

方药：薏苡仁 20 g，辛夷 6 g，黄芪 20 g，大腹皮 15 g，地黄 10 g，猪苓 10 g，川楝子 6 g，甘草 6 g，茯苓 10 g，延胡索 10 g，五灵脂 10 g，桂枝 9 g，桃仁 10 g，泽泻 10 g。7 剂，每天 1 剂，水煎服。

患者腹痛已较前缓解，B 超检查提示左侧附件区囊性占位，大小约 86 mm×88 mm×81 mm，既往有卵巢巧克力囊肿病史，结合 CA125 未见升高，考虑卵巢巧克力囊肿复发可能性小。包块以囊性为主，患者症状以冷痛为主，易累、大便烂、舌淡苔白为脾阳不足表现，故继续予桂枝茯苓丸和失笑散活血化瘀止痛，合用五苓散增强行气利水之功，加辛夷温肺化饮。

三诊（2022 年 2 月 17 日）：患者末次月经 2 月 9 日，周期 23 天，行经 4 天，量偏少，色暗，无血块，无痛经，稍腰酸乳胀。现偶有腹痛，口干无口苦，疲倦，有痰，纳寐可，二便尚可，舌红、苔薄黄，脉弦。方选两地汤加减。

方药：黄柏 10 g，知母 10 g，茯苓 10 g，地骨皮 10 g，墨旱莲 12 g，白芍 10 g，山药 10 g，甘草 6 g，麦冬 10 g，五味子 5 g，地黄 20 g，槐花 10 g。7 剂，每天 1 剂，水煎服。

经调理患者腹痛已缓解。患者现以月经先期为主要表现，舌红、苔薄黄，脉弦，考虑有热象，虚热内扰冲任，故月经提前，方选两地汤加减。方中黄柏、知母清肾中虚热；地骨皮清热养阴；地黄、墨旱莲补肾益精；白芍、麦冬养阴；患者易疲倦、有痰，予山药健脾益气；茯苓健脾利湿；槐花清热凉血。全方补肾养阴，清热凉血调经。

四诊（2022年2月24日）：患者末次月经2月9日，周期23天，行经4天。经间期腹痛，已自行缓解，口干不苦，无痰，纳可，寐欠佳，多梦，无腰酸，二便调，舌红、苔薄黄，脉弦。2022年2月20日B超检查提示子宫内膜厚5.8 mm，左侧附件囊性包块88 mm×67 mm。

方药：玄参10 g，川楝子6 g，槐花10 g，地黄20 g，法半夏9 g，浙贝母9 g，甘草6 g，黄柏10 g，知母10 g，土茯苓20 g，陈皮6 g，墨旱莲12 g，泽泻10 g，山药10 g。7剂，每天1剂，水煎服。

患者现处于经间期，舌红苔黄，仍有余热，故予玄参、槐花清热凉血；地黄、墨旱莲、黄柏、知母滋肾养阴清热。患者盆腔包块未消，中医认为脾虚湿蕴，痰湿内阻，影响气血运行，痰瘀互结，当配合以燥湿化痰、行气利水之品缓消积块，予陈皮、法半夏、浙贝母燥湿化痰；泽泻、土茯苓利水；山药补益脾肾；甘草调和诸药。全方以清、补、消为法治疗。

五诊（2022年3月3日）：患者末次月经2月9日，行经4天，周期23天。现诉脐周疼痛较前好转，今日腹泻，近几日头晕眼花，时有气短，白带正常，疲倦，纳寐尚可，多梦，小便调，舌淡、苔薄白，脉沉细。方选桂枝茯苓丸合补中益气汤加减。

方药：升麻6 g，桂枝6 g，茯苓15 g，浙贝母6 g，法半夏9 g，党参10 g，黄芪20 g，甘草6 g，陈皮6 g，桃仁10 g，柴胡9 g，白术10 g，当归6 g，赤芍15 g。7剂，每天1剂，水煎服。

患者现处于经前期，素体血瘀，兼见腹泻，伴乏力、气短、头晕不适，为气血虚弱、中气不足、清阳不升所致，故在桂枝茯苓丸活血化瘀止痛基础上加补中益气汤补中益气，升阳举陷。方中桂枝温经通络；桃仁、赤芍活血散瘀；当归、芍药养血和血；党参、黄芪、白术、茯苓益气健脾；陈皮行气宽中，使补中有行；半夏燥湿化痰；升麻、柴胡升阳举陷，使清气得升，浊阴得降。

六诊（2022年3月24日）：患者末次月经3月5日，行经4天，量偏少，周期28天。诉3月15日行左侧附件区囊肿穿刺液检查术，术后两侧少腹疼痛，呈撕裂样转为闷胀痛，阴道无出血，白带不多，乳胀，口干，觉累，大便偏硬，小便可，舌红苔黄，脉弦。2022年3月15日细胞学病理检查提示散在成簇的腺上皮样细胞，轻度异常（不能明确意义）；2022年3月22日B超检查提示子宫内膜厚9.8 mm，C型；右侧卵巢外侧区稍强回声（考虑输卵管增粗），左侧输卵管积水。方选三妙散加减。

方药：熟地黄20 g，陈皮6 g，土茯苓20 g，法半夏9 g，黄芩9 g，苍术10 g，薏苡仁20 g，泽泻10 g，川楝子6 g，芥子6 g，麻黄6 g，桂枝6 g，柴胡6 g，大腹皮10 g。7剂，每天1剂，水煎服。

患者经药物治疗及盆腔囊肿行囊肿穿刺液检查术，月经周期已恢复正常，现时有下腹闷痛，结合彩超提示输卵管增粗、积水，考虑为慢性输卵管炎表现。结合患者舌脉象，考虑为湿热互结，蕴结胞宫、胞脉所致，故方选三妙散加减。方中苍术、薏苡仁、茯苓、大腹皮燥湿利水，消除积水；泽泻、黄芩清热燥湿，加强攻逐水饮的功效；川楝子、柴胡行气止痛，调畅气机；桂枝、麻黄辛温发散水气；陈皮、半夏、白芥子化痰消饮。

七诊（2022年3月31日）：患者末次月经3月5日，周期28天，行经4天。现诉偶有头晕，便血，觉累，纳寐尚可，多梦，舌红苔裂，脉弦。方选归脾汤加减。

方药：龙眼肉10 g，川芎9 g，地榆10 g，甘草6 g，白术10 g，党参10 g，黄芪20 g，地黄10 g，茯神10 g，当归10 g，远志10 g，酸枣仁9 g，木香10 g。7剂，每天1剂，水煎服。

患者现处于经前期，心脾不足，气血虚弱，不能上荣于脑窍，故见头晕、易累、多梦等不适，方选归脾汤加减。方中龙眼肉、酸枣仁、茯神、远志养血养心宁神；白术、党参、黄芪、当归益气健脾养血，当归合川芎使补而不腻，活血行血；木香健运脾气；地榆养阴清热。全方养阴宁心，健脾益气养血。

八诊（2022年4月7日）：患者末次月经4月4日，现月经周期第四天未净，量偏少，色暗红，有血块，月经周期第一至第三天痛经可忍受，小腹胀痛，腰酸，无乳胀，月经周期30天。仍有头晕，痔疮出血，口干口苦，易累，纳寐可，二便调，舌红苔少，脉弦。方选大补阴丸合生脉散加减。

方药：山药10 g，茯苓10 g，党参10 g，当归10 g，知母10 g，黄柏10 g，地黄12 g，龟甲10 g，泽泻10 g，甘草6 g，麦冬10 g，五味子5 g，菟丝子10 g，地榆10 g。7剂，每天1剂，水煎服。

患者素体有瘀，经行腹痛，色暗，有血块。现为行经期，胞宫泻而不藏，当因势利导助行血，使瘀血得祛；阴血下注胞宫，血海空虚，阴血不足，易生虚热，故见舌红苔少，脉弦。方选大补阴丸加减滋阴清热调经。方中知母、黄柏清肾中虚热；龟甲滋阴潜阳；地黄补肾养阴；党参、山药健脾益气；麦冬、五味子益气养阴收敛；当归养血活血，调理冲任；泽泻泻热行水；地榆清热凉血。全方补中有行，散中有收，清、补并调。

九诊（2022年4月14日）：患者末次月经4月4日，行经6天，量偏少，色暗红，上次月经3月5日，周期30天。现诉易疲倦，今日右下腹疼痛，现好转，自觉上火，口腔溃疡，口干，纳可，寐欠佳，多梦，小便调，大便偏硬，舌红苔薄。方选大补阴丸加减。

方药：知母10 g，菟丝子10 g，五味子5 g，麦冬10 g，山药10 g，土茯苓20 g，败酱草10 g，当归10 g，地榆10 g，黄柏10 g，地黄12 g，龟甲10 g，泽泻10 g，甘草6 g。7剂，每天1剂，水煎服。

患者现处于经后期，症见口腔溃疡、多梦、大便硬，考虑肾阴亏虚，余热未解，继续予上方清热养阴，方中加土茯苓、败酱草增强清热利水之功。

十诊（2022年6月23日）：患者末次月经6月5日，周期26天，行经6天，量偏少，色暗红，少许血块，轻微小腹不适，经前腰酸乳胀。5月8日有少量褐色分泌物，5月10日月经来潮，提示生化妊娠。2日前觉小腹隐痛，现未见。纳可，寐多梦，大便硬、羊屎状，痔疮易出血，舌红苔少，脉弦。5月4日早孕试纸阳性；hCG 204.26 mIU/mL，E_2 97 ng/mL。5月8日检查孕三项，hCG 215.26 mIU/mL，E_2 42 ng/mL，P 7.92 ng/mL。方选桂枝茯苓丸加减。

方药：龟甲10 g，桂枝5 g，当归10 g，桃仁10 g，知母10 g，黄柏10 g，熟地黄10 g，茯神15 g，山药10 g，甘草6 g，麦冬10 g，菟丝子10 g，赤芍10 g，紫河车3 g。7剂，每天1剂，水煎服。

患者自然受孕后生化妊娠，为先天肾阴亏虚，阴虚不能制火，虚热内扰，损伤冲任气血，或血瘀阻滞冲任，致冲任损伤，胎结不实，胎元不固自然殒堕。治疗当采用防治结合。现患者经量少、色暗、有血块，继续予桂枝茯苓丸加减活血化瘀；患者大便硬，结合其舌脉，考虑兼有虚热，故合用大补阴丸滋阴补肾，清热两虚。

十一诊（2022年6月30日）：患者末次月经6月30日，现月经周期第一天，经量少，色红，无血块，无痛经，无腰酸乳胀，上次月经6月5日，周期26天。现疲倦，口苦不干，纳可，寐多梦，二便调，稍有肛门坠胀感，稍腹胀，舌淡红、苔薄黄，脉弦细。方选左归丸合桂枝茯苓丸加减。

方药：桃仁 10 g，菟丝子 10 g，麦冬 10 g，甘草 6 g，山药 10 g，泽泻 10 g，桂枝 5 g，当归 10 g，赤芍 10 g，党参 10 g，山茱萸 10 g，熟地黄 10 g，茯神 15 g。7 剂，每天 1 剂，水煎服。

患者为月经周期第一天，胞宫泻而不藏，当配合活血化瘀以助行经，故继续予桂枝茯苓丸活血化瘀止痛。经后阴血亏虚，故方中加菟丝子、山茱萸、山药、熟地黄补益肝肾之精；麦冬养阴；行经时阴血下注胞宫，气血虚弱故见疲倦，加党参、山药健脾益气以助气血生化；患者平素多梦，寐欠佳，为心神失养所致，加茯神健脾安神。

十二诊（2022 年 7 月 16 日）：患者末次月经 6 月 30 日，行经 4 天，经量少，色暗红，无血块，无痛经，腰酸，上次月经 6 月 5 日，周期 26 天。7 月 14 日移植 2 个囊胚，当晚见少量褐色分泌物，未净，现移植后第三天，口服地屈孕酮片 20 mg，每天 2 次，每天肌注肝素 1 支，纳寐可，二便调，舌红苔少，脉弦。方选寿胎丸加减。

方药：阿胶 5 g（烊化），五味子 3 g，墨旱莲 10 g，莲子 10 g，白芍 10 g，茯苓 10 g，菟丝子 10 g，桑寄生 10 g，麦冬 10 g，续断 10 g，党参 10 g，白术 10 g，黄芪 15 g。10 剂，每天 1 剂，水煎服。

患者为第二次囊胚移植，当以补肾固冲安胎为主。现患者阴道见褐色分泌物，舌红苔少，脉弦，为阴虚内热，热迫血妄行，扰乱胞宫，影响胚胎着床。治以补肾固冲安胎，兼以养阴清热，凉血止血，方选寿胎丸加减。方中菟丝子、桑寄生、续断补肾固冲安胎；麦冬、五味子养阴敛阴；墨旱莲、白芍、阿胶补血养阴清热；莲子、白术、黄芪益气健脾养血。配合西药地屈孕酮片保胎，低分子肝素钠改善胞宫微循环。

十三诊（2022 年 7 月 21 日）：患者囊胚移植后第八天，现诉阴道无异常分泌物，腰稍酸累，昨日左小腹紧张感，无腹痛，稍口苦口干，无痰，纳可，多梦，二便常，舌红、苔薄黄。方选寿胎丸加减。

方药：墨旱莲 10 g，白术 10 g，太子参 10 g，续断 10 g，麦冬 10 g，桑寄生 10 g，阿胶 5 g（烊化），五味子 3 g，黄芪 15 g，莲子 10 g，白芍 10 g，茯神 10 g，菟丝子 10 g。7 剂，每天 1 剂，水煎服。

现为囊胚移植后第八天，已无阴道褐色分泌物，为胚胎着床关键时期，当以补肾固冲为法，佐以健脾益气，固摄胎元，方选四君子汤合寿胎丸加减。菟丝子、续断补肾固冲；墨旱莲补肾益精；阿胶养血止血；太子参、黄芪、白术健脾益气；莲子、茯神健脾养心；白芍柔肝养血；麦冬、五味子益气养阴收敛。

十四诊（2022年8月25日）：患者末次月经8月17日，行经5天，经量中等，色红，无血块，稍痛经，经前腰酸累，上次月经7月28日，周期20天。现偶有小腹隐痛，头晕，两侧头痛为主，纳可，多梦，易醒，口苦不干，二便调，现诉白带增多，色黄，无瘙痒异味，舌淡暗、苔薄白，脉沉。8月4日B超检查提示子宫内膜厚8 mm，左附件囊性包块（囊腺瘤，57 mm×21 mm×52 mm）。8月6日盆腔CT检查提示双侧子宫附件区占位（囊腺瘤，左5.3 mm×3.9 mm×6.6 mm，右2.2 mm×2.0 mm×1.2 mm）。方选当归芍药散合桂枝茯苓丸加减。

方药：熟地黄10 g，桃仁10 g，菟丝子10 g，桂枝5 g，茯苓10 g，白芍10 g，党参10 g，川芎9 g，牡丹皮10 g，白术10 g，甘草6 g，黄芪20 g，当归10 g。7剂，每天1剂，水煎服。

患者2次囊胚移植失败，复查盆腔CT提示双附件有包块。中医认为是瘀血内停，冲任阻滞，胞脉不通，故致不孕；血瘀气滞，"不通则痛"，故经行腹痛，或小腹、少腹疼痛，肛门坠胀不适。舌暗淡、脉沉为肾虚血瘀之象。考虑瘀血内阻为影响受孕的关键因素，治疗当以通为法，佐以健脾补肾固冲，方选桂枝茯苓丸合当归芍药散行气活血，化瘀通络。方中当归、川芎行气活血；桃仁、牡丹皮活血化瘀通络；熟地黄、菟丝子补肾益精；桂枝温经通络行血；党参、黄芪、白术、茯苓健脾益气，补气行血。全方补中有行，标本兼治。

十五诊（2022年9月1日）：患者末次月经8月17日，行经5天，周期20天。现诉腹部隐痛，无口干口苦，腰累，疲倦，纳可，多梦，二便调，脉弦。方选当归芍药散合桂枝茯苓丸加减。

方药：熟地黄10 g，黄芪20 g，白术10 g，甘草6 g，牡丹皮10 g，川芎9 g，党参10 g，白芍10 g，茯苓10 g，桂枝5 g，当归10 g，桃仁10 g，菟丝子10 g。7剂，每天1剂，水煎服。

继续守前方补肾益气健脾、活血化瘀消癥之法治疗。

十六诊（2022年9月8日）：患者末次月经8月17日，行经5天，周期20天。现诉易累，有痰，多梦，小便调，大便烂，每天1次，舌红苔少，脉弦。尿hCG阴性。方选桂枝茯苓丸加减。

方药：菟丝子10 g，桃仁10 g，当归10 g，桂枝5 g，茯苓10 g，熟地黄

10 g，黄芪 20 g，法半夏 9 g，白术 10 g，牡丹皮 10 g，川芎 9 g，丹参 10 g，赤芍 10 g，紫河车 3 g。7 剂，每天 1 剂，水煎服。

继续守前方补肾健脾、活血化瘀消癥之法治疗。患者兼有痰湿，故改党参为半夏燥湿化痰，去甘草加丹参增强活血化瘀之效，助调理冲任气血运行。

十七诊（2022 年 9 月 15 日）：患者末次月经 9 月 8 日，行经 5 天，量较前增多，色红，无血块，稍痛经，上次月经 8 月 17 日，周期 23 天。现诉近日左侧附件疼痛，经前期腰酸明显，口苦，少痰，纳可，多梦，腰痛，二便调，舌红苔少，脉弦。方选大补阴丸加减。

方药：龟甲 10 g，法半夏 9 g，太子参 10 g，当归 10 g，茯苓 10 g，知母 10 g，黄芩 10 g，地黄 10 g，浙贝母 10 g，山药 10 g，甘草 6 g，麦冬 10 g，五味子 5 g，菟丝子 10 g。7 剂，每天 1 剂，水煎服。

患者肾阴亏虚，虚热内扰，经血妄行，故见月经先期、量多。舌红苔少、脉弦为肾阴虚之象，予龟甲滋阴潜阳；黄芩、知母清热泻火。腰为肾之府，肾精不足，行经时阴血下注冲任，故见经期腰酸，予地黄、菟丝子补益肾精；麦冬、五味子益气养阴；太子参、山药、茯苓健脾益气助气血化生；佐以法半夏、浙贝母化痰。

十八诊（2022 年 10 月 3 日）：患者末次月经 9 月 8 日，行经 5 天，周期 23 天。停经 26 天，今早测早孕试纸阳性，诉昨日少量鲜红色分泌物，今日内裤仍可见褐色分泌物，偶有腹痛，无腰酸，易累，小腹坠胀感，纳寐可，口干，无痰，二便尚可，舌红苔少、有裂纹，脉弦。诊断为早孕、先兆流产。方选寿胎丸合二至丸加减。

方药：菟丝子 10 g，山药 10 g，当归 3 g，白芍 10 g，黄芪 20 g，五味子 5 g，麦冬 10 g，党参 10 g，女贞子 10 g，墨旱莲 10 g，续断 10 g，桑寄生 10 g，莲子 10 g，阿胶 5 g（烊化）。12 剂，每天 1 剂，水煎服。

患者自然受孕，孕后见阴道褐色分泌物，腹痛，伴有下腹坠胀不适，符合中医胎漏、胎动不安诊断，结合舌红苔少有裂纹、脉弦等肾阴虚之象，考虑为阴虚生热，热扰冲任；孕后气血下以养胎，使阴血更虚，热更重，迫血妄行，以致胎漏，损伤胎气，以致胎动不安。治宜补肾固冲，凉血止血，方选寿胎丸加减。方中菟丝子、续断、桑寄生补肾固冲；山药、黄芪、党参健脾益气；女贞子、墨旱莲凉血止血；阿胶养血止血。

十九诊（2022 年 10 月 13 日）：患者末次月经 9 月 8 日，行经 5 天，停经 36 天。

现无阴道流血流液，腰累，无腹痛，口苦不干，无恶心呕吐，疲乏，纳寐可，二便调，舌红苔少，脉沉。10 月 13 日检查孕三项，hCG > 15000 mIU/mL，E_2 240 pg/mL，P 24.5 ng/mL。方选寿胎丸合二至丸加减。

方药：黄芩 10 g，阿胶 5 g（烊化），桑寄生 10 g，续断 10 g，墨旱莲 10 g，女贞子 10 g，党参 10 g，麦冬 10 g，五味子 10 g，黄芪 20 g，白芍 10 g，当归 3 g，白术 10 g，菟丝子 10 g。7 剂，每天 1 剂，水煎服。

患者 hCG、E_2 偏低，西医予口服补佳乐补充雌激素；中医继续予上方补肾固冲安胎。患者舌红苔少，仍有虚热之象，加黄芩清热安胎。

二十诊（2022 年 10 月 20 日）：患者末次月经 9 月 8 日，行经 5 天，停经 45 天。现诉偶腹隐痛，无异常流血流液，食欲欠，厌油腻，口苦不干，易累，寐可，二便调，舌红、苔薄黄，脉细弦。10 月 20 日检查，P 20.72 ng/mL，hCG 80314 mIU/mL，E_2 644 pg/mL。10 月 20 日 B 超检查提示宫内妊娠，早孕，单活态，相当于孕 6 周 +4 天，见卵黄囊 4.6 mm×3.8 mm，见胚芽 6.7 mm，见心管搏动；子宫肌瘤 13 mm×8 mm，右侧卵巢内液性占位 34 mm×29 mm。方选寿胎丸合二至丸加减。

方药：桑寄生 10 g，白术 10 g，当归 3 g，白芍 10 g，黄芪 20 g，五味子 5 g，黄芩 10 g，阿胶 5 g（烊化），菟丝子 10 g，续断 10 g，墨旱莲 10 g，女贞子 10 g，党参 10 g，麦冬 10 g。14 剂，每天 1 剂，水煎服。

患者复查 P 偏低，予口服西药补佳乐、孕酮胶囊补充雌孕激素；现孕 6 周 +4 天监测 B 超已见胚芽及胎心，胚胎发育尚可，当继续补肾固冲安胎，予寿胎丸合二至丸加减安胎。

二十一诊（2022 年 11 月 5 日）：患者末次月经 9 月 8 日，行经 5 天，停经 61 天，孕 8 周 +5 天。现诉小腹隐痛不适，无阴道异常分泌物，恶心呕吐，口干口苦，有痰，易累，犯困，多梦，小便可，大便干，1～2 天 1 次，色红、苔薄白，脉弦。11 月 4 日 B 超检查提示宫内妊娠，相当于 8 周 +5 天，孕囊 53 mm×30 mm×20 mm，内见卵黄囊及胎儿回声，卵黄囊 6.6 mm×5.6 mm，头臂长 21.3 mm，见胎心搏动。方选寿胎丸加减。

方药：白芍 10 g，黄芩 10 g，五味子 5 g，黄芪 20 g，麦冬 10 g，当归 3 g，白术 10 g，桑寄生 10 g，菟丝子 10 g，续断 10 g，墨旱莲 10 g，山药 10 g，阿胶 5 g（烊化），党参 15 g。7 剂，每天 1 剂，水煎服。

患者素体肾虚，冲任不固，胎失所系，以致胎动不安，见下腹隐痛；脾胃虚弱，冲气挟胃气上逆，故见恶心欲吐不适。继续守前方，方中菟丝子、续断、桑寄生补肾固冲；山药、黄芪、白术、党参健脾益气；五味子、麦冬益气养阴；黄芩清热安胎；墨旱莲凉血止血；白芍、阿胶养血；加少量当归养血和血。

治疗结果：患者经治疗后自然受孕，并保胎成功。患者高龄，以卵巢巧克力囊肿剔除术后、不孕、盆腔包块为主症，属于中医的不孕、癥瘕范畴。因患者先天肾气不足，或后天伤肾，导致脏腑功能失调，血行不力，瘀血内停，加之体虚容易外感邪气，与其他邪气交结于胞宫胞脉，日久成积块，故为癥瘕，包块阻滞冲任、胞宫，两精不能相搏，故不孕；其中舌红苔薄白、脉沉为肾虚之象。患者行辅助生殖助孕失败，当以熟地黄、知母、菟丝子、山茱萸补益肝肾，精血互生；鹿角胶、紫河车为血肉有情之品，增强补益肾精之功，促进卵泡生长发育。患者 2 次移植未着床。B 超检查提示盆腔有包块。中医认为瘀血内停，冲任阻滞，胞脉不通，故难以受孕；血瘀气滞，"不通则痛"，故经行腹痛，或小腹、少腹疼痛，肛门坠胀不适。舌暗淡、脉沉为肾虚血瘀之象，考虑瘀血内阻为影响受孕的关键因素。治疗当以通为法，佐以健脾补肾固冲，方选桂枝茯苓丸合当归芍药散行气活血，化瘀通络，合五苓散行气利水。患者素体阴虚，舌红苔少，兼有热象，时见月经周期提前，常合用大补阴丸加减补肾养阴，清热调经。经调理 1 年余，患者自然受孕，孕后见阴道褐色分泌物，腹痛，伴有下腹坠胀不适，符合中医胎漏、胎动不安诊断，结合舌红苔少有裂纹、脉弦等肾阴虚之象，考虑为阴虚生热，热扰冲任；孕后气血下以养胎，使阴血更虚，热更重，迫血妄行，以致胎漏，损伤胎气，以致胎动不安。治宜补肾固冲，凉血止血，方选寿胎丸合二至丸加减。方中菟丝子、续断、桑寄生补肾固冲；山药、黄芪、党参健脾益气；女贞子、墨旱莲凉血止血；阿胶养血止血；黄芩清热安胎。患者胃气素虚，孕后经血停闭，血聚冲任养胎，冲脉气盛，挟胃气上逆，胃失和降，故见厌食、胃胀、纳欠佳等早孕反应，在上方补肾安胎、健脾益气的基础上加陈皮以理气宽中，降逆止呕。

第十三章 不孕IVF-ET助孕

【验案1】不孕症、卵巢储备功能减退、月经先期（肾虚血热证）

莫某，女，40岁，已婚，2017年7月10日初诊。主诉未避孕未孕1年余，拟行试管助孕。自述未避孕未孕1年余，曾检查发现卵巢储备功能减退，具体诊疗不详。性生活和谐，丈夫精子质量不详，计划行IVF-ET辅助生殖助孕。现月经周期第二十一天，诉难入睡，多梦，无发热、腹痛等不适，纳可，小便可，大便溏，每天2～3次，舌红苔黄，脉弦。

经孕胎产史：平素月经时有提前，周期20～26天，行经3～6天，量稍偏少，色暗红，有血块，偶有痛经、腰酸不适，末次月经2017年6月20日。孕产史不详。

既往史：无特殊病史及传染病史。否认药物、食物过敏史。

病情分析：患者备孕1年未孕，月经周期20～26天，既往诊断卵巢储备功能减退。结合患者病史，西医诊断为不孕症、卵巢储备功能减退；中医诊断为不孕症、月经先期范畴。陈慧侬认为卵巢储备功能减退的病理在于肾水早竭。肾藏精，内寓元阴元阳，藏精主生殖，胞络系于肾，肾气的盛衰与女子的生长壮老及月经胎孕的关系密切。患者高龄，肾中精气不足，则天癸不充，冲任气血亏少，经血无以生化，经血渐衰，胞脉失养，而出现月经不调、不孕之症。

诊疗思路：患者多是肾气不足，加之感受热邪，导致精不化血，冲任虚衰，难以受孕，故出现不孕；热扰冲任、胞宫，迫血下行，故出现月经提前；肾气不足，冲任气血失调，不能摄精成孕。治以补益肾气，调补冲任。结合患者月经先期，考虑为感受热邪所致，治疗以清热调经为主，益气固冲。气虚易导致气阴两虚，加之滋阴之品。结合患者多梦，舌红苔黄，脉弦，考虑阳胜血热之证，故在补肾滋阴的基础上予以清热调经，益气生津。辨证为肾虚血热证。治法为补肾滋阴，清热调经。处方为生脉散合清经散加减。

方药：太子参10g，麦冬10g，五味子3g，地骨皮10g，牡丹皮10g，生地黄10g，黄柏10g，阿胶10g（烊化），当归10g，白芍10g，白术10g，茯苓 10 g。10 剂，每天 1 剂，水煎服。

方解：方中太子参甘平，益气健脾，生津润肺；麦冬甘寒养阴清热，润肺生津；五味子酸温，敛肺止汗，生津止渴；三药合用，一清一润一敛，益气养阴，生津止渴，敛阴止汗，使气复津生，汗止阴存，气充脉复。生地黄、地骨皮清血热而滋肾水；白芍、阿胶养血滋阴；黄柏、牡丹皮清热降火凉血；白术健脾益气；当归补血调经；茯苓行水泻热。全方清热降火，凉血养阴，使热去则阴伤，血安而经自调。

二诊（2017 年 7 月 14 日）：患者末次月经 7 月 11 日，月经未净，经量少，色暗红，少许血块，无痛经。上次月经 2017 年 6 月 20 日，周期 22 天，现月经周期第四天。诉纳可，寐差，难入睡，小便黄，大便溏，每天 2～3 次，舌尖红、苔黄，脉弦。

2017 年 7 月 12 日检查性激素六项，E_2 58 pg/mL，LH 5.77 mIU/mL，FSH 15.28 mIU/mL，P 0.3 ng/mL，PRL 8.68 ng/mL，T 23.59 ng/dL。方选五子衍宗丸加减。

方药：何首乌 10 g，白芍 10 g，山茱萸 10 g，菟丝子 10 g，五味子 10 g，枸杞子 6 g，覆盆子 10 g，车前子 10 g，阿胶 10 g（烊化），鹿角胶 10 g（烊化），龟甲 10 g。10 剂，每天 1 剂，水煎服。

结合患者性激素检查显示 FSH ＞ 12 mIU/mL，卵巢功能欠佳，现为经后期，可予五子衍宗丸加减，滋肾益阴，促进卵泡生长。方中山茱萸、枸杞子、何首乌补益肝肾之精血；菟丝子、覆盆子补肾中之气；鹿角胶、龟甲、阿胶为血肉有情之品填精益髓，并滋阴不忘阳，予阳中求阴；车前子加强补肾之功；五味子、白芍具有养血柔肝、益气收敛之效。

三诊（2017 年 7 月 26 日）：患者末次月经 7 月 11 日，行经 5 天，上次月经 6 月 20 日，周期 22 天，现月经周期第十六天。自觉双足冰凉，7 月 24 日取卵 5 个，纳可，寐欠佳，多梦，易醒，小便黄，大便溏，每天 1～2 次，舌淡、苔薄黄，脉弦。2017 年 7 月 17 日检查性激素五项，E_2 512 pmol/L，LH 4.46 mIU/L，FSH 19.88 mIU/L，P 0.2 ng/mL，PRL 14.16 ng/mL。方选当归芍药散合四物汤加减。

方药：白芍 10 g，山药 10 g，山茱萸 10 g，茯苓 10 g，泽泻 10 g，当归 10 g，川芎 10 g，女贞子 10 g，枸杞子 10 g，黄芪 10 g，续断 10 g，丹参 10 g。15 剂，每天 1 剂，水冲服。

患者本周期监测激素指标见 E_2 达排卵期峰值，考虑有卵泡发育，7月24日已取卵 5 个，现取卵后第三天，予当归芍药散合四物汤养血调肝，补肾益精，并加续断、枸杞子、女贞子补益肾精，固护先天之本。患者时有便溏，考虑脾胃虚弱，运化失职，白术改黄芪加强健脾升阳止泻之功，并佐以丹参补肾活血调经。

四诊（2017 年 8 月 11 日）：患者末次月经 8 月 3 日，行经 6 天，经量少，色暗红，有血块，小腹稍隐痛，经前乳胀，腰酸，经前 1 天及经后 1 天头痛，无头晕，上次月经 7 月 11 日，周期 23 天，现月经周期第九天。觉口干口苦，纳可，寐欠佳，难入睡，多梦，小便黄，大便溏，每天 3～4 次，已配得 5 个冻胚，计划 3 个月经周期后移植胚胎，舌淡红、苔黄干，脉弦。方选归肾丸加减。

方药：何首乌 10 g，芡实 10 g，山药 10 g，鹿角胶 10 g（烊化），熟地黄 10 g，山茱萸 10 g，茯苓 10 g，丹参 10 g，覆盆子 10 g，菟丝子 10 g，黄芪 10 g，当归 10 g。10 剂，每天 1 剂，水冲服。

现患者处于经后期，血海空虚，应蓄积阴血，治宜滋肾益阴养血，兼疗肝脾，促使卵巢及胞宫脉络气血运行通畅。方选归肾丸加减。方中熟地黄、当归、何首乌滋阴补肾，养血益精；山茱萸、覆盆子补益肝肾；菟丝子补益肾中精气；鹿角胶为血肉有情之品，不仅能补益精血，并有阳中求阴之义，增强养血益精之功；患者反复便溏，予黄芪、茯苓、山药健脾益气；芡实渗湿止泻；丹参合当归同用活血调经，使气血冲任通调。

五诊（2017 年 8 月 28 日）：患者末次月经 8 月 3 日，上次月经 2017 年 7 月 11 日，周期 23 天，现月经周期第二十六天。自测尿 hCG 阴性，怕冷，前一天头痛，口干口苦，下腹隐痛，纳可，寐可，偶难入睡，有梦，小便黄，大便软，质黏，每天 1～2 次，舌红、苔白腻、有裂纹，脉滑。方选四物汤加减。

方药：川芎 10 g，熟地黄 10 g，白芍 10 g，鹿角霜 10 g，芡实 10 g，太子参 10 g，白术 10 g，牛膝 10 g，益母草 10 g，丹参 10 g，田七 10 g，当归 10 g。10 剂，每天 1 剂，水冲服。

现患者为经前期，月经将要来潮，为阴充阳长阶段，体内阴精较为充足，可予四物汤以活血调经为主，使重阳至阴转化协调，月经得以来潮。方中鹿角霜补肾助阳；川芎、牛膝、益母草、丹参、田七等因势利导，助瘀血排出，恢复卵巢功能；考虑患者素体脾胃虚弱，予太子参、白术健脾益气；芡实渗湿止泻，改善其大便情况。

六诊（2017年9月2日）：患者末次月经8月29日，量偏少，色红，有血块，稍痛经，上次月经8月3日，周期26天，现月经周期第五天。口干不苦，易累，纳可，寐欠佳，多梦，小便黄，大便黏，每天1次，舌红苔腻、有裂纹，脉弦。方选大补阴丸合生脉散加减。

方药：麦冬10g，太子参10g，五味子10g，知母10g，黄柏10g，熟地黄10g，龟甲10g，何首乌10g，山茱萸10g，枸杞子10g，鹿角胶10g（烊化），芡实10g，山药10g。15剂，每天1剂，水冲服。

患者主要病机为天癸早竭，肾阴不足，结合患者口干，寐欠佳，大便黏，治宜在补肾滋阴基础上予清热养阴安神，健脾益气助运化，为心、肝、脾、肾同调，调理患者冲任气血。方中生脉散入心肺二经，益气复脉，养阴生津；太子参药性平和替代人参，以缓缓图之；大补阴丸滋阴降火；阴阳互根，善补阴者，勿忘阳中求阴，因人因时加鹿角胶、枸杞子等补肾阳之药；阴不足常兼有脾虚夹湿等兼症，故予芡实、山药健脾祛湿；何首乌、山茱萸平补肝肾。

七诊（2017年9月18日）：患者末次月经8月29日，6天干净，上次月经2017年8月3日，周期26天，现月经周期第二十天。有腰酸，下腹不适，余有冻胚，有移植胚胎计划，舌淡、苔薄黄，脉细弦。方选大补阴丸加减。

方药：知母10g，黄柏10g，龟甲10g，熟地黄10g，麦冬10g，山茱萸10g，当归10g，丹参10g，续断10g，枸杞子10g，香附10g，玄参10g，牡丹皮10g。10剂，每天1剂，水冲服。

患者计划移植胚胎，现周期第二十天，平素月经提前，结合患者症状及舌脉表现，需滋阴清热治其本，并配伍行气活血凉血之品调节冲任气血。方中知母、黄柏清肾中虚热；龟甲壮肾水；熟地黄、当归滋阴养血填精；山茱萸、枸杞子、续断补益肝肾；丹参活血调经；牡丹皮清血分热，活血散瘀；玄参、麦冬清热养阴；香附疏肝解郁调经。

八诊（2017年9月20日）：患者末次月经9月19日，经量中等，色暗红，少许血块，无痛经，经前畏寒，经期腰酸，上次月经2017年8月29日，周期20天，现月经周期第二天。诉口干，小便调，大便成形，每天1～2次，舌淡红、苔薄白，舌中有裂纹，脉弦。方选举元煎合生脉散加减。

方药：太子参20g，麦冬10g，五味子10g，升麻10g，黄芪10g，白术10g，陈皮10g，炙甘草10g，山茱萸10g，龟甲10g，桑椹10g，何首乌10g。10剂，每天1剂，水冲服。

现为月经周期第二天，本次行经已无痛经、头痛，仍有腰酸、怕冷等不适。肾中精气亏虚，脏腑失去濡养故见腰酸；肾阳不足，失于温煦故见怕冷。现治疗以补肾健脾为主，养先后天之本，恢复其肾-天癸-冲任-胞宫生殖轴生理功能。方选举元煎合生脉散补中益气，养血填精。方中太子参、黄芪、白术、甘草益气补中，摄血固脱；辅以升麻升阳举陷；龟甲、山茱萸、桑椹、何首乌滋补肝肾；陈皮健脾；生脉散入心肺二经，益气复脉，养阴生津；太子参药性平和替代人参，以缓缓图之。

九诊（2017年9月29日）：患者末次月经9月19日，行经5天，上次月经2017年8月29日，周期20天，现月经周期第十一天。诉下肢怕冷，近日皮肤瘙痒，散在皮疹，口干不苦，有痰，纳可，寐欠佳，难入睡，小便可，大便黏，每天1～2次，舌红、苔黄腻，脉弦。拟下月开始移植。9月25日彩超检查提示子宫内膜厚6.2 mm，右侧卵泡17 mm×13 mm，盆腔积液15 mm×15 mm。方选生脉散合两地汤加减。

方药：太子参10 g，麦冬10 g，五味子3 g，何首乌20 g，石斛10 g，丹参10 g，生地黄10 g，地骨皮10 g，白芍10 g，阿胶10 g（烊化），枸杞子10 g，黄柏10 g。10剂，每天1剂，水冲服。

患者本周期监测卵泡见有优势卵泡，可自然排出，现彩超检查提示子宫内膜最厚达7 mm，予移植前调理，以补肾清热、养阴补血为主补先天之精。方中黄柏清虚热；地骨皮清热养阴；太子参、麦冬、五味子益气养阴；石斛、何首乌滋阴养血；丹参活血调经；阿胶养血；枸杞子补益肝肾。

十诊（2017年10月11日）：患者末次月经10月10日，经量中等，色暗红，少许血块，无痛经，上次月经2017年9月19日，周期21天，现月经周期第二天。纳可，寐欠佳，难入睡，舌淡红、苔薄白，舌中有裂纹，脉细弦。方选归脾汤加减。

方药：太子参10 g，茯苓10 g，白术10 g，黄芪10 g，何首乌10 g，当归10 g，木香10 g，酸枣仁10 g，远志10 g，生姜10 g，大枣10 g，鹿角胶10 g（烊化）。10剂，每天1剂，水冲服。

患者月经来潮，现月经周期第二天。患者为卵巢储备功能减退引起不孕，主要病机为肾阴虚，结合患者症状，考虑肾水不足，不能上济心火，水火不济则出现失眠，难以入睡，可予归脾汤加减。方中黄芪甘温，益气补脾；太子参、白术补脾益气，助黄芪益气生血；当归补血养心，养血安神；茯苓、酸枣仁、远志宁心安神；桂枝温通心阳；木香辛香而散，理气醒脾，与大量益气健脾药配伍，补而不滞，滋而不腻；鹿角胶补肾助阳；何首乌补肾益精血；甘草补气调中；生姜调和脾胃，以资化源。全方心、脾、肾同调。

十一诊（2017年10月30日）：患者末次月经10月10日，上次月经2017年9月19日，周期21天，现月经周期第二十一天。本月未能胚胎移植。9月26日检查性激素，LH 2.86 mIU/mL，FSH 8.65 mIU/mL，E_2 55 pg/mL。10月11日彩超检查提示子宫内膜厚5.5 mm，B型，未见优势卵泡，右侧卵巢20 mm×10 mm（偏小），盆腔积液。方选生脉散加减。

方药：太子参10 g，五味子10 g，麦冬10 g，山茱萸10 g，龟甲10 g，知母10 g，沙参10 g，白芍10 g，续断10 g，丹参10 g，当归10 g，桑寄生10 g。10剂，每天1剂，水冲服。

本月监测子宫内膜偏薄，未行移植，监测激素水平，见P稍偏低，予口服孕酮胶囊补充黄体功能，中医治以滋阴补肾养先天之本。方中龟甲滋肾水；知母、沙参、麦冬清热养阴；人参、五味子益气收敛；山茱萸、续断补益肝肾；当归、白芍养血和血；桑寄生补肾益精；丹参补肾活血化瘀。

十二诊（2017年11月8日）：患者末次月经11月2日，行经5天，量稍少，有血块，无痛经，上次月经2017年10月10日，周期23天，现月经周期第七天。尚未移植，诉口干，头痛，纳可寐差，难入睡，多梦，舌红、苔薄白，脉细。11月4日检查性激素六项，FSH 10.58 mIU/mL，LH 3.46 mIU/mL，E_2 103.7 pg/mL，P 0.56 ng/mL，PRL 15 uIU/L，T 0.33 ng/mL。方选大补阴丸合生脉散加减。

方药：知母10 g，黄柏10 g，龟甲10 g，熟地黄10 g，太子参10 g，麦冬10 g，五味子10 g，山茱萸10 g，白芍10 g，柴胡10 g，钩藤10 g，桑寄生10 g。10剂，每天1剂，水冲服。

患者经中药调理后复查FSH水平较前稍下降，卵巢功能较前稍好转，但数值仍偏高，FSH/LH＞3，现继续予大补阴丸滋阴清热治其本，生脉散益气养阴生津。患者头部胀痛，予柴胡、钩藤平肝疏肝止痛，山茱萸、白芍滋阴柔肝，桑寄生补益肾精。

十三诊（2017年11月17日）：患者末次月经11月2日，上次月经10月10日，周期23天，现月经周期第十六天。诉口干，纳可，寐差，难入睡，多梦，二便调，舌红、苔薄白，脉细。方选大补阴丸合生脉散加减。

方药：太子参10 g，麦冬10 g，五味子5 g，龟甲10 g，知母10 g，黄柏

10 g，地骨皮 10 g，牡蛎 10 g，山茱萸 10 g，菊花 10 g，枸杞子 10 g，何首乌10 g，鹿角胶 10 g（烊化）。15 剂，每天 1 剂，水冲服。

现患者为经间期，治疗继续滋阴补肾填精治其本，既往 B 超检查提示子宫内膜偏薄，予血肉有情之品滋养胞宫。方选大补阴丸合生脉饮加减滋阴补肾填精。菊花平肝疏肝止痛，牡蛎滋阴潜阳止痛，鹿角胶补肾填精。

十四诊（2018 年 1 月 3 日）：患者胚胎移植后第二十五天复诊，诉 2017 年12 月 7 日行胚胎移植 1 个囊胚。2017 年 12 月 28 日检查，E_2 479 pg/mL，hCG >15000 mIU/mL，P 32.10 ng/mL。现偶有小腹隐痛，腰酸，下肢怕冷，乏力，恶心欲吐，纳欠佳，无阴道流血流液，寐欠佳，多梦，二便可，舌红苔白，脉细滑。补充诊断为胎动不安（肾虚证）。方选寿胎丸合生脉散加减。

方药：太子参 10 g，麦冬 10 g，五味子 5 g，菟丝子 10 g，续断 10 g，桑寄生 10 g，黄芪 10 g，阿胶 10 g（烊化），白术 10 g，合欢皮 10 g。7 剂，每天 1 剂，水冲服。

现患者移植后胚胎成功着床，恶心呕吐等早孕反应明显，偶有小腹隐痛，腰酸，无阴道出血，结合患者症状体征诊断为胎动不安，结合舌脉为肾虚证型，予寿胎丸加减补肾安胎。方中菟丝子、续断补肾益精；桑寄生、阿胶养血安胎；太子参、白术、黄芪健脾益气，补后天之本以养胎元；麦冬、五味子益气养阴安胎；合欢皮解郁安神。全方补肾健脾，养阴安胎。

十五诊（2018 年 1 月 10 日）：患者胚胎移植后第三十二天，诉腰酸好转，下肢乏力缓解，现无腹痛、腰酸，无阴道流血流液，口干，睡眠较前缓解，二便调，舌嫩红、苔白腻，脉细滑。1 月 6 日彩超检查提示宫内早孕，未见心管搏动。方选寿胎丸合生脉散加减。

方药：太子参 10 g，麦冬 10 g，五味子 5 g，菟丝子 10 g，续断 10 g，桑寄生 10 g，黄芪 10 g，阿胶 10 g（烊化），白术 10 g，合欢皮 10 g，黄芩 10 g。10 剂，每天 1 剂，水冲服。

患者现为移植后第三十二天，彩超检查提示宫内早孕。服上药后腹痛、腰酸症状明显缓解，现口干，寐欠佳，予上方加黄芩清热安胎。

十六诊（2018 年 1 月 19 日）：患者胚胎移植后第五十六天复诊，诉胃脘部不适，下午尤甚，舌淡红、苔白，脉滑。方选寿胎丸合生脉散加减。

方药：太子参 20 g，麦冬 10 g，五味子 5 g，黄芪 10 g，白术 10 g，茯苓10 g，阿胶 10 g（烊化），甘草 10 g，何首乌 10 g，白芍 10 g，桑寄生 10 g，砂

仁 10 g。7 剂，每天 1 剂，水冲服。

现患者孕 56 天，患者胃脘部稍不适，续予上方健脾益气，补肾安胎，加砂仁行气宽中，白芍养阴柔肝，茯苓、甘草健脾益气。复查孕三项了解胚胎发育情况。

十七诊（2018 年 1 月 26 日）：患者孕 9 周 + 复诊，诉偶有下腹隐痛，腰酸，下肢乏力，无阴道流血流液，夜间畏寒，易醒，纳差，大便溏，每天 2 次，舌红苔裂，脉滑。现服用地屈孕酮片。1 月 20 日彩超检查提示宫内早孕，单活胎，相当孕 9 周 +，可见胎动及心管搏动。1 月 19 日检查血，P 25.43 ng/mL，E_2 748.26 pg/mL。

患者复查彩超提示相当孕 9 周 +，见心管搏动，P 25.43 ng/mL，现服用地屈孕酮片，继续动态监测孕期各项指标，患者诉仍偶有腹痛、腰酸，继续予寿胎丸加减补肾安胎，如有不适随时就诊。

治疗结果：患者经治疗 5 个月后取得显著疗效，胚胎移植成功。患者以经行不孕、月经提前为主症，且辅助检查提示卵巢储备功能减退，属于中医的不孕症、月经先期范畴，多是肾气不足，加之感受热邪，导致精不化血，冲任虚衰，难以受孕，故出现不孕；热扰冲任、胞宫，迫血下行，故出现月经提前。结合患者多梦，舌红苔黄，脉弦，考虑阳盛血热之证，故在补肾滋阴的基础上予以清热调经，益气生津。方选生脉散合清经散加减。生脉散入心肺二经，益气复脉，养阴生津；太子参药性平和替代人参，以缓缓图之；生地黄、地骨皮清血热而滋肾水；白芍、阿胶养血滋阴；黄柏、牡丹皮清热降火凉血；白术健脾益气；当归补血调经；茯苓行水泻热。全方滋阴养血益精，恢复肾－天癸－冲任－胞宫生殖轴功能，使月经周期阴阳消长转化能顺利进行。清除湿热后抓住天癸早竭的病机，治以补肾滋阴填精，方选大补阴丸合生脉散为基础方随证加减。患者经治疗后 FSH 水平明显下降，根据其移植计划配合用药，使肾气充足，胞宫得以濡养，胚胎顺利着床。后予补肾健脾益气安胎治疗，方选寿胎丸合生脉散加减。方中菟丝子、续断补肾益精；桑寄生、阿胶养血安胎；太子参、白术、黄芪健脾益气，补后天之本以养胎元；麦冬、五味子益气养阴安胎；合欢皮解郁安神。全方补肾健脾、宁心安胎。

【验案 2】不孕症、月经先期、卵巢储备功能减退（肾阴虚夹湿热蕴结证）

张某，女，41 岁，已婚，2014 年 4 月 23 日初诊。主诉未避孕未孕 6 年。自述婚后未避孕未孕 6 年，2012 年 8 月至医院就诊，考虑卵巢储备功能减退，丈夫精液分析提示弱精，2013年11月行试管助孕失败，现余2个冻胚。患者13岁初潮，月经周期25天，行经4～5天，经量中等，色鲜红，质稠，有血块，稍痛经，经前乳房胀痛，末次月经2014年4月13日。现时觉腰酸，多梦，口干，舌红、苔黄腻，脉沉细。

经孕胎产史：患者13岁初潮，月经周期25天，行经4～5天，经量中等，色鲜红，质稠，有血块，稍痛经，经前乳房胀痛。末次月经2014年4月13日，行经5天。孕0产0。

既往史：无特殊病史及传染病史。否认药物、食物过敏史。

2014年4月15日检查性激素，FSH 16.86 IU/L，LH 11.45 IU/L，P 0.21 ng/mL。

病情分析：患者婚后备孕6年未孕，月经周期25天，查性激素FSH 16.86 IU/L。西医诊断为不孕症、卵巢储备功能减退；中医诊断为不孕症、月经先期。妊娠与肾气和冲任二脉天癸有着极其密切的关系，肾主生殖、主先天，精藏于肾，而胞脉系于肾，妊娠的机理主要在于男女肾气的盛实及男精女血得到有机的结合，故不孕主要责之于肾，肾精匮乏，则天癸不充，冲任气血亏虚，继而胞宫、胞脉失养，导致不孕。肾精亏虚，阴虚血热则热扰冲任，伤及胞宫，血海不宁，使月经先期而至。

诊疗思路：患者因肾中精气不足，肾精匮乏，天癸不充，冲任气血亏虚，继而胞宫、胞脉失养，导致不孕。结合患者病史和临床表现，月经先期、色鲜红质稠属热证；腰酸、口干、失眠多梦为肾精亏虚、阴虚内热所致；阴虚血热，虚热迫血妄行则月经周期提前；肾虚不能濡养外府则腰酸；肾精不足，虚热内生，上扰心神则失眠多梦；舌红、苔黄腻为湿热所致。辨证为肾阴虚夹湿热蕴结证。治疗以补肾养阴为主，兼以清热祛湿。方选大补阴丸合三妙散加减。

方药：龟甲10 g，知母10 g，黄柏10 g，薏苡仁20 g，苍术10 g，茯苓10 g，甘草10 g，续断10 g，藿香10 g，天花粉10 g，墨旱莲10 g。7剂，每天1剂，水冲服。

方解：方中龟甲甘咸而寒，直入肾经，滋补肾水，为壮水涵木之品；黄柏、知母味苦性寒，入肾经，均具有清热泻火功效，相互配伍，可以增强清相火、退虚热的功效；续断补肝肾强筋骨；墨旱莲滋补肝肾，清热凉血；天花粉清热生津止渴；薏苡仁、苍术、茯苓健脾清热祛湿；藿香化湿醒脾；甘草益气补中，调和诸药。统观全方，药物配伍自有精妙之处，共奏滋补真阴以固其本、降泻相火以清其源之效。

二诊（2014年5月1日）：患者月经周期第十九天，末次月经2014年4月13日，行经5天，周期25天。现腰胀痛，寐差，多梦易醒，口干，大便黏，白带偏黄，舌红、苔黄腻，脉沉细。方选大补阴丸合三妙散加减。

方药：龟甲10g，知母10g，黄柏10g，薏苡仁20g，苍术10g，茯苓10g，甘草10g，续断10g，藿香10g，天花粉10g，墨旱莲10g，地骨皮10g。7剂，每天1剂，水煎服。

患者现处于经前期，既往月经周期提前为阴虚血热所致，未病先防，在前方基础上加地骨皮清阴中之虚热。

三诊（2014年5月14日）：患者月经周期第七天，末次月经5月8日，周期25天，行经4天，经量中等，色暗红，有血块，经行痛经，以下腹为主。活动后汗出明显，纳寐可，二便调。舌红、苔薄白，脉沉细。方选大补阴丸合生脉散加减。

方药：山茱萸10g，太子参10g，麦冬10g，五味子10g，枸杞子10g，菟丝子20g，龟甲10g，知母10g，黄柏10g，茯苓10g，覆盆子10g。7剂，每天1剂，水冲服。

患者活动后汗出明显，考虑气阴两虚，在大补阴丸的基础上合生脉散益气生津，敛阴止汗。方中龟甲、山茱萸滋肾养阴，补血填精；枸杞子、菟丝子、覆盆子滋补肝肾；知母、黄柏清热养阴；太子参、麦冬、五味子益气养阴生津；茯苓健脾祛湿。

四诊（2014年5月19日）：患者月经周期第十二天，末次月经5月8日，月经周期25天。现无特殊不适，纳寐可，二便调，舌红、苔薄白，脉沉细。方选大补阴丸加减。

方药：巴戟天10g，淫羊藿10g，何首乌20g，甘草10g，枸杞子10g，黄柏10g，菟丝子10g，覆盆子10g，龟甲10g，知母10g，鹿角胶10g(烊化)。15剂，每天1剂，水冲服。

患者现为经间期重阴转阳，在补肾养阴的基础上加补阳之品，在前方基础上去太子参、麦冬、五味子、山茱萸，加巴戟天、淫羊藿补肾阳强筋骨，何首乌、鹿角胶血肉有情之品填精益髓，滋阴养血促卵泡发育，阴足则卵成。

五诊（2014年6月6日）：患者月经周期第四天，末次月经6月3日，至今未净，经量中等，色红，血块较前减少，经行腰酸小腹胀痛，周期26天。口干，寐差，多梦，易醒，纳可，二便调，舌红、苔薄白，脉沉细。方选大补阴丸合生脉散加减。

方药：太子参10g，龟甲10g，知母10g，山茱萸10g，熟地黄10g，麦冬10g，枸杞子10g，鹿角胶10g（烊化），菟丝子10g，五味子5g，何首乌10g。10剂，每天1剂，水冲服。

患者口干、失眠多梦为肾精亏虚、阴虚内热所致，继续予大补阴丸合生脉散加减滋肾养阴，清热生津止渴。在此基础上治疗3个月。

六诊（2014年9月23日）：患者月经周期第五天，末次月经9月19日，量偏少，色红，行经4天，周期27天。现觉腰酸胀，口干，夜寐欠佳，食后腹胀，大便烂，舌红、苔薄白，脉沉细。检查性激素，FSH 12.54 IU/mL，LH 7.07 IU/mL，P 0.56 nmol/L，E$_2$ 72.03 pmol/L。方选大补阴丸加减。

方药：龟甲10g，紫河车10g，黄柏10g，知母10g，熟地黄10g，菟丝子10g，枸杞子10g，山茱萸10g，山药10g，太子参10g，续断10g，甘草6g，砂仁5g。15剂，每天1剂，水冲服。

经后期血海空虚，继续守大补阴丸滋阴补肾，佐以山茱萸、紫河车、菟丝子、枸杞子填精益髓，续断补肝肾强筋骨；口干，加太子参健脾益气生津；大便烂，食后易腹胀为脾虚失运所致，加砂仁、山药健脾行气和胃。

七诊（2014年10月8日）：患者月经周期第十九天，末次月经2014年9月19日，行经4天，周期27天。拟本月移植，求移植后保胎药。大便偏烂，舌红、苔薄白，脉沉细。10月8日B超检查提示子宫内膜厚9.5mm。方选寿胎丸合保阴煎加减。

方药：黄芩10g，白术10g，白芍10g，黄柏10g，枸杞子10g，菟丝子10g，续断10g，山药10g，茯苓10g，桑寄生10g，甘草10g。15剂，每天1剂，水冲服。

患者素体肾阴精亏虚，易生内热扰动胎元致胎动不安，根据中医治未病的原则，予固肾安胎、养阴清热的寿胎丸合保阴煎加减治疗，湿热祛，肾气盛以系胎，冲任阴血充足以养胎则胎安。方中菟丝子能促进卵巢黄体形成；续断能促进子宫和胚胎发育；桑寄生、枸杞子滋阴补肾，安胎元；黄芩、黄柏养阴清热安胎；白芍柔肝养血；茯苓、白术、山药健脾益气祛湿；甘草调和诸药。

八诊（2014年10月27日）：患者于10月10日移植2个冻胚。现觉乏力，下腹隐痛，无阴道流血，舌红、苔薄白，脉细滑。检查血hCG > 1000 IU/L。方选寿胎丸合当归芍药散加减。

方药：当归 10 g，白芍 10 g，白术 10 g，茯苓 10 g，砂仁 5 g，菟丝子 10 g，桑寄生 10 g，续断 10 g，黄芩 10 g，黄柏 10 g，甘草 10 g，阿胶 10 g（烊化）。7 剂，每天 1 剂，水冲服。

患者移植后下腹隐痛，考虑素体阴虚生热，热扰冲任，孕后气血下聚养胎，使阴血更虚，热更重，热迫血妄行，损伤胎气，以致下腹隐痛，胎动不安。予寿胎丸合当归芍药散加减。方中当归、白芍养血活血，缓急止痛；白术、茯苓健脾益气以资气血生化之源；四药合用，使气充而血沛，气血运行调畅，以达安胎止痛之效；黄芩、黄柏养阴清热安胎；砂仁理气和胃安胎；合寿胎丸固肾安胎；甘草调和诸药。纵观全方，具有滋阴清热、养血安胎之效，使胎元有所附、有所养，达到壮母固胎的目的。

九诊（2014 年 11 月 3 日）：患者胚胎移植后第二十四天，下腹隐痛，2 天前有少量褐色阴道分泌物。受凉后感冒，觉乏力，纳可，寐一般，二便调，舌红、苔薄黄，脉滑。方选寿胎丸合当归芍药散加减。

方药：当归 10 g，白芍 10 g，白术 10 g，茯苓 10 g，砂仁 5 g，菟丝子 10 g，桑寄生 10 g，续断 10 g，阿胶 10 g（烊化），黄芩 10 g，黄柏 10 g，石斛 10 g，甘草 10 g，墨旱莲 10 g。7 剂，每天 1 剂，水冲服。

患者腹痛、阴道流血，为阴虚内热，热扰冲任，迫血妄行所致，继续守前方滋阴清热，养血安胎。在前方基础上加石斛益胃生津；加墨旱莲滋肾养阴，凉血止血。

十诊（2014 年 11 月 13 日）：患者胚胎移植后第三十三天，彩超提示双胎妊娠，一胚胎已停止发育，单胎存活。现阴道仍有少量暗红色分泌物，伴腹痛，舌红、苔薄白，脉细滑。方选寿胎丸合当归芍药散加减。

方药：当归 10 g，白芍 10 g，白术 10 g，茯苓 10 g，墨旱莲 10 g，桑寄生 10 g，阿胶 10 g（烊化），菟丝子 10 g，续断 10 g，甘草 10 g，枸杞子 10 g，桑叶 10 g，砂仁 5 g。7 剂，每天 1 剂，水冲服。

患者仍有少量阴道流血，不排除其中一胚胎停育所致出血。继续守寿胎丸合当归芍药散滋阴清热，养血安胎。在前方基础上去黄芩、黄柏，加桑叶清热凉血止血。

十一诊（2014 年 11 月 19 日）：患者胚胎移植后第四十天，现腹部隐痛，阴道仍有少量褐色分泌物，口干，舌红、苔薄白，脉细滑。检查提示 P 41.8 nmol/L。11 月 12 日 B 超检查提示宫内早孕，见胎心，可见一液性暗区

6 mm×25 mm。方选寿胎丸合生脉散加减。

方药：黄芪 20 g，太子参 10 g，麦冬 10 g，五味子 5 g，续断 10 g，桑寄生 10 g，桑叶 10 g，菟丝子 10 g，阿胶 10 g（烊化），山药 10 g，茯苓 10 g。14 剂，每天 1 剂，水冲服。

继续予寿胎丸固肾安胎。结合患者口干，仍考虑阴虚内热所致，在寿胎丸基础上合生脉散加减清热生津。

十二诊（2014 年 12 月 3 日）：患者胚胎移植后第五十八天，现少腹隐痛，腰酸易累，已无阴道流血，寐差多梦，便调，舌红、苔薄黄，脉细滑。方选寿胎丸合当归芍药散加减。

方药：当归 10 g，白芍 10 g，续断 10 g，茯苓 10 g，菟丝子 10 g，甘草 10 g，白术 10 g，桑寄生 10 g，石斛 10 g，墨旱莲 10 g，黄芩 10 g。15 剂，每天 1 剂，水冲服。

患者又见少腹隐痛，继续予当归芍药散养血活血，缓急止痛，合寿胎丸固肾安胎。患者舌红、苔薄黄，去寿胎丸中阿胶防滋腻生湿热；黄芩、墨旱莲、石斛三药合用养阴生津，清热凉血安胎。在此基础上守方加减至孕 14 周。

治疗结果：患者月经先期，经治疗月经周期恢复正常，胚胎移植后保胎至孕 14 周胎元稳固，妊娠顺利，已分娩 1 男孩。患者婚后备孕 6 年未孕，月经周期 25 天，查性激素 FSH 16.86 IU/L。西医诊断为不孕症、卵巢储备功能减退；中医诊断为不孕症、月经先期。妊娠与肾气和冲任二脉天癸有着极其密切的关系，肾主生殖、主先天，精藏于肾，而胞脉系于肾，妊娠的机理主要在于男女肾气的盛实及男精女血得到有机的结合，故不孕主要责之于肾，肾精匮乏，则天癸不充，冲任气血亏虚，继而胞宫、胞脉失养，导致不孕。结合患者病史和临床表现，月经先期、色鲜红质稠属热证；腰酸、口干、失眠多梦为肾精亏虚、阴虚内热所致；阴虚血热，虚热迫血妄行则月经周期提前；肾虚不能濡养外府则腰酸；肾精不足，虚热内生，上扰心神则出现失眠多梦；舌红、苔黄腻为湿热所致。故辨证为肾阴虚夹湿热蕴结证，治疗以补肾养阴为主，兼以清热祛湿。方选大补阴丸合三妙散、藿香清热利湿，加天花粉、墨旱莲清热养阴生津，使湿热得去。并结合月经周期治疗，经后期予以补肾填精，经间期重阴转阳，在补肾养阴的基础上加巴戟天、淫羊藿补阳之品等，月经周期恢复正常。移植后考虑素体肾阴精亏虚，易生内热扰动胎元致胎动不安，根据中医未病先防原则，予固肾安胎、养阴清热的寿胎丸合保阴煎加减治疗，湿热祛，肾气盛以系胎，冲任阴血充足以养胎则胎安。患者孕后有少量阴道流血，伴下腹隐痛，考虑阴虚生热，热扰冲任，孕后气血下聚养胎，使阴血更虚，热更重，热迫血妄行，损伤胎气所致。予寿胎丸合当归芍药散加减养血活血，缓急止痛，固肾安胎。纵观全局，治疗上以滋阴清热养血为主，使胎元有所附、有所养，达到壮母固胎的目的。

【验案 3】不孕症，IVF-ET 失败 3 次（肾虚证）

梁某，女，41 岁，2015 年 5 月 14 日初诊。主诉 IVF-ET 失败 3 次。自述因未避孕未孕 3 年查输卵管不通，分别于 2013 年、2014 年行 IVF-ET 失败 3 次，每次均需重新取卵，卵少质量差，现要求中药调理。大便 2 天 1 次，质硬，余无不适，舌淡红、苔薄白，脉沉细。

经孕胎产史：孕 3 产 0 流 3。月经规则，周期 26～30 天，行经 5～7 天，末次月经 4 月 26 日，经量中等，色红，少许血块，无痛经。

既往史：无特殊病史及传染病史。否认药物、食物过敏史。

B 超检查提示子宫大小 36 mm×44 mm×45 mm，宫腔未见明显占位，左附件区液性暗区（输卵管积液？）。检查性激素六项，FSH 10.74 mIU/mL，LH 4.57 mIU/mL，PRL 8.49 ng/mL，P 0.38 ng/mL，E_2 44.76 ng/mL，T 16.36 ng/mL。

病情分析：患者因不孕 3 年、反复移植失败来就诊，患者高龄、性激素 FSH/LH＞2，获卵少、配成数量及质量差，均提示卵巢功能差。西医诊断为不孕症、卵巢储备功能减退；中医诊断为不孕症。中医认为本病的主要病机是肾气不足、冲任气血失调，多是肾气亏虚导致冲任虚衰，难以成孕；或是情致不调、痰湿、瘀血等邪气阻滞冲任胞宫气血，气血失和，胎孕不受所致。

诊疗思路：患者因不孕就诊，多次取卵、移植失败，再结合患者的年龄及舌淡红、苔薄白、脉沉细等症状，考虑为肾虚证，大概率因患者先天不足，或年逾"五七"，肾气亏虚，精不化血，加之多次移植手术损伤肾气，导致精血亏虚，冲任虚衰，胞宫失养，难以受孕，即使移植成功也会因肾气亏虚、胞宫虚弱，胎元不固而保胎失败，舌淡、苔薄白、脉沉细多为肾虚之象，故治疗上当以补肾益气固冲、调理气血为主。再结合患者情况，兼顾提高患者的卵泡质量，当同时辅助补肾益精养血之法来滋养卵巢及卵泡，以提高移植成功的概率。辨证为肾虚证。治则为补肾养阴，健脾固冲。方选大补阴丸加减。

方药：知母 10 g，黄柏 10 g，龟甲 10 g，生地黄 12 g，熟地黄 12 g，菟

丝子 15 g，枸杞子 12 g，白术 10 g，茯苓 15 g，甘草 6 g，泽泻 10 g，山茱萸 10 g，山药 15 g。10 剂，每天 1 剂，水煎服。

方解：方中龟甲、熟地黄滋肾填精；山茱萸、菟丝子、枸杞子补益肝肾之精，助龟甲、熟地黄大补真阴；黄柏、知母能滋肾阴，清相火；生地黄养阴清热；白术、茯苓、山药能健脾益气；泽泻清热利湿；甘草调和诸药。全方以滋肾养阴药为主，配伍少许健脾益气药，意在大补真阴，滋养卵泡。

二诊（2015 年 6 月 2 日）：患者月经周期第六天，5 月 28 日行经，经量中等，色暗红，少许血块，无痛经，经期乏力。舌淡嫩、苔薄白，脉沉弱。方选大补阴丸加减。

方药：太子参 10 g，麦冬 10 g，知母 10 g，黄柏 10 g，龟甲 10 g，生地黄 12 g，山茱萸 10 g，山药 15 g，茯苓 15 g，牡丹皮 10 g，五味子 5 g，甘草 6 g，菟丝子 15 g，枸杞子 12 g，鹿角胶 10 g（烊化）。10 剂，每天 1 剂，水煎服。

患者目前为经后期，此期血海胞宫精血亏虚，继续守补肾养阴填精之法滋养血海，促进卵泡发育。守前方加太子参、麦冬、五味子补益肺脏气阴，滋生肾水；鹿角胶偏于温肾助阳，意在阳中求阴。

三诊（2015 年 6 月 13 日）：患者月经周期第十七天，自觉腰酸，偶有下腹胀闷不适，白带异味，无瘙痒，量不多。睡眠时左前臂麻木感，纳寐可，二便调，舌红苔黄，脉沉弱。近几日出现喉中哮鸣音，既往有哮喘病史。方选左归丸加减。

方药：巴戟天 10 g，玄参 12 g，麦冬 10 g，桔梗 10 g，太子参 15 g，龟甲 10 g，黄柏 10 g，知母 10 g，生地黄 12 g，黄芪 20 g，菟丝子 15 g，枸杞子 10 g，甘草 6 g，当归 10 g，山茱萸 10 g。14 剂，每天 1 剂，水煎服。

继续予补肾养阴之法促卵泡生长，结合患者哮喘、舌红苔黄、脉沉弱等症状，考虑为素体肾肺气虚，加之外感邪气引动宿痰所致，故在此基础上加巴戟天温肾壮阳，玄参清热利咽，黄芪、当归益气生血，桔梗宣利肺气。

四诊（2015 年 6 月 29 日）：患者月经周期第四天，6 月 26 日行经，经量较前少，色鲜红，无血块，无痛经，周期 28 天，行经时疲乏、嗜睡，下腹胀闷不适，伴腰酸，睡眠时自觉左前臂麻木，醒后自行缓解，大便正常。妇科检查示外阴正常，阴道畅，宫颈光滑，阴道可见少许咖啡色样分泌物，子宫前位，常大，质中，无压痛，左附件区轻压痛，右附件区未见明显异常。方选左归丸加减。

方药：龟甲 10 g，黄芪 20 g，党参 10 g，鹿角胶 10 g（烊化），白术 10 g，熟地黄 10 g，茯苓 10 g，白芍 10 g，枸杞子 10 g，菟丝子 10 g，黄柏 10 g，当归 10 g。15 剂，每天 1 剂，水煎服。

患者现月经周期第四天，行经时疲乏、嗜睡，下腹胀闷不适，伴腰酸，治疗上继续守上方左归丸加减以补肾填精，促进精血恢复。患者行经期觉疲倦、嗜睡，故加茯苓、白术健脾益气。

五诊（2015 年 7 月 15 日）：患者月经周期第十九天，觉头晕，手麻较前缓解，时头晕，耳鸣，口干，脉细弱。考虑经间期，予以补肾健脾温阳，方选二仙汤加减。

方药：巴戟天 10 g，淫羊藿 10 g，当归 10 g，川芎 10 g，白术 10 g，丹参 10 g，益母草 10 g，熟地黄 12 g，茯苓 10 g，白芍 10 g，菟丝子 10 g，黄柏 10 g，枸杞子 10 g。15 剂，每天 1 剂，水煎服。

患者处于经间期，此期以调和阴阳、气血，调理冲任为主，结合患者头晕、耳鸣、口干、脉细等症状，考虑为阴虚血少、清窍失荣所致。方中巴戟天、淫羊藿温肾壮阳；黄柏、知母养阴清热，两者配伍交通心肾，调和阴阳；当归养血活血调理冲任，加益母草、丹参、川芎活血通经，促进卵泡顺利排出；枸杞子、菟丝子补益肝肾；白术、茯苓健脾温阳，有助于维持排卵后黄体功能。

六诊（2015 年 7 月 29 日）：患者月经周期第三天，7 月 26 日行经，经量少，现月经未净，无痛经。头晕，偶有耳鸣，胃胀，纳寐可，二便调。7 月 28 日 B 超检查提示子宫内膜增厚 < 14 mm，右侧卵巢内液性暗区，左侧附件区液性暗区（输卵管积液？）。检查性激素六项，FSH 9.77 mIU/mL，LH 2.09 mIU/mL，PRL 18.49 ng/mL，P 0.53 ng/mL，E_2 59.85 ng/mL，T 37.33 ng/mL。考虑经后期，予以补肾养阴，方选归芍地黄丸加减。

方药：龟甲 10 g，白芍 10 g，当归 10 g，川芎 10 g，枸杞子 10 g，何首乌 10 g，山茱萸 10 g，钩藤 10 g，菟丝子 10 g，覆盆子 10 g，鹿角胶 10 g（烊化）。15 剂，每天 1 剂，水煎服。

患者为经后期，继续守补肾养阴填精之法滋养血海，促进卵泡发育。方中龟甲、山茱萸、枸杞子、菟丝子、覆盆子、鹿角胶、何首乌补益肝肾，填精益髓；白芍、当归补血养血养肝；川芎为血中之气药，补血养血的同时，补而不腻。

七诊（2015 年 8 月 13 日）：患者月经周期第十八天，觉头晕，偶有左臂酸麻，现食后胃胀，大便调，脉细弱。考虑经间期，予以补肾健脾温阳，方选自拟方加减。

方药：白术10 g，茯苓10 g，法半夏10 g，甘草10 g，砂仁5 g，当归10 g，巴戟天10 g，龟甲10 g，黄芪20 g，菟丝子10 g，鹿角胶10 g（烊化）。15剂，每天1剂，水煎服。

患者现处于经间期，在补肾养阴的同时，辅助温肾壮阳、益气健脾养血之法，调和阴阳，调理气血。现患者出现腹胀，脉细弱，考虑仍为脾胃虚弱引起，方中白术、茯苓、半夏、砂仁健脾益气，和胃降逆。

八诊（2015年8月26日）：患者月经周期第二天，8月25日行经，周期30天，经量少，现月经未净，无痛经。头晕，偶有耳鸣，胃胀，纳寐可，二便调。方选大补阴丸合左归丸加减。

方药：知母10 g，龟甲10 g，黄柏10 g，熟地黄20 g，甘草10 g，山茱萸10 g，枸杞子10 g，覆盆子10 g，巴戟天10 g，菟丝子10 g，鹿角胶10 g（烊化）。7剂，每天1剂，水煎服。

考虑患者处于经后期，予以补肾养阴，继续守大补阴丸合左归丸。

九诊（2015年9月9日）：患者月经周期第十四天，行ART助孕已经降调第十一天，舌暗红、苔薄白，脉细弱。考虑降调期，予以补肾养阴填精，在上方基础上加紫河车10 g。15剂，每天1剂，水煎服。

十诊（2015年9月25日）：患者月经周期第四天，9月22日行经，周期28天，经量少，现月经未净，无痛经。9月15日再次行降调治疗，舌暗红、苔薄白，脉细弱。方选左归丸加减。

方药：何首乌20 g，知母10 g，龟甲10 g，黄柏10 g，熟地黄10 g，太子参20 g，枸杞子10 g，覆盆子10 g，甘草10 g，芡实10 g，菟丝子10 g，金樱子10 g。12剂，每天1剂，水煎服。

患者准备降调促排取卵，予以补肾养阴填精助卵泡发育，协助配合。知母、黄柏、龟甲养阴清热；何首乌、覆盆子、熟地黄补肾滋阴益精；枸杞子、菟丝子补益肾气；太子参、芡实益气生津健脾。

十一诊（2015年10月12日）：患者于10月9日取卵5个，配得4个冻胚，近期拟行胚胎移植，偶有头眩，余无不适。方选寿胎丸合四君子汤加减。

方药：菟丝子10 g，续断10 g，桑寄生10 g，阿胶10 g（烊化），白芍10 g，甘草10 g，石斛10 g，当归10 g，白术10 g，茯苓10 g，山茱萸10 g，太子参20 g。14剂，每天1剂，水煎服。

患者即将进行胚胎移植，根据未病先防原则以安胎为主，考虑患者素体肾虚，精血不足，胎元难养，故予以补肾健脾益气养血安胎之寿胎丸合四君子汤加减。方中菟丝子、续断、桑寄生补肾固冲安胎；阿胶、白芍、当归养血安胎；白术、茯苓、甘草益气健脾，配合养血药能健脾养血，化生有源；石斛、太子参能清热养阴安胎；当归少许有活血之功，有助于胚胎种植；甘草调和主药。

十二诊（2015年10月26日）：患者于10月12日移植2个鲜胚。觉腰酸，下腹隐痛，无阴道流血，舌淡红、苔薄白，脉细滑。查尿hCG阳性。方选寿胎丸加减。

方药：桑寄生10 g，续断10 g，菟丝子10 g，阿胶10 g（烊化），白芍10 g，白术10 g，茯苓10 g，党参10 g，枸杞子10 g。15剂，每天1剂，水煎服。

患者早孕后出现腰酸，考虑肾气虚不能系胎，胎元不固导致胎动不安，继续予以补肾健脾益气安胎的寿胎丸合四君子汤加减。

十三诊（2015年11月9日）：患者胚胎移植后第二十八天，下腹时胀，腰酸，无阴道流血，舌淡红、苔薄白，脉细滑。B超检查提示宫内早孕，双活胎。双胎均见心管搏动，胎芽分别长28 mm、18 mm。方选寿胎丸加减。

方药：桑寄生10 g，续断10 g，菟丝子10 g，阿胶10 g（烊化），白芍10 g，白术10 g，茯苓10 g，党参10 g，枸杞子10 g，杜仲10 g，黄芪10 g，砂仁5 g。15剂，每天1剂，水煎服。

患者仍有胎动不安，继续予寿胎丸加减补肾健脾益气，固冲安胎。

十四诊（2015年11月23日）：患者孕8周+3天，觉腰酸，无腹痛及阴道流血，纳可，二便调。B超检查提示宫内早孕，双胎，一胚胎见胎心，一胚胎未见心管搏动，疑似停育。方选寿胎丸加减。

方药：桑寄生10 g，续断10 g，菟丝子10 g，白芍10 g，白术10 g，党参10 g，枸杞子10 g，黄柏10 g，茯苓10 g，砂仁5 g，阿胶10 g（烊化）。15剂，每天1剂，水煎服。

考虑双胎中有一胚胎停育，继续守前方以补肾健脾安胎，加黄柏防止胞宫相火妄动。

十五诊（2015年12月9日）：患者孕10周+，诉干咳1周，夜间加重，口干，偶有腰痛，余无不适。方选寿胎丸加减。

方药：柴胡10 g，黄芩10 g，鱼腥草10 g，杏仁10 g，续断10 g，桑寄生10 g，牛蒡子10 g，甘草10 g，桔梗10 g，川贝母5 g。7剂，每天1剂，水煎服。

患者妊娠咳嗽，为风热犯肺、肺失宣降所致，予以治病与安胎并举。在寿胎丸基础上加柴胡、黄芩和解少阳，宣散表邪；鱼腥草、牛蒡子清热利咽；杏仁、川贝母平喘止咳；桔梗上浮宣利肺气，化痰利咽。

十六诊（2015年12月23日）：患者孕12周+，服药后咳嗽减轻，痰不多，质稠。12月14日行B超检查提示宫内单胎，见胎心，宫腔右侧下段探及一无回声区（枯萎妊卵？）。方选寿胎丸合三子养亲汤加减。

方药：白芥子10 g，莱菔子10 g，苏子10 g，桑寄生10 g，续断10 g，桑白皮10 g，鱼腥草10 g，杏仁10 g，白术10 g，茯苓10 g。15剂，每天1剂，水煎服。

患者经治疗咳嗽好转，继续予以治病与安胎并举，在寿胎丸基础上加白芥子、莱菔子、紫苏子、鱼腥草、杏仁、茯苓清热化痰止咳。

治疗效果：患者经治疗5个月后胚胎移植成功。患者因未避孕未孕3年查输卵管不通、行IVF-ET失败3次、每次均需重新取卵、卵少质量差来就诊，属于中医的不孕症。患者舌红，脉沉弱，考虑为肾气亏虚，精血不足，冲任虚衰，胞脉失养，不能摄精成孕，故不孕；肾虚精少，冲任不足，故经量过少；肾虚不能濡养外府故腰酸。辨证为肾阴虚证，治法为补肾益气，养阴调经，方选大补阴丸加减。方中龟甲、熟地黄、山茱萸、生地黄滋肾养阴补血；黄柏、知母清热泻火；茯苓、白术健脾益气以资气血生化之源；泽泻健脾祛湿；菟丝子、枸杞子补肾固冲任；甘草调和诸药。结合调周治疗，经后期补肾养阴，经间期后加补肾温阳之巴戟天、淫羊藿、紫河车等，全方共奏补肾养血、固冲调经之效。患者经治疗肾气充实，脾气健旺，气血运行通畅，故经调，冲任气血能凝精成孕。因患者孕后出现腰酸，考虑肾气虚所致的胎动不安，予以寿胎丸合四君子汤加减治之，以达补肾养血、固冲安胎之效，气血充盛，则胎有所养。方中菟丝子、续断、桑寄生补肾固冲安胎；阿胶、白芍、当归养血安胎；白术、茯苓、甘草益气健脾，配合养血药能健脾养血，化生有源；石斛、太子参能清热养阴安胎；当归少许有活血之功，有助于胚胎种植；甘草调和主药。

【验案4】不孕症、月经后期（肾虚证）

冯某，女，48岁，已婚，2014年12月5日初诊。主诉自然流产后未避孕未孕4年，停经63天。自述2010年孕45天自然流产后未避孕未孕至今，末次月经2014年10月1日，现月经周期第六十三天，月经仍未来潮，无特殊不适，拟于明年5月行辅助生育技术借卵助孕，要求中药调理。舌淡红、苔薄白，脉沉。

经孕胎产史：既往月经规则，周期 35 天，行经 3～4 天，经量中等，无血块，无痛经，末次月经 2014 年 10 月 1 日。孕 2 产 0，2008 年、2010 年分别孕 45 天自然流产。

既往史：无特殊病史及传染病史。否认药物、食物过敏史。

妇科检查：子宫附件未见异常。

病情分析：患者 4 年前自然流产后未孕至今，现已停经 63 天。西医诊断为月经失调、不孕症；中医诊断为月经后期、不孕症范畴。不孕的基本病机为肾气不足，冲任气血失调。肾气不足，冲任虚衰，不能摄精成孕，而致不孕。

诊疗思路：患者年近"七七"，肾气亏虚，精不化血，冲任虚衰，故月经推后，难以受孕。患者拟行试管，治疗应注意补肾填精，助卵泡生长，以助患者取卵。患者未孕 4 年，舌淡红、苔薄白，脉沉，可诊断为肾虚证。治以补益肝肾，养血调经。现患者月经尚未来潮，种子必先调经，故予养血调经汤促月经来潮。

方药：续断 10 g，甘草 10 g，当归 10 g，川芎 10 g，鹿角霜 10 g，牛膝 10 g，益母草 10 g，红花 10 g，香附 10 g，菟丝子 10 g。7 剂，每天 1 剂，水煎服。

方解：方中益母草、香附行气活血调经；当归、川芎活血行气，调畅气血，以助活血之功；红花活血化瘀；牛膝、续断滋补肝肾；菟丝子、续断补肾阳，益肝肾；鹿角霜温肾固阳；甘草补脾益气，调和诸药。诸药合用，起补肝肾、益气血、调月经之效。

二诊（2014 年 12 月 19 日）：患者末次月经 10 月 1 日，现月经仍未来潮，无特殊不适，纳可，舌淡红、苔薄白，脉沉。B 超检查提示子宫内膜厚 9 mm，左侧卵泡 17 mm×14 mm。方选四物汤加减。

方药：当归 10 g，白芍 10 g，川芎 10 g，菟丝子 10 g，桃仁 10 g，枸杞子 10 g，牛膝 10 g，丹参 10 g，赤芍 10 g，艾叶 10 g。7 剂，每天 1 剂，水煎服。

患者 B 超检查提示子宫内膜厚度＞8 mm，继续予以活血化瘀通经之四物汤加减促月经来潮。方中当归滋阴补肝，养血调经；白芍养血和营，以增补血之力；川芎活血行气，调畅气血，以助活血之功；艾叶温经散寒；桃仁、丹参、赤芍活血通经；枸杞子、牛膝滋补肝肾；菟丝子补肾阳。

三诊（2014 年 12 月 24 日）：患者末次月经 12 月 23 日，经量中等，无痛经，无血块，上次月经 2014 年 10 月 1 日，周期 85 天，现月经周期第二天。无不适，纳寐可，二便调，舌淡红、苔薄白，脉沉细。

方药：山茱萸 10 g，甘草 10 g，何首乌 20 g，枸杞子 10 g，覆盆子 10 g，菟丝子10g，白芍10g，山药10g，黄芪20g，紫河车10g，鹿角胶10g（烊化）。12剂，每天1剂，水煎服。

患者月经已来潮，拟行试管，故治疗以补肾填精，濡养胞宫，以助卵泡生长，予左归丸加减。方中菟丝子、覆盆子、枸杞子、山茱萸、何首乌滋补肝肾，助卵泡生长；山药、黄芪、甘草益气健脾，滋养后天以补先天；白芍敛阴生津；紫河车、鹿角胶温补肾阳，益肾填精，促子宫内膜生长。

四诊（2015年1月7日）：患者末次月经12月23日，周期85天，现月经周期第十六天。无不适，舌淡红、苔薄白，脉沉细。方选毓麟珠加减。

方药：巴戟天10g，淫羊藿10g，白芍10g，枸杞子10g，菟丝子10g，山茱萸10g，山药10g，何首乌20g，续断10g，紫河车10g。15剂，每天1剂，水煎服。

患者现处于经间期，予以补肾温阳，使卵泡排出，月经按时来潮。治以温肾养血，调经种子。方中枸杞子、菟丝子、山茱萸、续断、何首乌滋补肝肾；白芍养阴生津；巴戟天、淫羊藿温肾助阳，助命门而调冲任；山药健脾益气；紫河车温肾益精。

五诊（2015年2月4日）：患者末次月经12月23日，现月经周期第四十四天，月经未行，脉细。方选四君子汤合左归丸加减。

方药：黄芪20g，生党参20g，白术10g，茯苓10g，当归10g，川芎10g，山茱萸10g，鹿角胶10g（烊化），枸杞子10g，覆盆子10g，菟丝子10g，丹参10g。15剂，每天1剂，水煎服。

患者月经未行，考虑脾肾两虚，气血无以化，故月经推后。治以补肾健脾调经。方中黄芪、党参、白术、茯苓健脾益气；当归、川芎行气活血；山茱萸、枸杞子、覆盆子、菟丝子滋补肝肾；丹参活血通经；鹿角胶滋肾养精。

六诊（2015年6月24日）：患者末次月经4月，停经2月余未行，有行冻胚移植计划。舌淡、苔薄白，脉细弦。方选四君子汤合左归丸加减。

方药：山茱萸10g，当归10g，川芎10g，鹿角胶10g（烊化），茯苓10g，续断10g，枸杞子10g，覆盆子10g，菟丝子10g，紫河车10g，丹参10g。10剂，每天1剂，水煎服。

患者月经仍推后，考虑肾气亏虚，血海不能按时满溢，故月经后期，治以补肾填精，活血通经。上方去白术、党参、黄芪，加紫河车补肾填精，加续断滋补肝肾。

七诊（2015年7月6日）：患者末次月经4月，停经3个月未行。无不适，舌淡、苔薄白，脉沉细。方选左归丸加减。

方药：山茱萸10g，当归10g，川芎10g，鹿角胶10g（烊化），茯苓10g，续断10g，枸杞子10g，覆盆子10g，菟丝子10g，紫河车10g，丹参10g，桃仁10g，红花10g。7剂，每天1剂，水煎服。

患者月经仍未来潮，予上方加桃仁、红花活血化瘀催经。

八诊（2015年7月15日）：患者末次月经4月，停经3个月未行，觉下腹胀痛，腰酸胀，舌淡、苔薄白，脉沉细。B超检查提示子宫内膜厚16mm。方选桃红四物汤加减。

方药：桃仁10g，红花10g，赤芍10g，当归10g，川芎10g，续断10g，太子参10g，鹿角胶10g（烊化），牛膝10g，益母草10g，丹参10g，牡丹皮10g，艾叶10g，川楝子10g，紫河车10g。14剂，每天1剂，水煎服。

患者3个月月经未来潮，B超检查提示子宫内膜＞8mm月经可来潮，继续予以补肾活血通经。方中以破血之品桃仁、红花为主，力主活血化瘀；以甘温之太子参、当归滋阴补肝，养血调经；芍药养血和营，以增补血之力；川芎活血行气，调畅气血，以助活血之功；牛膝、益母草、丹参活血通经；牡丹皮清热养阴；艾叶温经散寒；川楝子疏肝行气；紫河车、鹿角胶补肾填精。全方配伍得当，使瘀血祛，新血生，气机畅，肾气足。

九诊（2015年8月20日）：患者末次月经7月29日。8月17日移植1个冻胚，现胚胎移植后第四天，无不适。舌淡红、苔薄白，脉沉弱。方选寿胎丸合四君子汤。

方药：黄芪20g，生党参20g，白术10g，茯苓10g，甘草10g，菟丝子10g，续断10g，桑寄生10g，阿胶10g（烊化），石斛10g。7剂，每天1剂，水煎服。

患者现胚胎移植后第四天，予以补肾健脾益气安胎助胚胎着床，方选寿胎丸合四君子汤加减。方中菟丝子补肾益精，肾旺自能荫胎；阿胶滋养阴血，使冲任血旺，则胎气自固；石斛益胃生津；党参健脾养胃；白术、黄芪健脾燥湿，加强益气助运之力；茯苓健脾渗湿，苓术相配，则健脾祛湿之功益著；甘草益气和中，调和诸药。并予以孕酮注射液支持安胎治疗。

十诊（2015年8月27日）：患者胚胎移植后第十一天，无不适，舌淡红、苔薄白，脉细滑。方选寿胎丸合四君子汤。

方药：黄芪 20 g，生党参 20 g，白术 10 g，茯苓 10 g，甘草 10 g，菟丝子 10 g，续断 10 g，桑寄生 10 g，阿胶 10 g（烊化），石斛 10 g，黄芩 10 g。7 剂，每天 1 剂，水煎服。

患者移植冻胚，治疗上守上方加黄芩。

十一诊（2015 年 9 月 2 日）：患者胚胎移植后第十六天，觉腰酸，余无不适，舌淡红、苔薄白，脉细滑。检查尿患 hCG 阳性，血 hCG 11514 mIU/mL，P 5.79 ng/mL。方选寿胎丸合四君子汤。

方药：黄芪 20 g，生党参 20 g，白术 10 g，茯苓 10 g，甘草 10 g，菟丝子 10 g，续断 10 g，桑寄生 10 g，阿胶 10 g（烊化），杜仲 10 g，何首乌 10 g。7 剂，每天 1 剂，水煎服。

患者现胚胎已着床，继续予以补肾健脾，益气安胎。方选寿胎丸合四君子汤加减，去黄芩、石斛，加杜仲、何首乌滋补肝肾。

十二诊（2015 年 9 月 7 日）：患者胚胎移植后第二十三天，觉腰酸，阴道少量流血半天，舌淡红、苔薄白，脉细滑。检查提示血 hCG 31790 mIU/mL，P 17.14 ng/mL。B 超检查提示宫内见孕囊，形态不规则，见卵黄囊及少许胚芽，未见胎心。方选寿胎丸合四君子汤。

方药：黄芪 20 g，生党参 20 g，白术 10 g，茯苓 10 g，甘草 10 g，菟丝子 10 g，续断 10 g，桑寄生 10 g，杜仲 10 g，何首乌 10 g，墨旱莲 10 g，阿胶 10 g（烊化），女贞子 10 g。7 剂，每天 1 剂，水煎服。

考虑患者肾虚则冲任受损，不能维系胎元，胎元不固则胎动不安，继续予以补肾健脾，益气安胎。守上方加墨旱莲、女贞子滋阴止血。

十三诊（2015 年 9 月 13 日）：患者胚胎移植后第三十天，经治疗已无阴道流血，腰酸缓解，纳可，二便调，舌淡红、苔薄白，脉细滑。方选寿胎丸加减。

方药：菟丝子 10 g，续断 10 g，桑寄生 10 g，阿胶 10 g（烊化），白芍 20 g，麦冬 10 g，当归 10 g，白术 10 g，太子参 20 g，石斛 10 g，山药 15 g，甘草 10 g。5 剂，每天 1 剂，水煎服。

患者经治疗后病情好转，继续予以补肾健脾益气安胎，方选寿胎丸加减。方中菟丝子补肾益精，肾旺自能荫胎；桑寄生、续断补肝肾，固冲任，使胎气强壮；阿胶、白芍滋阴养血，使冲任血旺，则胎气自固；白术、山药健脾以益生化之源；麦冬、太子参、石斛益气养阴，收敛固摄，使胎有所系；甘草调和诸药。诸药合用，使肾气盛以系胎，脾气健以养胎，则胎元得固。

十四诊（2015年9月18日）：患者胚胎移植后第三十五天，经治疗已无阴道流血，腰酸缓解，口干，盗汗，恶心，纳可，二便调，舌稍红、苔薄白，脉细滑。方选寿胎丸合二至丸加减。

方药：菟丝子10g，续断10g，桑寄生10g，阿胶10g（烊化），白术20g，女贞子10g，墨旱莲10g，桑叶10g，竹茹10g，石斛10g，甘草10g。7剂，每天1剂，水煎服。

考虑患者口干、盗汗、舌红为阴虚所致，在补肾健脾益气安胎基础上加养阴清热之品，方选寿胎丸合二至丸加减。方中寿胎丸补肾安胎；二至丸滋阴清热；桑叶清热入肾止血；石斛、竹茹养阴生津；白术益气健脾；甘草调和诸药。

十五诊（2015年9月25日）：患者胚胎移植后第四十二天，经治疗口干、盗汗缓解，觉恶心欲吐，纳差，二便调，舌稍红、苔黄腻，脉细滑。检查血hCG 225000 mIU/mL，P 25.3 ng/mL。方选寿胎丸合六君子汤加减。

方药：菟丝子10g，续断10g，桑寄生10g，阿胶10g（烊化），白术20g，竹茹10g，法半夏10g，陈皮10g，太子参10g，石斛10g，甘草10g。14剂，每天1剂，水煎服。

考虑患者恶心欲吐、纳差为脾虚所致，在补肾安胎基础上加健脾益气之品，方选寿胎丸合六君子汤加减。方中寿胎丸补肾安胎；半夏、陈皮、白术益气健脾止呕；竹茹、石斛养阴生津；太子参、甘草益气健脾，调和诸药。

十六诊（2015年10月10日）：患者孕10周，偶有恶心呕吐，大便稍干，纳寐可，二便调，舌稍红、苔少，脉细滑。方选寿胎丸加减。

方药：菟丝子10g，续断10g，桑寄生10g，阿胶10g（烊化），黄芪20g，太子参10g，石斛10g，沙参10g，山药10g，甘草10g。7剂，每天1剂，水煎服。

用药后患者症状缓解，在补肾安胎基础上加健脾益气之品。方选寿胎丸加减，去白术、竹茹、半夏、陈皮，加沙参养阴，黄芪、山药益气健脾。

治疗结果：患者治疗半年余胚胎移植成功。患者以不孕、月经推后为主症，属于中医的不孕症、月经后期范畴。患者年已48岁，肾气已衰，冲任气血亏虚，血海不能按时满溢，故月经后期；肾气亏虚，不能摄精成孕，故不孕。《黄帝内经·素问·上古天真论》曰："女子……七七任脉虚，太冲脉衰少，天癸竭，地道不通，故形坏而无子也。"舌淡、苔薄白，脉沉，辨证为肾虚证。治宜滋补肝肾，养血调经，方选养血调经汤加减。方中当归、川芎、红花、香附养血行气活血；续断、鹿角霜、菟丝子补肾填精壮阳；益母草、牛膝引血下行；甘草调和诸药。加紫河车、鹿角霜等血肉有情之品补肾填精，使冲任气血盛则经行，并结合周期治疗，经后予以补肾养阴，排卵后补肾壮阳，经前期活血化瘀通经。在此基础上通过借卵后予以胚胎移植，胚胎着床出现腰酸、阴道流血属于中医的胎动不安，考虑为脾肾两虚所致，治予补肾健脾、益气安胎之寿胎丸合四君子汤加减。方中菟丝子补肾益精，固摄冲任，肾旺自能荫胎；桑寄生、续断补益肝肾，养血安胎；阿胶补血；党参、黄芪、白术、茯苓健脾益气安胎，通过补益后天脾胃资气血生化之源以补先天；石斛养阴生津；甘草调和诸药，以达补肾养血、固冲安胎之效，则气血充盛，则胎有所养。

【验案5】不孕症、月经后期、IVF失败4次（脾肾两虚）

陈某，女，45岁，已婚，2013年10月7日初诊。主诉不避孕不孕10年，IVF失败4次。自述婚后未避孕未孕已经10年，7年前开始行ART助孕，已经4次移植，其中1次移植后孕3月检查发现胚胎停育后行清宫术，其余3次移植均未着床，现无剩余胚胎。第二次取卵于2013年，取5个，配成4个囊胚，移植3个囊胚（第四次移植）不成功。拟重新启动ART助孕，现无特殊不适，舌淡、苔薄白，脉沉细。

经孕胎产史：月经13岁初潮，周期推后40～45天一行，量偏少，无痛经，末次月经2013年10月2日。孕1产0，移植后孕3月检查发现胚胎停育后行清宫术1次。

既往史：无特殊病史。否认药物及食物过敏史。

病情分析：患者以不孕、经量少、周期推后为主症，西医诊断为原发性不孕、不良妊娠；结合患者临床表现，中医可归为月经后期、不孕范畴。《黄帝内经·素问·上古天真论》曰："七七任脉虚，太冲脉衰少，天癸竭，地道不通，故形坏而无子。"现患者年近"七七"，后天脾胃虚弱，气血生化乏源不得以资养先天；而先天肾气已亏，天癸匮乏，冲任气血不足，胞脉失养，致肾-天癸-冲任-胞宫生殖轴功能紊乱，故而出现月经后期、不孕症；而多次取卵会损伤肾气，使肾气亏虚，天癸无以充养，冲任气血不足，胞宫失于濡养，不足以养胎，故出现多次胚胎移植失败。

诊疗思路：患者多是先后天亏虚，天癸匮乏，导致冲任、胞宫气血不足，影响受孕，故出现不孕、月经失调。脾肾为先后天之本，脾失健运，气血生化乏源，难以资先天；素体肾虚，先天不足，精血不充，天癸将竭，而冲任胞脉不得以充养，故难以摄精成孕。结合患者舌淡、苔薄白，脉沉细，可辨证为脾肾两虚证，治以健脾益气，补肾调经。处方为四君子汤合左归丸加减。

方药：白芍20g，白术10g，茯苓10g，甘草10g，续断10g，香附10g，艾叶10g，山茱萸10g，菟丝子10g，枸杞子10g，党参10g，鹿角胶10g（烊化）。10剂，每天1剂，水煎服。

方解：方中选用党参、白术、茯苓、甘草组成四君子汤，以健脾益气，助气血生化；先天肾气不足，当予肾之阴阳同补，助天癸化生，选鹿角胶、菟丝子、续断补肾助阳益精血；山茱萸、白芍、枸杞子补益肝肾；加艾叶温经通络；香附疏肝理气使补中有行，助冲任气血调达。全方阴阳并调，脾肾同治，补中有行，补而不滞。

二诊（2013年10月21日）：患者月经周期第十九天，拟10月23日行降调，检查FSH 9.39 IU/L，舌淡、苔薄白，脉细弱。方选大补阴丸加减。

方药：龟甲10g，知母10g，黄柏10g，熟地黄10g，枸杞子10g，甘草10g，当归10g，川芎10g，香附10g，白芍20g。15剂，每天1剂。水煎服。

分析：患者拟行降调，中医认为肾之阴血为卵泡生长发育提供物质基础，故予龟甲、熟地黄、枸杞子、白芍补肾益精养血治其本；阴虚易生虚热，佐予黄柏、知母清肾中虚热，以防热扰冲任，影响胞宫生殖功能；当归、川芎、香附行气和血，调理冲任胞宫，补中有行，改善胞宫血流。

三诊（2013年11月13日）：患者停经41天未行，无不适，查尿hCG阴性。舌淡、苔薄白，脉细弱。方选大补阴丸加减。

方药：龟甲10g，知母10g，黄柏10g，熟地黄10g，枸杞子10g，甘草10g，当归10g，川芎10g，香附10g，白芍20g，山茱萸10g。7剂，每天1剂，水煎服。

患者降调阶段，继续予补肾益精、行气活血治疗促进卵泡同步发育，守上方加山茱萸增强补益肝肾之功。

四诊（2013年12月1日）：患者末次月经11月14日，行经4天，量正常，色偏暗，无血块，无痛经，周期41天，11月20日促排，现无特殊不适。舌淡、苔薄白，脉细弱。方选左归丸加减。

方药：巴戟天10g，淫羊藿10g，山茱萸10g，菟丝子20g，枸杞子10g，续断10g，紫河车10g，鹿角胶10g（烊化），白术10g，山药10g。7剂，每天1剂，水煎服。

现患者促排，月经周期第十六天，为经间期，为阴长至极，卵泡发育趋于成熟阶段，重阴必阳，卵泡在肾阳的温煦气化推动下不断突出于卵巢表面。方中枸杞子、菟丝子、续断、山茱萸补益肝肾；巴戟天、淫羊藿补肾助阳；鹿角胶、紫河车等血肉有情之品促进卵泡发育，为取卵做准备。

五诊（2013 年 12 月 20 日）：患者末次月经 11 月 14 日，行经 4 天，拟明日取卵，现无特殊不适，要求移植后用药。舌淡、苔薄白，脉细弱。方选寿胎丸合生脉散加减。

方药：续断 10 g，桑寄生 10 g，阿胶 10 g（烊化），白芍 10 g，菟丝子 10 g，何首乌 10 g，当归 10 g，白术 10 g，太子参 10 g，麦冬 10 g。14 剂，每天 1 剂，水煎服。

患者平素脾肾两虚，移植后宜继续补肾养血，健脾益气，养先后天之本，使冲任得固，胚胎有所系。方中菟丝子、续断补益固冲；桑寄生、何首乌补肾益精；阿胶、白芍益精血；当归养血和血，调理冲任气血，助胚胎着床；白术、太子参健脾益气，补后天以养先天；麦冬益气养阴，助补肾养阴。全方补肾益精以养胎，补肾固冲以系胎。

六诊（2014 年 1 月 10 日）：患者胚胎移植后第十五天，现无不适，前一天查血 hCG 1212 mIU/mL，P＞40 ng/mL，舌淡、苔薄白，脉细滑。方选寿胎丸合四君子汤加减。

方药：菟丝子 10 g，续断 10 g，桑寄生 10 g，阿胶 10 g（烊化），白术 10 g，茯苓 10 g，白芍 10 g，甘草 10 g，生党参 12 g，麦冬 10 g，山药 10 g，石斛 10 g。14 剂，每天 1 剂，水煎服。

考虑患者既往胚胎移植后有胚胎停育史，为肾气虚不能系胎，胎元不固，继续予以寿胎丸合四君子汤加减以补肾健脾，益气安胎。方中白术、茯苓、山药、党参健脾益气，养后天之本；菟丝子、续断、桑寄生补肾固冲；阿胶、白芍养血；麦冬、石斛补益肾阴。全方共奏补肾健脾安胎之效。

七诊（2014 年 1 月 24 日）：患者胚胎移植后第二十九天，3 天前开始觉恶心欲吐，余无不适，纳欠佳，夜寐可，二便调，舌淡红、苔薄白，脉细滑。B超检查提示宫内早孕，见胎心胎芽，多发性子宫肌瘤。方选寿胎丸合当归芍药散加减。

方药：白芍 20 g，当归 10 g，白术 10 g，茯苓 10 g，桑寄生 10 g，续断 10 g，菟丝子 10 g，阿胶 10 g（烊化），山药 10 g，太子参 12 g。15 剂，每天 1 剂，

水煎服。

分析：考虑妊娠合并子宫肌瘤，中医认为瘀血阻滞，瘀积日久，气机阻滞，渐成癥瘕，结合舌脉象，考虑肾虚血瘀，予以寿胎丸合四君子补肾固冲，在健脾益气安胎基础上加当归以养血和血。守方加减至孕12周，定期产检，患者已经顺产1孩。

治疗结果：患者已经成功顺产1孩。患者以不孕、经量少、周期推后为主症，中医可归为月经后期、不孕范畴。结合舌淡、脉沉可辨证为脾肾两虚证。肾虚冲任虚衰，不能摄精成孕，而致不孕；冲任失调，血海失司，故月经后期、量少。舌淡、苔薄白、脉沉细均为脾肾两虚的表现。治则补肾健脾养血，方选左归丸合当归芍药散加减。针对胚胎移植不着床，调理子宫，方选当归芍药散，因舌淡，脉细，予以白芍、白术、茯苓、甘草等药健脾为主；艾叶、山茱萸、鹿角胶、续断补肾暖宫；针对卵巢功能欠佳用补肾填精的菟丝子、枸杞子加行气的香附以防滋腻之品碍脾胃之运化。全方补肾健脾，养血填精。同时根据中医治未病的原则，在移植后采取未病先防，予寿胎丸合四君子汤加减补肾健脾安胎，并加当归、白芍养血和血，使肾气盛，脾气健，冲任气血充盛，故有子。

【验案6】不孕症、癥瘕（肾虚证）

黄某，女，48岁，2021年6月5日初诊。主诉未避孕未孕4年余，移植失败3次。自述2017年孕2月胚胎停育行清宫术后至今未孕，性生活正常，丈夫精液分析结果正常。2019年开始行胚胎移植，当时取卵5个，配成1胚，2020年5月取卵7个，配成3个胚，同年8月移植2个优胚失败，共移植失败3次。2021年4月取卵12个，配5个胚，拟移植前调理。现月经周期22天，无口干口苦，易累，怕风，偶盗汗，经期头晕、腰酸，经前乳胀，纳寐可，夜尿1次，大便正常，舌淡红、苔薄白、边有齿印，脉沉。

经孕胎产史：孕5产1流4，2009剖宫产1孩，人工流产3次（药物流产），2017年孕2月胚胎停育行清宫术。月经规则，11岁初潮，行经4～5天，周期31天，末次月经5月15日，经量中等，色鲜红，少许小血块，无痛经，上次月经4月15日，周期30天。

既往史：无特殊病史及传染病史。否认药物、食物过敏史。

2021年6月5日B超检查提示子宫内膜厚8mm，子宫大（67mm×65mm×60mm），子宫多发实性占位（考虑多发性肌瘤，较大，约36mm×27mm）。

病情分析：患者因不孕4年、反复移植失败、高龄来就诊，既往有胚胎停育史，B超检查提示有子宫多发肌瘤，西医诊断为继发不孕、子宫肌瘤、不良孕产个人史；中医诊断为不孕症、癥瘕。中医认为本病的关键病机是年近"七七"，肾气亏虚，天癸乏源，血海胞宫失养，加之肾气虚，血运无力，瘀滞冲任胞宫，两精不能相搏，故出现不孕；瘀血阻滞，日积成块，故出现癥瘕。

诊疗思路：患者因不孕、子宫肌瘤来就诊，症见经前头晕，腰酸，易累，怕风，舌淡红、苔薄白、边有齿印，脉沉。考虑多是因患者肾气逐渐亏虚，精血不化，冲任胞宫虚衰，或久病耗伤真阴，阴血不足，冲任血海空虚胞宫失养，故出现不孕；气虚血运无力，瘀血内停，日久积聚成块，故出现癥瘕；肾虚，精血不足，腰府失养，故腰酸；肾虚，精神不能内守，故出现精神疲倦易累；肾虚，髓海不足，头窍失养，故出现头晕；舌淡红、苔薄白、边有齿印、脉沉均为肾虚的表现。故本病辨证为肾虚证，治疗上当以补肾养阴益气为主，固本澄源，调理冲任气血，使血海胞宫精血充足，肾气旺，自能受孕成功。处方为左归丸合四君子汤加减。

方药：熟地黄10 g，茯苓10 g，黄芪20 g，菟丝子10 g，川芎6 g，山药10 g，当归10 g，党参10 g，覆盆子10 g，白术10 g，山茱萸10 g，鹿角胶6 g（烊化），甘草6 g。7剂，每天1剂，水冲服。

方解：患者高龄，肾气不足，精血亏虚，治疗上以滋补肾之精血为主。方中熟地黄滋阴降火；配伍菟丝子、鹿角胶、覆盆子、山茱萸补肾填精，益阴养血；黄芪、党参、茯苓、白术健脾祛湿，补中益气；配伍当归、川芎补血活血行气，意在益气生血；山药健脾益胃，补肝肾；甘草清热除湿，调和诸药。全方重在补肾填精，健脾益气。

二诊（2021年6月15日）：患者末次月经6月12日，经量中等，色鲜红，少许小血块，无痛经，经期头晕、腰酸，经前乳胀，周期28天，现月经周期第四天。现诉口干口苦，无痰，易累，怕冷，无头痛，劳累时欲吐，纳欠佳，多梦，易醒，醒后难入睡，小便可，夜尿1次，大便正常，舌红苔黄、边有齿印，脉弦。方选左归丸加减。

方药：当归10 g，党参10 g，法半夏6 g，菟丝子10 g，黄芪20 g，茯苓10 g，熟地黄10 g，覆盆子10 g，白术10 g，山茱萸10 g，醋柴胡3 g，鹿角胶6 g（烊化），甘草6 g。14剂，每天1剂，水冲服。

患者处于经后期，此期精血亏虚，当以补肾填精之法滋养血海胞宫。陈慧依认为有形的卵泡需要有形的肾阴精的滋养，故继续予左归丸以滋养，并加法半夏、柴胡升举阳气，健脾祛湿。结合 B 超监测卵泡。

三诊（2021 年 6 月 29 日）：患者现月经周期第十八天，诉稍口干口苦，无痰，15 日、17 日因劳累过度出现头晕，欲吐，面色发白，手脚发麻，休息吃巧克力后缓解，余无不适，纳少，胃口不佳，寐可，小便可，大便成形，每天 1 次，舌淡胖、苔薄白，脉弦。方选左归丸加减。

方药：醋鳖甲 10 g，党参 10 g，当归 10 g，鹿角胶 6 g（烊化），盐橘核 10 g，白术 10 g，山楂 10 g，茯苓 10 g，黄芪 20 g，菟丝子 10 g，甘草 6 g，牡蛎 20 g。10 剂，每天 1 剂，水冲服。

继续守滋肾养阴填精之法，促进子宫内膜、卵泡发育。加鳖甲大补真阴，山楂健脾开胃。

四诊（2021 年 7 月 13 日）：患者末次月经 7 月 10 日，现月经周期第四天，经量中等，色暗红，少许小血块，无痛经，周期 28 天。现诉稍口干无口苦，无痰，无四肢麻木，食欲改善，寐可，二便调，舌淡、苔薄白、边有齿印，脉弦细。方选左归丸加减。

方药：党参 10 g，甘草 6 g，菟丝子 10 g，黄芪 20 g，茯苓 10 g，熟地黄 10 g，山楂 10 g，醋鳖甲 10 g，牡蛎 20 g，当归 10 g，盐橘核 10 g，鹿角胶 6 g（烊化），白术 10 g。10 剂，每天 1 剂，水冲服。

患者处于经后期，继续守左归丸加减滋养血海胞宫，促进子宫内膜、卵泡发育。同时复查激素及监测 B 超。

五诊（2021 年 7 月 27 日）：患者月经周期第十八天，现诉偶有口干无口苦，余无不适。纳寐可，二便调，舌淡胖、苔薄微黄、边有齿印，脉沉。否认新冠相关。月经周期第十八天 B 超检查提示子宫内膜厚 7 mm，B 型，未见优势卵泡，子宫多发实性占位（考虑多发性肌瘤，较大，约 36 mm × 27 mm）。7 月 13 日检查性激素六项，AMH 0.28 ng/mL，FSH 12.4 mIU/mL，LH 39.1 mIU/mL，E_2 13 pg/mL，P < 0.1 ng/mL，PRL 8.72 ng/mL，T < 0.13 ng/mL。方选左归丸加减。

方药：党参 10 g，甘草 6 g，菟丝子 10 g，黄芪 20 g，茯苓 10 g，熟地黄 10 g，山楂 10 g，醋鳖甲 10 g，牡蛎 20 g，当归 10 g，盐橘核 10 g，鹿角胶 6 g（烊化），白术 10 g。10 剂，每天 1 剂，水冲服。

患者经滋肾填精治疗后，B 超监测未见优势卵泡，复查性激素提示卵巢功能差。陈慧侬认为本病的病机为肾阴不足、天癸枯竭，故继续守左归丸滋养肾阴，填精益髓，改善卵巢功能。

六诊（2021年8月7日）：患者末次月经8月6日，周期27天，经量中等，色鲜红，少许血块，无痛经，经前无乳胀、腰酸，现月经周期第二天。现诉今日头晕不痛，无胸闷，不累，纳寐可，大便烂，每天1次，小便可，舌淡、苔薄白，脉弦。方选左归丸加减。

方药：党参10 g，甘草6 g，菟丝子10 g，黄芪20 g，茯苓10 g，熟地黄10 g，山楂10 g，醋鳖甲10 g，牡蛎20 g，当归10 g，盐橘核10 g，鹿角胶6 g（烊化），白术10 g。12剂，每天1剂，水冲服。

七诊（2021年9月11日）：患者8月26日胚胎移植，现移植后第十六天。末次月经8月5日，现诉偶有右下腹隐痛，无阴道流血，无腹痛，夜寐欠佳，易醒。9月7日检查血hCG 636.20 mIU/L，P 40.33 ng/mL，E_2 1133 pmol/L。方选寿胎丸合四君子汤加减。

方药：菟丝子10 g，续断10 g，桑寄生10 g，黄芪20 g，党参15 g，白术10 g，茯神10 g，甘草6 g，山茱萸10 g，升麻6 g，白芍15 g，盐杜仲10 g，阿胶6 g（烊化）。7剂，每天1剂，水冲服。

患者胚胎移植后查hCG阳性，且hCG值尚可，诊断为早孕，现诉有腹痛，中医诊断为胎动不安。患者素体肾气亏虚，肾虚胞宫失养，导致胎元不固，故胎动不安，治疗上以补肾固冲、益气养血安胎为主，方选滋肾育胎丸加减。方中菟丝子、山茱萸补肾益精；桑寄生、续断固肾强腰安胎；阿胶滋阴养血；黄芪补中益气；党参健脾养血；白术补脾益气固表；茯神宁心安神；升麻升举阳气；盐杜仲补肝肾，强筋骨；芍药养血柔肝止痛；甘草调和诸药。全方共起补肾安胎之功。在此基础上守方加减至孕12周。

治疗结果：患者反复移植失败，经治疗4个月后成功移植。患者因高龄、不孕、子宫肌瘤来就诊，症见经前头晕，腰酸，易累，怕风，舌红、苔黄腻、边有齿印。考虑多因患者高龄，肾气逐渐亏虚，精血不化，冲任胞宫虚衰，或久病耗伤真阴，阴血不足，冲任血海空虚胞宫失养，故出现不孕；气虚血运无力，瘀血内停，日久积聚成块，故出现癥瘕；肾虚，精血不足，腰府失养，故腰酸；肾虚，精神不能内守，故出现精神疲倦易累；肾虚，髓海不足，头窍失养，故出现头晕；肾阴虚容易滋生内热，气虚水气不化，热与湿结，故出现舌红、苔黄腻、边有齿印等湿热之象。辨证属于肾虚夹湿热证，治疗上当以补肾养阴益气为主，辅助清热祛湿、活血化瘀消癥之法，固本澄源，调理冲任气血，使血海胞宫精血充足，方选左归丸加减。方中熟地黄滋阴降火；配伍菟丝子、鹿角胶、覆盆子、山茱萸补肾填精，益阴养血；黄芪、党参、茯苓、白术健脾祛湿，补中益气；配伍当归、川芎补血活血行气，意在益气生血；山药健脾益胃，补肝肾；甘草清热除湿，调和诸药。全方重在补肾填精，健脾益气。患者经补肾填精之法治疗4个月后，移植胚胎成功受孕，孕后考虑患者为肾气虚、精血不足之证，予滋肾育胎丸补肾健脾，固冲养血胎。方中菟丝子、山茱萸补肾益精；桑寄生、续断固肾强腰安胎；阿胶滋阴养血；黄芪补中益气；党参健脾养血；白术补脾益气固表；茯神宁心安神；升麻升举阳气；盐杜仲补肝肾，强筋骨；芍药养血柔肝止痛；甘草调和诸药。全方共奏补肾安胎之功。

第十四章　绝经期综合征

【验案 1】绝经期综合征（肾阴虚证）

农某，女，58 岁，已婚，2022 年 10 月 5 日初诊。主诉绝经 1 年余，小腹隐痛 2 月余。自述近 2 月来偶有小腹隐痛，稍腰酸痛，偶有心慌，无胸闷，心电图未见明显异常，动态心电图提示早搏，寐欠佳，难入睡，偶有头痛，口干不苦，有痰，烦躁耳鸣，潮热盗汗，纳一般，大便偏烂，偶有便秘，每天 1 次，小便正常，舌红、苔薄白、边有齿印，脉弦。

经孕胎产史：2021 年 4 月绝经，既往月经规律，绝经后阴道无异常流血流液，偶有外阴瘙痒。孕 1 产 1，1990 年剖宫产 1 男孩。

既往史：无特殊病史及传染病史。否认药物、食物过敏史。

病情分析：患者为老年女性，以小腹隐痛为主，伴有腰酸、烦躁、潮热盗汗。西医诊断为围绝经期综合征；中医诊断为妇人腹痛。考虑为患者绝经后，天癸竭，精血衰少，冲任虚衰，胞宫失养，不荣则痛。

诊疗思路：患者年老绝经后，精血衰少，肾阴亏虚，冲任虚衰，胞宫无所养，不荣则痛而出现小腹隐痛；天癸竭，肾阴不足，精血衰少，髓海失养，则头痛、耳鸣；腰为肾之府，肾主骨，肾之精亏血少，则腰酸痛；肾阴不足，阴虚内热，则潮热盗汗；虚热上扰于心，则烦躁、难入睡。治以补肾滋阴清热。患者大便偏烂，舌红、苔薄白、边有齿印，脉弦，考虑为脾气不足，失于健运，佐以补益脾气，助脾胃运化。辨证为肾阴虚证。治法为益肾养阴，清热生津。方选知柏地黄丸加减。

方药：太子参 10 g，浮小麦 10 g，麦冬 10 g，山茱萸 10 g，地黄 12 g，升麻 6 g，知母 10 g，淫羊藿 10 g，桂枝 3 g，五味子 3 g，茯神 10 g，黄柏 9 g，甘草 6 g，生牡蛎 20 g。7 剂，每天 1 剂，水冲服。

方解：方中淫羊藿、山茱萸、生牡蛎补肾滋阴为主药；知母滋阴清热；地黄清热生津；麦冬、太子参养阴生津，壮水之主以制阳光，太子参又可补益脾气，助脾胃运化；黄柏清热泻火力强，祛除热象；浮小麦固表敛汗以防伤津；升麻升提，引药气上行头目；五味子既可补肾生津养肾之阴津，又可宁心安神，配伍茯神，助患者安眠；少佐桂枝温通经脉，助气血运行；甘草调和药性兼补中益气。全方共起益肾养阴、清热生津之效。

二诊（2022年10月14日）：患者症状较前明显改善，小腹隐痛较前改善，心慌改善，偶有腰酸累，胃部服药后觉胀，无打嗝，打嗝后缓解，偶有潮热汗出，口干不苦，晨起有痰，无盗汗，稍自汗，烦躁改善，已能入睡，纳寐尚可，大便尚可，有肠鸣感，小便调，舌稍红、苔薄白，脉弦。方选知柏地黄丸加减。

方药：太子参10g，浮小麦10g，麦冬10g，山茱萸10g，地黄12g，钩藤10g，知母10g，葛根10g，桂枝3g，五味子3g，茯神10g，黄柏9g，甘草6g，生牡蛎20g。7剂，每天1剂，水冲服。

患者经治疗后症状已较前改善，继续予知柏地黄丸清热滋阴，现仍有腰酸累，在上方基础上去升麻、淫羊藿，加钩藤引药上达头目止痛，葛根解肌以解腰肌之痛，又可生津以祛热。

治疗结果：患者仅服药半个月，便取得了良好的疗效。患者以小腹疼痛为主症，伴有腰酸、烦躁、潮热盗汗，属于中医妇人腹痛的范畴。因患者绝经后，天癸竭，冲任虚衰，精血衰少，胞宫失养，不荣则痛，故而出现腹痛；天癸竭，肾阴不足，精血衰少，髓海失养，则头痛、耳鸣；腰为肾之府，肾主骨，肾之精亏血少，则腰酸痛；肾阴不足，阴虚内热，则潮热盗汗；虚热上扰于心，则烦躁、难入睡，治以补肾滋阴清热。患者大便偏烂，舌红、苔薄白、边有齿印，脉弦，考虑为脾气不足，失于健运，佐以补益脾气，助脾胃运化，予知柏地黄丸加减。方中淫羊藿、山茱萸、生牡蛎补肾滋阴为主药；知母滋阴清热；地黄清热生津；麦冬、太子参养阴生津，壮水之主以制阳光，太子参又可补益脾气，助脾胃运化；黄柏清热泻火力强，祛除热象；浮小麦固表敛汗以防伤津；升麻升提，引药气上行头目；五味子既可补肾生津养肾之阴津，又可宁心安神，配伍茯神，助患者安眠；少佐桂枝温通经脉，助气血运行；甘草调和药性兼补中益气。全方共起益肾养阴、清热生津之效。

【验案2】带下病、妇人腹痛（肾阴虚证）

卓某，女，66岁，已婚，2022年9月17日初诊。主诉绝经10余年，反复小腹胀痛半月余。自述2年前诊断为老年性阴道炎，反复小腹胀痛伴阴道白带增多，白带夹血丝，偶伴外阴瘙痒，稍异味，至医院就诊，予阴道塞药治疗，症状稍好转，但反复，半月前无明显诱因下出现小腹胀痛不适，白带无异常，现为进一步调理就诊。现诉小腹胀满不适，偶尔腰酸痛，晨起口苦，无痰，脾气急，纳可，寐欠佳，难入睡，多梦，大便先硬后软，每天 2 次，小便调，色红、苔薄黄，脉沉涩。

经孕胎产史：既往月经周期推迟，初潮不详，周期 30 ～ 40 天，行经 7 天，53 岁绝经，绝经后未见阴道流血情况。孕 3 产 3，1980 年顺产 1 女孩，1986 年顺产 1 女孩，1984 年顺产 1 男孩。

既往史：有高血压病史，收缩压最高达 160 mmHg，现规律服用苯磺酸氨氯地平片每天 1 次，每次 1 粒。有冠心病史 1 年余，现服用阿司匹林。2016 年发现早期宫颈癌，至医院行子宫切除术。

2020 年 9 月 17 日白带常规检查，白细胞 1+，清洁度Ⅰ度，上皮细胞 1+。

妇科检查：外阴正常，阴道通畅，阴道短，阴道壁潮红少许渗血，阴道切口闭合，内见少许分泌物，盆腔空虚，未见明显异常。

病情分析：患者为已绝经的老年女性患者，既往曾因宫颈癌行手术切除子宫，现出现腹痛半月余，阴道残端见少许渗血及分泌物。目前西医诊断为老年性阴道炎；中医诊断为带下病、妇人腹痛。结合患者年龄及病史，认为本病主要病机为肾阴亏虚，缘由天癸已竭，肾阴亏虚，冲任血海不足，胞脉失养，不荣则痛。

诊疗思路：因患者已过"七七"之年，天癸已竭，任脉虚，太冲脉衰少，冲任血海不足，胞宫失养，不荣则痛，故出现腹痛；肾阴亏虚后气血运行缓慢，易停滞成瘀，瘀血阻滞于胞宫，又致不通则痛。阴虚火旺，热扰冲任，损伤阴络，故出现白带夹血丝；湿邪夹虚热下注，则有外阴瘙痒；虚热上扰心神，则多梦，难入睡。结合其舌脉象，舌淡暗、苔白、脉沉涩为肾阴虚之象，治以补肾滋阴为主，辅以活血行气。辨证为肾阴虚证。治法为滋阴清热，补肾活血。处方为大补阴丸加减。

方药：黄柏 10 g，地黄 10 g，龟甲 10 g，山药 10 g，甘草 6 g，麦冬 10 g，五味子 5 g，川楝子 6 g，女贞子 12 g，当归 10 g，太子参 10 g，墨旱莲 10 g，延胡索 10 g，知母 10 g。7 剂，每天 1 剂，水煎服。

方解：知母滋阴清热；黄柏清热泻火；地黄清热生津；龟甲育阴潜阳；女贞子、墨旱莲补益肝肾之阴，以养冲任；太子参、麦冬、五味子益气养阴，壮水以制火；气为血之帅，气行则血行，延胡索既可活血，又可行气止痛；女子以肝为先天，情志不畅易成气滞，气滞则血瘀，可加重瘀血，加川楝子疏肝泻热以止痛；山药健脾益气以资后天；甘草调和诸药。全方共起补肾滋阴、活血行气止痛之效。

二诊（2022年10月11日）：患者诉下腹胀痛较前明显缓解，平素有性生活，同房后少量阴道出血，外阴偶有瘙痒，阴道胀痛，稍腰酸痛，晨起口干口苦，少痰，脾气急，不易累，纳可，寐较前好转，二便调，大便每天2次，舌淡胖、苔薄黄，脉弦。方选小柴胡汤加减。

方药：柴胡6g，半夏10g，党参10g，甘草6g，当归10g，白芍10g，地黄15g，白术10g，茯神10g，麦冬10g，仙鹤草20g，墨旱莲12g，黄芩9g。7剂，每天1剂，水煎服。

患者经治疗，诉下腹胀痛较前明显缓解，但仍有腰酸，阴道胀痛，症见口干口苦，舌淡胖、苔薄黄，脉弦，考虑为肝郁化热，予小柴胡汤加减，以疏肝理气，调畅气机助气血运行，养阴以清热；患者有痰，寐欠佳，加茯神健脾安神，半夏燥湿化痰；同房后出血，予仙鹤草、墨旱莲养阴凉血止血。

治疗结果：患者虽服药时间仅短短半个月，但取得了显著效果，小腹胀痛、睡眠较前明显缓解。患者以小腹胀痛为主症，属于中医妇人腹痛的范畴。多因患者年纪渐长后，肾阴亏虚，天癸竭，冲任虚衰，胞宫失养，不荣则痛所致腹痛，加之肾阴亏虚后气血运行缓慢易停滞成瘀血，瘀血阻滞胞宫，不通则痛，又会加重腹痛。根据患者舌脉象，舌淡暗、苔白，脉沉涩，考虑以肾阴亏虚为主，夹杂瘀血阻滞，故在补肾滋阴的基础上辅以活血行气止痛。知母滋阴清热；黄柏清热泻火；地黄清热生津；龟甲育阴潜阳；女贞子、墨旱莲补益肝肾之阴，以养冲任；太子参、麦冬、五味子益气养阴，壮水以制火；气为血之帅，气行则血行；延胡索既可活血，又可行气止痛；女子以肝为先天，情志不畅易成气滞，气滞则血瘀，可加重瘀血，加川楝子疏肝泻热以止痛；山药健脾益气以资后天；甘草调和诸药。全方共奏补肾滋阴、活血行气止痛之效。

参考文献

[1]陈博．补肾健脾法治疗卵巢储备功能下降的研究进展[J]．临床医药文献电子杂志，2017, 4（75）: 14840-14843.

[2]陈淑萍, 孙玉英, 谈勇．坤泰胶囊对卵巢储备功能下降大鼠的影响[J]．中成药，2019, 41（9）: 2229-2232.

[3]陈蔚文．中药学[M]．北京：人民卫生出版社，2012.

[4]陈小平, 蓝裕君．卵巢功能减退患者152 例中医证型分析[J]．云南中医中药杂志，2020, 41（1）: 38-39.

[5]陈颖．人工周期治疗卵巢储备功能低下的临床效果[J]．中国药物经济学，2018, 13（3）: 109-111.

[6]陈子江, 刘嘉茵, 黄荷凤, 等．不孕症诊断指南[J]．中华妇产科杂志，2019, 54（8）: 505-511.

[7]陈子江, 田秦杰, 乔杰, 等．早发性卵巢功能不全的临床诊疗中国专家共识[J]．中华妇产科杂志，2017, 52（9）: 577-681.

[8]池凤好, 陈媛媛, 范瑞强．二至丸加味方对 D− 半乳糖所致衰老大鼠皮肤自由基的影响[J]．广东医学，2008, 29（12）: 1950-1951.

[9]邓铁涛．中医证候规范[M]．广州：广东科技出版社，1990.

[10]邓伟民, 赵彦鹏, 葛明晓, 等．益气血补肝肾中药对体外受精 − 胚胎移植临床结局的影响[J]．辽宁中医药大学学报，2011, 13（6）: 5-7.

[11]范欢欢, 谈勇, 夏桂成．国医大师夏桂成教授调理经后初期用方探析[J]．中国中西医结合杂志，2017, 37（6）: 754-756.

[12]付继锋．调经膏滋治疗卵巢储备功能下降42 例[J]．实用中医药杂志，2016, 32（7）: 674-675.

[13]国家药典委员会．中华人民共和国药典[M]．北京：中国医药科技出版社，2015.

[14]国家中医药管理局．中医病症诊断疗效标准[S]．南京：南京大学出版社，1994: 66.

[15]黄存, 孟艳, 钱易, 等．低剂量 Gn 联合克罗米芬刺激方案在 IVF/ICSI 中的应用[J]．生殖医学杂志，2017, 26（10）: 961-966.

[16]黄帝内经素问[M]．北京：人民卫生出版社，1963: 13.

[17] 纪利娜, 张秀艳, 梁紫影, 等. 加味五子衍宗丸周期分期治疗对卵巢低反应肾虚证患者助孕结局的影响 [J]. 中国实验方剂学杂志, 2021, 27 (14): 106-110.

[18] 蒋励, 陈耀龙, 罗旭飞, 等. 中国高龄不孕女性辅助生殖临床实践指南 [J]. 中国循证医学杂志, 2019, 19 (3): 253-270.

[19] 李花, 赵新广, 刘丹卓. 卵巢早衰病理因素研究现状及展望 [J]. 中医药导报, 2012, 18 (8): 4-6.

[20] 李军, 王必勤, 薛晓鸥, 等. 郭志强治疗卵巢储备功能低下性不孕的临床思路 [J]. 中国中医基础医学杂志, 2015, 21 (4): 467-468.

[21] 李珊珊, 佟庆, 柴嵩岩. 国医大师柴嵩岩论治卵巢储备功能低下经验 [J]. 湖南中医药大学学报, 2018, 38 (7): 725-727.

[22] 李淑萍. 滋肾疏肝法治疗卵巢储备功能下降 35 例疗效观察 [J]. 四川中医, 2004, 22 (12): 62-63.

[23] 李卫红, 李婧, 余丽梅, 等. 陈慧侬治疗卵巢储备功能下降所致不孕经验介绍 [J]. 新中医, 2019, 51 (10): 345-347.

[24] 李晓, 戢清荣. 调经种玉丸治疗肾虚血瘀型卵巢储备功能下降临床研究 [J]. 陕西中医, 2019, 40 (9): 1216-1218.

[25] 李晓彤, 许焕芳, 刘保延, 等. 调经促孕针刺法治疗卵巢储备功能下降的随机对照试验 [J]. 中华中医药杂志, 2018, 33 (5): 1736-1739.

[26] 李月, 康晓敏, 武泽. 生长激素在体外受精助孕中的应用进展 [J]. 中华生殖与避孕杂志, 2020, 40 (2): 129-133.

[27] 廖旖欣, 全松. 卵巢储备功能的评估与控制性卵巢刺激方案的选择 [J]. 实用妇产科杂志, 2019, 35 (5): 324-326.

[28] 刘凯娅, 覃秋萍. 中药序贯周期治疗卵巢储备下降的临床疗效观察 [J]. 泰山医学院学报, 2018, 39 (7): 756-759.

[29] 刘莉莉, 任长安. 滋阴疏肝汤联合黄体酮胶囊治疗卵巢储备功能减退不孕不育 48 例 [J]. 环球中医药, 2018, 11 (5): 775-777.

[30] 刘柳青, 刘雁峰, 王悦竹, 等. 卵巢储备功能下降中医证型特点及用药规律文献挖掘研究 [J]. 中国中医药信息杂志, 2021, 28 (6).

[31] 刘玉兰, 宋春侠, 暴宏伶, 等. 益肾化瘀方治疗卵巢储备功能降低临床研究 [J]. 中国中医药信息杂志, 2017, 24 (3): 30-33.

[32] 刘忠厚, 杨定焯. 中国人原发性骨质疏松症诊断标准 (试行) [J]. 中国骨质疏松杂志,

1999, 5（1）：1-3.

[33] 陆海美. 育阴养卵方对肾阴虚证卵巢储备功能下降的临床研究 [D]. 南宁：广西中医药大学，2018.

[34] 陆海美，李婧，李卫红，等. 育阴养卵方治疗肾阴虚证卵巢储备功能下降的疗效观察 [J]. 广西中医药，2020，43（2）：16-19.

[35] 逯克娜，陈慧侬. 陈慧侬治疗早发性卵巢功能不全的中医思路探颐 [J]. 时珍国医国药，2020，31（10）：2523-2524.

[36] 卵巢储备功能减退临床诊治专家共识专家组，中华预防医学会生育力保护分会生殖内分泌生育保护学组. 卵巢储备功能减退临床诊治专家共识 [J]. 生殖医学杂志，2022，31（4）：425-434.

[37] 罗倩倩，夏桂成，谈勇. 高龄妇女生育力减退之备孕策略 [J]. 中华中医药杂志，2021，36（10）：5926-5929.

[38] 吕佳誉，崔向宁，苏文革. 基于网络药理学探讨生脉散治疗心律失常作用机制 [J]. 中医学报，2021，36（1）：153-159.

[39] 吕晶武. 滋肾清心法改善卵巢储备功能的临床研究 [J]. 光明中医，2011，26（9）：1806-1807.

[40] 倪爽，徐莲薇，李盛楠. 李祥云以补肾活血法辨治卵巢储备功能下降不孕症经验拾萃 [J]. 上海中医药杂志，2019，53（4）：22-24.

[41] 乔杰. 高龄女性不孕诊治指南 [J]. 中华生殖与避孕杂志，2017，37（2），87-100.

[42] 秦景明. 症因脉治 [M]. 北京：中国中医药出版社，2008：99.

[43] 任梦雪，卫爱武. 卫爱武教授治疗卵巢储备功能下降的经验拾零 [J]. 中医临床研究，2019，11（19）：85-87.

[44] 尚玉洁. 清心滋肾法干预卵巢储备功能减退的临床研究 [D]. 南京：南京中医药大学，2019.

[45] 宋帅华. 卵巢储备功能下降相关因素调查分析及中医体质分布研究 [D]. 江苏：南京中医药大学，2015.

[46] 孙爱军，唐旭东，张巧利，等. 卵巢储备功能降低不孕症中西医结合治疗的理论与临床试验研究探讨 [J]. 中国实验方剂学杂志，2019，25（8）：1-11.

[47] 孙海旭，王枫，张普一，等. 卵巢储备功能监测研究进展与卵巢早衰的预测 [J]. 国外医学（计划生育分册），2005，24（5）：257-261.

[48] 谈勇. 中医妇科学 [M]. 北京：中国中医药出版社，2016.

[49]汪陇丽,朱玲桂,武权生.武权生从脾肾论治卵巢储备功能下降临床经验[J].亚太传统医药, 2015, 11(16): 69-71.

[50]汪文来,赵红霞,金香兰,等.大补阴丸及加减方对去卵巢更年期模型大鼠血清FSH、LH及体质量、肾上腺指数的影响[J].中国中医基础医学杂志, 2013, 19(3): 280-281, 285.

[51]王国庆,夏天,刘丽静.夏天对卵巢储备功能下降的辨证治疗[J].辽宁中医杂志, 2014, 41(7): 1340-1341.

[52]王蔚文.临床疾病诊断与疗效判断标准[S].上海:科学技术文献出版社, 2010.

[53]王占利,冯尧伟,褚玉霞从卵巢储备功能减退的调治谈治未病经验[J].辽宁中医杂志, 2019, 46(2): 258-260.

[54]王珍,李若薇,蒲丽萍,等.曾倩治疗卵巢储备功能下降经验[J].湖南中医杂志, 2015, 31(4): 36-37.

[55]武学清,孔蕊,田莉,等.卵巢低反应专家共识[J].生殖与避孕, 2015, 35(2): 71-79.

[56]杨冬梅,陆东权,景致英.温阳疏肝法治疗卵巢储备功能下降不孕症56例临床观察[J].四川中医, 2013, 31(5): 103-105.

[57]杨冬梓,杨炜敏.卵巢储备功能的检测方法[J].实用妇产科杂志, 2003, 19(4): 196-198.

[58]杨永琴,尤昭玲,游卉.尤昭玲治疗卵巢功能低下不孕经验[J].湖南中医杂志, 2015, 31(5): 29-31.

[59]姚斌,许雯,胡国亮,等.绝经后骨质疏松及骨量减少患者治疗前后骨密度变化的研究[J].中国骨质疏松杂志, 2004, 10(1): 54-55, 63.

[60]姚巍,李军,刘小丽,等."滋肾养肝法"中药治疗卵巢储备功能下降的临床研究[J].中国中医基础医学杂志, 2018, 24(12): 1730-1732.

[61]余丽梅,陈爱妮,陈慧侬.自拟滋阴清热育卵方治疗卵巢储备功能下降44例[J].广西中医药, 2013, 36(2): 25-26.

[62]张桂平,夏天,薛源.韩冰运用补肾疏肝化瘀法治疗卵巢储备功能下降所致不孕症经验[J].湖南中医杂志, 2018, 34(1): 43-44.

[63]张丽娜,孙克,纪亚忠.卵巢功能下降的评估标准及其诊治进展[J].第二军医大学学报, 2019, 40(6): 659-663.

[64]张潇潇,吕群.探讨高龄体外受精患者温和刺激方案中生长激素预处理的疗效[J].检验医学与临床, 2018, 15(7): 900-902.

［65］张莹，王佩娟．补肾中药治疗早发性卵巢功能不全的研究进展［J］．贵阳中医学院学报，2019，41（4）：69-72.

［66］张越，周惠芳．补肾健脾加减方对卵巢储备功能减退患者卵巢储备功能及IVF-ET结局的影响［J］．四川中医，2018，36（6）：154-156.

［67］中国医师协会全科医师分会，北京妇产学会社区与基层分会．更年期妇女健康管理专家共识（基层版）［J］．中国全科医学，2021，24（11）：1317-1324.

［68］中国医师协会生殖医学专业委员会．高龄女性不孕诊治指南［J］．中华生殖与避孕杂志，2017，37（2）：87-100.

［69］中华医学会妇产科学分会绝经学组．中国绝经管理与绝经激素治疗指南（2018）［J］．协和医学杂志，2018，9（6）：512-525.

［70］中华医学会生殖医学分会．中国高龄不孕女性辅助生殖临床实践指南［J］．中国循证医学杂志，2019，19（3）：253-270.

［71］中华预防医学会妇女保健分会更年期保健学组．更年期妇女保健指南（2015年）［J］．实用妇科内分泌电子杂志，2016，3（2）：21-32.

［72］中华中医药学会中成药分会，中华中医药学会肝胆病分会，中国药学会临床中药学专业委员会，等．何首乌安全用药指南［J］．临床肝胆病杂志，2019，35（12）：2687-2693.

［73］周华，闫晓彤，王隆卉，等．陈旦平运用育肾助孕调周法辨治卵巢储备功能下降性不孕经验［J］．上海中医药杂志，2019，53（7）：24-28.

［74］朱临萍．补肾健脾汤对绝经后骨质疏松症相关指标的影响［J］．浙江中西医结合杂志，2008，18（3）：139-141.

［75］竺卫达，齐聪．齐聪运用补肾健脾法治疗卵巢储备功能下降经验［J］．上海中医药杂志，2016，50（8）：22-23.

［76］ALTMAE S, AGHAJANOVA L. Growth hormone and endometrial receptivity［J］.Frontiers in endocrinology, 2019, 10: 653.

［77］ALTMAE S, MENDOZA-TESARIK R, MENDOZA C, et al. Effect of growth hormone o n uterine receptivity in women with repeated implantation failure in an oocyte donation program: a randomized controlled trial［J］. Journal of the endocrine society, 2017, 2（1）: 96-105.

［78］AL-TURKI H A. Dehydroepiandrosterone supplementation in women undergoing assisted reproductive technology with poor ovarian response.

A prospective case-control study [J]. Journal of international medical research, 2018, 46 (1): 143-149.

[79] ALVIGGI C, CONFORTI A, ESTEVES S, et al. Recombinant luteinizing hormone supplementation in assisted reproductive technology: a systematic review [J]. Fertility and sterility, 2018, 109 (4): 644-664.

[80] American College of Obstetricians and gynecologists Committee on gynecologic Practice and Practice Committee. Committee opinion no.589: Female age-related fertility decline [J]. Obstetrics and gynecology, 2014, 123 (3): 719-721.

[81] ANONYMITY. Committee opinion no.618: Ovarian reserve testing [J]. Obstetrics and gynecology, 2015, 125 (1): 268-273.

[82] BAKER V L, BROWN M B, LUKE B, et al. Gonadotropin dose is negatively correlated with live birth rate: analysis of more than 650000 assisted reproductive technology cycles [J]. Fertility and sterility, 2015, 104 (5): 1145-1152.

[83] BASSIOUNY Y A, DAKHLY D M R, BAYOUMI Y A, et al. Does the addition of growth hormone to the invitro fertilization/intracytoplasmic sperm injection antagonist protocol improve outcomes in poor responders？ A randomized, controlled trial [J]. Fertility and sterility, 2016, 105 (3): 697-702.

[84] BERKKANOGLU M, OZGUR K. What is the optimum maximal gonadotropin dosage used in mIcrodose flare-up cycles in poor responders？ [J]. Fertility and sterility, 2010, 94 (2): 662-665.

[85] BROER S L, BROEKMANS F J M, LAVEN J S E, et al. Anti-Mullerian hormone: Ovarian reserve testing and its potential clinical implications [J]. Human reproduction update, 2014, 20 (5): 688-701.

[86] BRUIN J P, DORLAND M, SPEK E R, et al. Age-related changes in the ultrastructure of the resting follicle pool in human ovaries [J]. Biology of reproduction, 2004, 70 (2): 419-424.

[87] BUKULMEZ O. The International Society for mIld Approaches in Assisted Reproduction (ISMAAR) definitions for mIld stimulation and their rationale for assisted reproductive technologies [M] //Diminished ovarian reserve and assisted reproductive technologies current research and clinical

management: Current research and clinical management. Berlin: Springer, 2020: 141-149.

[88] CAI M H, GAO L Z, LIANG X Y, et al. The effect of growth hormone on the clinical outcomes of poor ovarian reserve patients undergoing in vitro fertilization/intracytoplasmic sperm injection treatment: a retrospective study based on POSEIDON criteria [J]. Frontiers in endocrinology, 2019, 10: 775.

[89] CHEN Y, LIU F H, NONG Y Q, et al. Clinical efficacy and mechanism of growth hormone action in patients experiencing repeat implantation failure [J]. Canadian journal of physiology and pharmacology, 2018, 96(1): 929-932.

[90] CHEN Y R, TAO L Y, LIN Y H, et al. Outcomes of in vitro fertilization-embryo transfer in women with diminished ovarian reserve after growth hormone pretreatment [J]. Gynecological endocrinology, 2020, 36(11): 955-958.

[91] CHERN C-U, TSUI K-H, VITALE S G, et al. Dehydroepiandrosterone (DHEA) supplementation improves in vitro fertilization outcomes of poor ovarian responders, especially in women with low serum concentration of DHEA-S: a retrospective cohort study [J]. Reproductive biology and endocrinology, 2018, 16(1): 90.

[92] CHU K, PANG W, SUN N, et al. Outcomes of poor responders following growth hormone co-treatment with IVF/ICSI mIld stimulation protocol: a retrospective cohort study [J]. Archives of gynecology and obstetrics, 2018, 297(5): 1317-1321.

[93] COHEN J, CHABBERT-BUFFET N, DARAI E. Diminished ovarian reserve, premature ovarian failure, poor ovarian responder-a plea for universal definitions [J]. Journal of assisted reproduction and genetics, 2015, 32 (12): 1709-1712.

[94] CUI N, LI A M, LUO Z Y, et al. Correction to: Effects of growth hormone on pregnancy rates of patients with thin endometrium [J]. Journal of endocrinological investigation, 2019, 42(103): 27-35.

[95] DAVAR R, RAHSEPAR M, RAHMANI E. A comparative study of luteal estradiol pre-treatment in gnRH antagonist protocols and in mIcro dose

flare protocols for poor-responding patients [J]. Archives of gynecology and obstetrics, 2013, 287 (1): 149-153.

[96] DOGAN S, CICEK O S Y, DEMIR M, et al. The effect of growth hormone adjuvant therapy on assisted reproductive technologies outcomes in patients with diminished ovarian reserve or poor ovarian response [J]. Journal of gynecology obstetrics and human reproduction, 2021, 50 (2): 101982.

[97] DRAKOPOULOS P, BARDHI E, BOUDRY L, et al. Update on the management of poor ovarian response in IVF: the shift from Bologna criteria to the POSEIDON concept [J]. Therapeutic advances in reproductive health, 2020, 14: 1-11.

[98] FABREGUES F, FERRERI J, MÉNDEZ M, et al. In vitro follicular activation and stemcell therapy as a novel treatment strategies in diminished ovarian reserve and primary ovarian insufficiency [J]. Frontiers in endocrinology, 2020, 11: 1-9.

[99] FERRARETTI A P, LA MARCA A, FAUSER B C, et al. ESHRE consensus on the definition of 'poor response' to ovarian stimulation for in vitro fertilization: the Bologna criteria [J]. Human reproduction, 2011, 26 (7): 1616-1624.

[100] FRATTARELLI J L, HILL M J, MCWILLIAMS G D E, et al. A luteal estradiol protocol for expected poor-responders improves embryo number and quality [J]. Fertility and sterility, 2008, 89 (5): 1118-1122.

[101] GASKINS A J D, RICH-EDWARDS J W, MISSMER S A, et al. Association of fecundity with changes in adult female weight [J]. Obstetrics and gynecology, 2015, 126 (4): 850-858.

[102] GONG Y, ZHANG K, XIONG D, et al. Growth hormone alleviates oxidative stress and improves the IVF outcomes of poor ovarian responders: a randomized controlled trial [J]. Reproductive biology and endocrinology, 2020, 18: 91.

[103] GREENE A D, PATOUNAKIS G, SEGARS J H. Genetic associations with diminished ovarian reserve: a systematic review of the literature [J]. J Assist Reprod genet, 2014, 31 (8): 935-946.

[104] HAAHR T, DOSOUTO C, ALVIGGI C, et al. Management strategies for POSEIDON groups 3 and 4 [J]. Frontiers in endocrinology, 2019, 10: 614.

[105] HERRAIZ S, ROMEU M, BUIGUES A, et al. Autologous stem cell ovarian transplantation to increase reproductive potential in patients who are poor responders [J]. Fertility and sterility, 2018, 110 (3): 496-505.

[106] HOU H Y, WANG X, YU Q, et al. Evidence that growth hormone can improve mItochondrial function in oocytes from aged mice [J]. Reproduction, 2019, 157 (4): 345-358.

[107] HUMAIDAN P, ALVIGGI C, FISCHER R, et al. The novel POSEIDON stratification of 'Low prognosis patients in Assisted Reproductive Technology' and its proposed marker of successful outcome [J]. F1000research, 2016, 5: 2911.

[108] JANG S, KIM K H, JUN J H, et al. Acupuncture for in vitro fertilization in women with poor ovarian response: a systematic review [J]. Integrative Medicine Research, 2020, 9 (2): 23-29.

[109] JIAO X, ZHANG X R, LI N Y, et al. Treg deficiency-mediated TH1 response causes human premature ovarian insufficiency through apoptosis and steroidogenesis dysfunction of granulosa cells [J]. Clinical and translational medicine, 2021, 11 (6): 448.

[110] JIAO Z X, BUKULMEZ O. Potential roles of experimental reproductive technologies in infertile women with diminished ovarian reserve [J]. Journal of assisted reproduction and genetics, 2021, 38: 2507-2517.

[111] KARA M, AYDIN T, ARAN T, et al. Does dehydroepiandrosterone supplementation really affect IVF-ICSI outcome in women with poor ovarian reserve ? [J]. European journal of obstetrics, gynecology and reproductive biology, 2014, 173: 63-65.

[112] KAWAMURA K, ISHIZUKA B, HSUEH A J W. Drug-free in-vitro activation of follicles for infertility treatment in poor ovarian response patients with decreased ovarian reserve [J/OL]. Reproductive biomedicine online, 2020, 40 (2): 245-253.

[113] KLINKERT E R, BROEKMANS F J M, LOOMAN C W N, et al. Expected

poor responders on the basis of an antral follicle count do not benefit from a higher starting dose of gonadotrophins in IVF treatment: a randomized controlled trial [J]. Human reproduction, 2005, 20 (3): 61-65.

[114] LAINAS T G, SFONTOURIS I A, VENETIS C A, et al. Live birth rates after modified natural cycle compared with high-dose FSH stimulation using gnRH antagonists in poor responders [J]. Human reproduction, 2015, 30 (10): 2321-2330.

[115] LIU L Q, LIU Y F, YANG M, et al. Effectiveness of tonifying-kidney and regulating-liver therapy on diminished ovarian reserve: a systematic review and Meta-analysis of randomized controlled trials [J]. Journal of traditional Chinese medicine, 2020, 40 (3): 343-354.

[116] LIU Y, WU J Z. Effect of gutai Decoction on the abortion rate of in vitro fertilization and embryo transfer [J]. Chinese journal of integrative medicine, 2006, 12 (3): 189-193.

[117] LUNDING S A, PORS S E, KRISTENSEN S G, et al. Biopsying, fragmentation and autotransplantation of fresh ovarian cortical tissue in infertile women with diminished ovarian reserve [J]. Human reproduction, 2019, 34 (10): 1924-1936.

[118] NARGUND G, FAUSER B C, MACKLON N S, et al. The ISMAAR proposal on terminology for ovarian stimulation for IVF [J]. Human reproduction, 2007, 22 (6): 2801-2804.

[119] PASTORE L M, CHRISTIANSON M S, STELLING J, et al. Reproductive ovarian testing and the alphabet soup of diagnoses: DOR, POI, POF, POR, and FOR [J]. Journal of assisted reproduction and genetics, 2018, 35 (1): 17-23.

[120] PENZIAS A, AZZIZ R, BENDIKSON K, et al. Testing and interpreting measures of ovarian reserve: a committee opinion [J]. Fertility and sterility, 2015, 103 (3): E9-E17.

[121] PERSANI L, ROSSETTI R, CACCIATORE C. Genes involved in human premature ovarian failure [J]. Journal of Molecular Endocrinology, 2010, 45 (5/6): 257-279.

[122] POLYZOS N P, BLOCKEEL C, VERPOEST W, et al. Live birth rates

following natural cycle IVF in women with poor ovarian response according to the Bologna criteria [J]. Human reproduction, 2012, 27 (12): 3481-3486.

[123] Practice Committee of the American Society for Reproductive Medicine. Comparison of pregnancy rates for poor responders using IVF with mIld ovarian stimulation versus conventional IVF: a guideline [J]. Fertility and sterility, 2018, 109 (6): 993-999.

[124] PRAPAS Y, PETOUSIS S, DAGKLIS T, et al. GnRH antagonist versus long gnRH agonist protocol in poor IVF responders: a randomized clinical trial [J]. European journal of obstetrics, gynecology and reproductive biology, 2013, 166 (1): 43-46.

[125] PU D, WU J, LIU J. Comparisons of GnRH antagonist versus GnRH agonist protocol in poor ovarian responders undergoing IVF [J]. Human reproduction, 2011, 26 (10): 2742-2749.

[126] SCHWARZE J-E, CANALES J, CROSBY J, et al. DHEA use to improve likelihood of IVF/ICSI success in patients with diminished ovarian reserve: a systematic review and meta-analysis [J]. JBRA assisted reproduction, 2018, 22 (4): 369-374.

[127] SHANG W. Traditional Chinese Medicine for assisted reproductive technology [M] //Diminished ovarian reserve and assisted reproductive technologies current research and clinical management: Current research and clinical management. Berlin: Springer, 2020: 75-104.

[128] SMOTRICH D B, WIDRA E A, GINDOFF P R, et al. Prognostic value of day 3 estradiol on in vitro fertilization outcome [J]. Fertility and sterility, 1995, 64 (6): 1136-1140.

[129] SUN D W, GAO Q, QI X. Danshensu Ameliorates Cardiac Ischaemia Reperfusion Injury through Activating Sirt1/FoxO1/Rab7 Signal Pathway [J]. Chinese Journal of Integrative Medicine, 2020, 26 (4): 283-291.

[130] SUN W, STEGMANN B J, HENNE M, et al. A new approach to ovarian reserve testing [J]. Fertility and sterility, 2008, 90 (6): 2196-2202.

[131] SUNKARA S K, COOMARASAMY A, FARIS R, et al. Long gonadotropin-releasing hormone agonist versus short agonist versus antagonist regimens

in poor responders undergoing in vitro fertilization: a randomized controlled trial [J]. Fertility and sterility, 2014, 101 (1): 147-153.

[132] TAL R, SEIFER D B. Ovarian reserve testing: a user's guide [J]. American journal of obstetrics and gynecology, 2017, 217 (2): 129-140.

[133] TESARIK J, HAZOUT A, MENDOZA C. Improvement of delivery and live birth rates after ICSI in women aged > 40 years by ovarian costimulation with growth hormone [J]. Human reproduction, 2005, 20 (9): 2536-2541.

[134] URMAN B, BOZA A, BALABAN B. Platelet-rich plasma another add-on treatment getting out of hand? How can clinicians preserve the best interest of their patients? [J]. Human reproduction, 2019, 34 (11): 2099-2103.

[135] VAIARELLI A, CIMADOMO D, TRABUCCO E, et al. Double stimulation in the same ovarian cycle (DuoStim) to maximize the number of oocytes retrieved from poor prognosis patients: a multicenter experience and SWOT analysis [J]. Frontiers in endocrinology, 2018, 9 (1): 317.

[136] WANG X M, JIANG H, ZHANG W X, et al. The effects of growth hormone on clinical outcomes after frozen-thawed embryo transfer [J]. International journal of gynecology and obstetrics, 2016, 133 (3): 347-350.

[137] WANG Z, YANG A J, BAO H C, et al. Effect of dehydroepiandrosterone administration before IVF on the live birth rate in poor ovarian responders according to the Bologna criteria: a randomized controlled trial [J]. BJOG, 2021, 129 (7): 1030-1038.

[138] WEALL B M, AL-SAMERRIA S, CONCEICAO J, et al. A direct action for gH in improvement of oocyte quality in poor-responder patients [J]. Reproduction, 2015, 149 (2): 147-154.

[139] WEBBER L, DAVIES M, ANDERSON R, et al. ESHRE guideline: management of women with premature ovarian insufficiency [J]. Human reproduction, 2016, 31 (5): 926-937.

[140] WELT C K. Primary ovarian insufficiency: a more accurate term for premature ovarian failure [J]. Clinical endocrinology, 2008, 68 (4): 499-509.

[141] XU Y M, HAO G M, GAO B L. Application of growth hormone in in vitro fertilization [J]. Frontiers in endocrinology, 2019, 10 (1): 502.

［142］YANG P W, WU R X, ZHANG H W. The effect of growth hormone supplementation in poor ovarian responders undergoing IVF or ICSI: a meta-analysis of randomized controlled trials［J］. Reproductive biology and endocrinology, 2020, 18（1）: 76.

［143］YEUNG T W Y, CHAI J, LI R H W, et al. A randomized, controlled, pilot trial on the effect of dehydroepiandrosterone on ovarian response markers, ovarian response, and in vitro fertilization outcomes in poor responders［J］. Fertility and sterility, 2014, 102（1）: 108-115.

［144］YOUSSEF M A, VAN WELY M, AL-INANY H, et al. A mild ovarian stimulation strategy in women with poor ovarian reserve undergoing IVF: a multicenter randomized non-inferiority trial［J］. Human reproduction, 2017, 32（1）: 112-118.

［145］YU R, JIN H, HUANG X, et al. Comparison of modified agonist, mild-stimulation and antagonist protocols for in vitro fertilization in patients with diminished ovarian reserve［J］. Journal of international medical research, 2018, 46（6）: 2327-2337.

［146］ZHANG H H, XU P Y, WU J, et al. Dehydroepiandrosterone improves follicular fluid bone morphogenetic protein-15 and accumulated embryo score of infertility patients with diminished ovarian reserve undergoing in vitro fertilization: a randomized controlled trial［J］. Journal of ovarian research, 2014, 7（1）: 93.